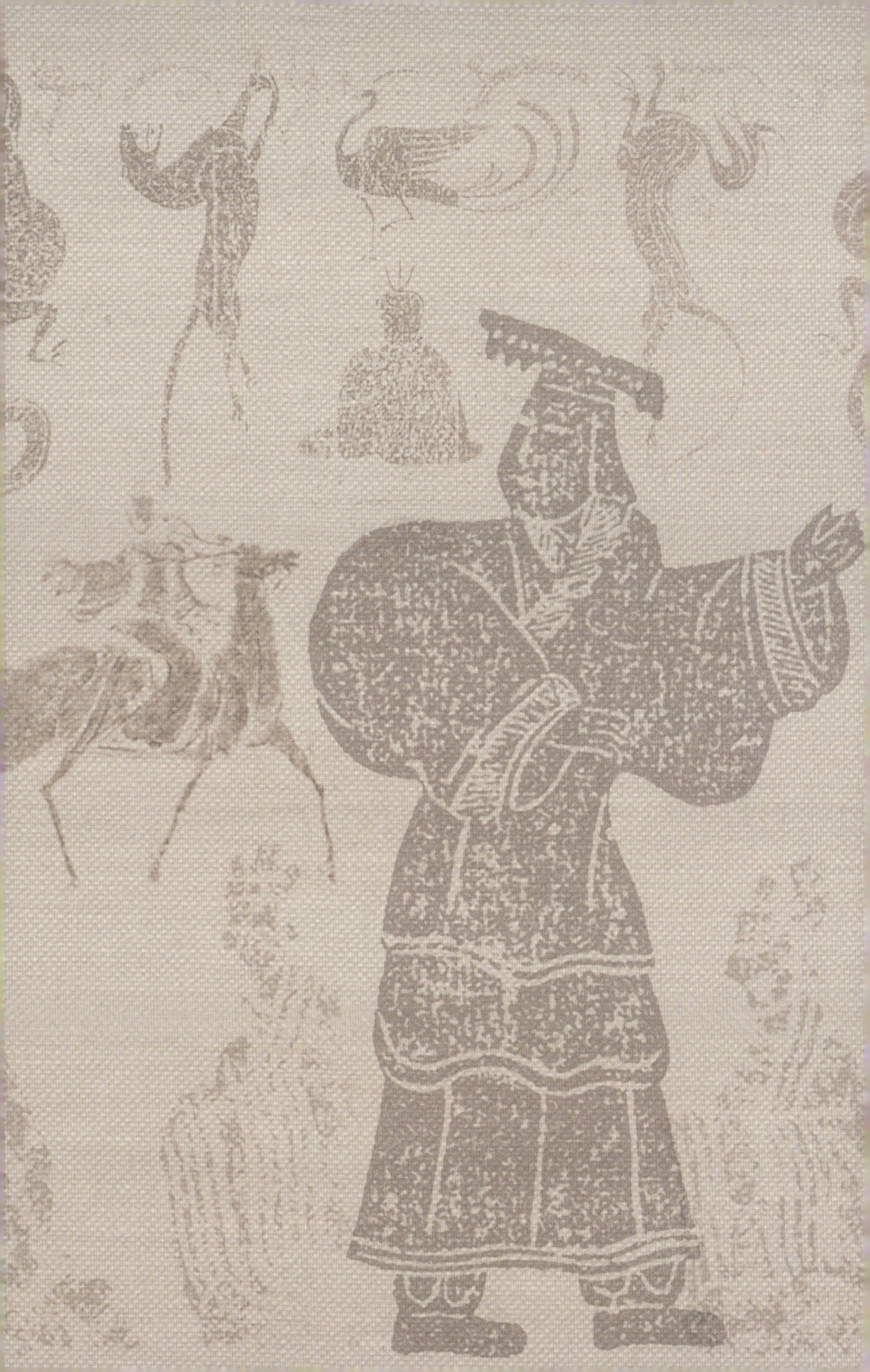

中国古医籍整理丛书

本草发明

明·皇甫嵩　皇甫相　著

李玉清　向　楠　校注

中国中医药出版社

·北　京·

图书在版编目（CIP）数据

本草发明/（明）皇甫嵩，（明）皇甫相著；李玉清，向楠校注．—北京：中国中医药出版社，2015.1（2024.7重印）
（中国古医籍整理丛书）
ISBN 978-7-5132-2137-5

Ⅰ.①本…　Ⅱ.①皇…②皇…③李…④向…　Ⅲ.①本草-中国-明代　Ⅳ.①R281.3

中国版本图书馆CIP数据核字（2014）第273588号

中国中医药出版社出版
北京经济技术开发区科创十三街31号院二区8号楼
邮政编码　100176
传真　010 64405721
北京盛通印刷股份有限公司印刷
各地新华书店经销
*
开本 710×1000　1/16　印张 24.5　字数 182 千字
2015年1月第1版　2024年7月第2次印刷
书　号　ISBN 978-7-5132-2137-5
*
定价　65.00元
网址　www.cptcm.com

如有印装质量问题请与本社出版部调换
版权专有　侵权必究

服务热线　010 64405510
购书热线　010 64065415　010 64065413
微信服务号　zgzyycbs
书店网址　csln.net/qksd/
官方微博　http://e.weibo.com/cptcm
淘宝天猫网址　http://zgzyycbs.tmall.com

国家中医药管理局
中医药古籍保护与利用能力建设项目
组织工作委员会

主　任　委　员　王国强

副 主 任 委 员　王志勇　李大宁

执行主任委员　曹洪欣　苏钢强　王国辰　欧阳兵

执行副主任委员　李　昱　武　东　李秀明　张成博

委　　　　　员

各省市项目组分管领导和主要专家

（山东省）武继彪　欧阳兵　张成博　贾青顺

（江苏省）吴勉华　周仲瑛　段金廒　胡　烈

（上海市）张怀琼　季　光　严世芸　段逸山

（福建省）阮诗玮　陈立典　李灿东　纪立金

（浙江省）徐伟伟　范永升　柴可群　盛增秀

（陕西省）黄立勋　呼　燕　魏少阳　苏荣彪

（河南省）夏祖昌　刘文第　韩新峰　许敬生

（辽宁省）杨关林　康廷国　石　岩　李德新

（四川省）杨殿兴　梁繁荣　余曙光　张　毅

各项目组负责人

王振国（山东省）　王旭东（江苏省）　张如青（上海市）

李灿东（福建省）　陈勇毅（浙江省）　焦振廉（陕西省）

蔡永敏（河南省）　鞠宝兆（辽宁省）　和中浚（四川省）

项目专家组

顾　问　马继兴　张灿玾　李经纬

组　长　余瀛鳌

成　员　李致忠　钱超尘　段逸山　严世芸　鲁兆麟
郑金生　林端宜　欧阳兵　高文柱　柳长华
王振国　王旭东　崔　蒙　严季澜　黄龙祥
陈勇毅　张志清

项目办公室（组织工作委员会办公室）

主　任　王振国　王思成

副主任　王振宇　刘群峰　陈榕虎　杨振宁　朱毓梅
刘更生　华中健

成　员　陈丽娜　邱　岳　王　庆　王　鹏　王春燕
郭瑞华　宋咏梅　周　扬　范　磊　张永泰
罗海鹰　王　爽　王　捷　贺晓路　熊智波

秘　书　张丰聪

前言

中医药古籍是传承中华优秀文化的重要载体，也是中医学传承数千年的知识宝库，凝聚着中华民族特有的精神价值、思维方法、生命理论和医疗经验，不仅对于传承中医学术具有重要的历史价值，更是现代中医药科技创新和学术进步的源头和根基。保护和利用好中医药古籍，是弘扬中国优秀传统文化、传承中医学术的必由之路，事关中医药事业发展全局。

1949年以来，在政府的大力支持和推动下，开展了系统的中医药古籍整理研究。1958年，国务院科学规划委员会古籍整理出版规划小组在北京成立，负责指导全国的古籍整理出版工作。1982年，国务院古籍整理出版规划小组召开全国古籍整理出版规划会议，制定了《古籍整理出版规划（1982—1990）》，卫生部先后下达了两批200余种中医古籍整理任务，掀起了中医古籍整理研究的新高潮，对中医文化与学术的弘扬、传承和发展，发挥了极其重要的作用，产生了不可估量的深远影响。

2007年《国务院办公厅关于进一步加强古籍保护工作的意见》明确提出进一步加强古籍整理、出版和研究利用，以及

"保护为主、抢救第一、合理利用、加强管理"的方针。2009年《国务院关于扶持和促进中医药事业发展的若干意见》指出，要"开展中医药古籍普查登记，建立综合信息数据库和珍贵古籍名录，加强整理、出版、研究和利用"。《中医药创新发展规划纲要（2006—2020）》强调继承与创新并重，推动中医药传承与创新发展。

2003～2010年，国家财政多次立项支持中国中医科学院开展针对性中医药古籍抢救保护工作，在中国中医科学院图书馆设立全国唯一的行业古籍保护中心，影印抢救濒危珍本、孤本中医古籍1640余种；整理发布《中国中医古籍总目》；遴选351种孤本收入《中医古籍孤本大全》影印出版；开展了海外中医古籍目录调研和孤本回归工作，收集了11个国家和2个地区137个图书馆的240余种书目，基本摸清流失海外的中医古籍现状，确定国内失传的中医药古籍共有220种，复制出版海外所藏中医药古籍133种。2010年，国家财政部、国家中医药管理局设立"中医药古籍保护与利用能力建设项目"，资助整理400余种中医药古籍，并着眼于加强中医药古籍保护和研究机构建设，培养中医古籍整理研究的后备人才，全面提高中医药古籍保护与利用能力。

在此，国家中医药管理局成立了中医药古籍保护和利用专家组和项目办公室，专家组负责项目指导、咨询、质量把关，项目办公室负责实施过程的统筹协调。专家组成员对古籍整理研究具有丰富的经验，有的专家从事古籍整理研究长达70余年，深知中医药古籍整理研究的重要性、艰巨性与复杂性，履行职责认真务实。专家组从书目确定、版本选择、点校、注释等各方面，为项目实施提供了强有力的专业指导。老一辈专家的学术水平和智慧，是项目成功的重要保证。项目承担单位山东中医药大学、南京中医药大学、上海中医药大学、福建中医药大学、浙江省中医药研究院、陕西省中医药研究院、河南省中医药研究院、辽宁中医药大学、成都中医药大学及所在省市中医药管理部门精心组织，充分发挥区域间互补协作的优势，并得到承担项目出版工作的中国中医药出版社大力配合，全面推进中医药古籍保护与利用网络体系的构建和人才队伍建设，使一批有志于中医学术传承与古籍整理工作的人才凝聚在一起，研究队伍日益壮大，研究水平不断提高。

本着“抢救、保护、发掘、利用”的理念，该项目重点选择近60年未曾出版的重要古医籍，综合考虑所选古籍的保护价值、学术价值和实用价值。400余种中医药古籍涵盖了医经、基础理论、诊法、伤寒金匮、温病、本草、方书、内科、外科、女科、儿科、伤科、眼科、咽喉口齿、针灸推拿、养生、医案医话医论、医史、临证综合等门类，跨越唐、宋、金元、明以迄清末。全部古籍均按照项目办公室组织完成的行业标准《中医古籍整理规范》及《中医药古籍整理细则》进行整理校注，绝大多数中医药古籍是第一次校注出版，一批孤本、稿本、抄本更是首次整理面世。对一些重要学术问题的研究成果，则集中收录于各书的“校注说明”或“校注后记”中。

“既出书又出人”是本项目追求的目标。近年来，中医药古籍整理工作形势严峻，老一辈逐渐退出，新一代普遍存在整理研究古籍的经验不足、专业思想不坚定等问题，使中医古籍整理面临人才流失严重、青黄不接的局面。通过本项目实施，搭建平台，完善机制，培养队伍，提升能力，经过近5年的建设，锻炼了一批优秀人才，老中青三代齐聚一堂，有效地稳定了研究队伍，为中医药古籍整理工作的开展和中医文化与学术的传承提供必备的知识和人才储备。

本项目的实施与《中国古医籍整理丛书》的出版，对于加强中医药古籍文献研究队伍建设、建立古籍研究平台，提高古籍整理水平均具有积极的推动作用，对弘扬我国优秀传统文化，推进中医药继承创新，进一步发挥中医药服务民众的养生保健与防病治病作用将产生深远影响。

第九届、第十届全国人大常委会副委员长许嘉璐先生，国家卫生计生委副主任、国家中医药管理局局长、中华中医药学会会长王国强先生，我国著名医史文献专家、中国中医科学院马继兴先生在百忙之中为丛书作序，我们深表敬意和感谢。

由于参与校注整理工作的人员较多，水平不一，诸多方面尚未臻完善，希望专家、读者不吝赐教。

国家中医药管理局中医药古籍保护与利用能力建设项目办公室

二〇一四年十二月

许 序

“中医”之名立，迄今不逾百年，所以冠以“中”字者，以别于“洋”与“西”也。慎思之，明辨之，斯名之出，无奈耳，或亦时人不甘泯没而特标其犹在之举也。

前此，祖传医术（今世方称为“学”）绵延数千载，救民无数；华夏屡遭时疫，皆仰之以度困厄。中华民族之未如印第安遭染殖民者所携疾病而族灭者，中医之功也。

医兴则国兴，国强则医强。百年运衰，岂但国土肢解，五千年文明亦不得全，非遭泯灭，即蒙冤扭曲。西方医学以其捷便速效，始则为传教之利器，继则以“科学”之冕畅行于中华。中医虽为内外所夹击，斥之为蒙昧，为伪医，然四亿同胞衣食不保，得获西医之益者甚寡，中医犹为人民之所赖。虽然，中国医学日益陵替，乃不可免，势使之然也。呜呼！覆巢之下安有完卵？

嗣后，国家新生，中医旋即得以重振，与西医并举，探寻结合之路。今也，中华诸多文化，自民俗、礼仪、工艺、戏曲、历史、文学，以至伦理、信仰，皆渐复起，中国医学之兴乃属必然。

迄今中医犹为国家医疗系统之辅，城市尤甚。何哉？盖一则西医赖声、光、电技术而于20世纪发展极速，中医则难见其进。二则国人惊羡西医之“立竿见影”，遂以为其事事胜于中医。然西医已自觉将入绝境：其若干医法正负效应相若，甚或负远逾于正；研究医理者，渐知人乃一整体，心、身非如中世纪所认定为二对立物，且人体亦非宇宙之中心，仅为其一小单位，与宇宙万象万物息息相关。认识至此，其已向中国医学之理念“靠拢”矣，虽彼未必知中国医学何如也。唯其不知中国医理何如，纯由其实践而有所悟，益以证中国之认识人体不为伪，亦不为玄虚。然国人知此趋向者，几人？

国医欲再现宋明清高峰，成国中主流医学，则一须继承，一须创新。继承则必深研原典，激清汰浊，复吸纳西医及我藏、蒙、维、回、苗、彝诸民族医术之精华；创新之道，在于今之科技，既用其器，亦参照其道，反思己之医理，审问之，笃行之，深化之，普及之，于普及中认知人体及环境古今之异，以建成当代国医理论。欲达于斯境，或需百年欤？予恐西医既已醒悟，若加力吸收中医精粹，促中医西医深度结合，形成21世纪之新医学，届时“制高点”将在何方？国人于此转折之机，能不忧虑而奋力乎？

予所谓深研之原典，非指一二习见之书、千古权威之作；就医界整体言之，所传所承自应为医籍之全部。盖后世名医所著，乃其秉诸前人所述，总结终生行医用药经验所得，自当已成今世、后世之要籍。

盛世修典，信然。盖典籍得修，方可言传言承。虽前此50余载已启医籍整理、出版之役，惜旋即中辍。阅20载再兴整理、出版之潮，世所罕见之要籍千余部陆续问世，洋洋大观。

今复有“中医药古籍保护与利用能力建设”之工程，集九省市专家，历经五载，董理出版自唐迄清医籍，都400余种，凡中医之基础医理、伤寒、温病及各科诊治、医案医话、推拿本草，俱涵盖之。

噫！璐既知此，能不胜其悦乎？汇集刻印医籍，自古有之，然孰与今世之盛且精也！自今而后，中国医家及患者，得览斯典，当于前人益敬而畏之矣。中华民族之屡经灾难而益蕃，乃至未来之永续，端赖之也，自今以往岂可不后出转精乎？典籍既蜂出矣，余则有望于来者。

谨序。

第九届、十届全国人大常委会副委员长

許嘉璐

二〇一四年冬

王 序

中医学是中华民族在长期生产生活实践中，在与疾病作斗争中逐步形成并不断丰富发展的医学科学，是中国古代科学的瑰宝，为中华民族的繁衍昌盛作出了巨大贡献，对世界文明进步产生了积极影响。时至今日，中医学作为我国医学的特色和重要医药卫生资源，与西医学相互补充、相互促进、协调发展，共同担负着维护和促进人民健康的任务，已成为我国医药卫生事业的重要特征和显著优势。

中医药古籍在存世的中华古籍中占有相当重要的比重，不仅是中医学术传承数千年最为重要的知识载体，也是中医为中华民族繁衍昌盛发挥重要作用的历史见证。中医药典籍不仅承载着中医的学术经验，而且蕴含着中华民族优秀的思想文化，凝聚着中华民族的聪明智慧，是祖先留给我们的宝贵物质财富和精神财富。加强对中医药古籍的保护与利用，既是中医学发展的需要，也是传承中华文化的迫切要求，更是历史赋予我们的责任。

2010 年，国家中医药管理局启动了中医药古籍保护与利用能力建设项目。这既是传承中医药的重要工程，也是弘扬优秀民族文化的重要举措，不仅能够全面推进中医药的有效继承和创新发展，为维护人民健康做出贡献，也能够彰显中华民族的璀璨文化，为实现中华民族伟大复兴的中国梦作出贡献。

相信这项工作一定能造福当今，嘉惠后世，福泽绵长。

国家卫生与计划生育委员会副主任

国家中医药管理局局长

中华中医药学会会长

王国强

二〇一四年十二月

马 序

新中国成立以来，党和国家高度重视中医药事业发展，重视古籍的保护、整理和研究工作。自1958年始，国务院先后成立了三届古籍整理出版规划小组，分别由齐燕铭、李一氓、匡亚明担任组长，主持制订了《整理和出版古籍十年规划(1962—1972)》《古籍整理出版规划（1982—1990)》《中国古籍整理出版十年规划和“八五”计划（1991—2000)》等，而第三次规划中医药古籍整理即纳入其中。1982年9月，卫生部下发《1982—1990年中医古籍整理出版规划》，1983年1月，保证了中医古籍整理出版办公室正式成立，中医古籍整理出版规划的实施。2002年2月，《国家古籍整理出版“十五”(2001—2005）重点规划》经新闻出版署和全国古籍整理出版规划领导小组批准，颁布实施。其后，又陆续制定了国家古籍整理出版“十一五”和“十二五”重点规划。国家财政多次立项支持中国中医科学院开展针对性中医药古籍抢救保护工作，文化部在中国中医科学院图书馆专门设立全国唯一的行业古籍保护中心，国家先后投入中医药古籍保护专项经费超过3000万元，影印抢救濒危珍、善、孤本中医古籍1640余种，开展了海外中医古籍目录调研和孤本回归工作。2010年，国家财政部、国家中医药管理局安排国家公共卫生专项资金，设立了“中医药古籍保护与利用能力建设项目”，这是继1982～1986年第一批、第二批重要中医药古籍整理之后的又一次大规模古籍整理工程，重点整理新中国成立后未曾出版的重要古籍，目标是形成并普及规范的通行本、传世本。

为保证项目的顺利实施，项目组特别成立了专家组，承担咨询和技术指导，以及古籍出版之前的审定工作。专家组中的许多成员虽逾古稀之年，但老骥伏枥，孜孜不倦，不仅对项目进行宏观指导和质量把关，更重要的是通过古籍整理，以老带新，言传身教，培养一批中医药古籍整理研究的后备人才，促进了中医药古籍保护和研究机构建设，全面提升了我国中医药古籍保护与利用能力。

作为项目组顾问之一，我深感中医药古籍保护、抢救与整理工作的重要性和紧迫性，也深知传承中医药古籍整理经验任重而道远。令人欣慰的是，在项目实施过程中，我看到了老中青三代的紧密衔接，看到了大家的坚持和努力，看到了年轻一代的成长。相信中医药古籍整理工作的将来会越来越好，中医药学的发展会越来越好。

欣喜之余，以是为序。

中国中医科学院研究员

马继兴

二〇一四年十二月

校注说明

《本草发明》作者为皇甫嵩、皇甫相父子。皇甫嵩号灵石山人，明代武林人。他搜辑方书，推本《内经》，爰及诸家本草及李东垣、朱丹溪之论，参阅考订，求其旨要，著为《本草发明》六卷。

关于皇甫嵩生卒年及生平，史料不详，仅从其自序题曰“万历戊寅”，即万历六年（1578）可做些推测。万历之前的皇帝为隆庆及嘉靖。隆庆皇帝在位仅六年，嘉靖皇帝在位四十五年，万历皇帝在位四十八年。皇甫氏能著书，当在三十岁以后，可以推知他生活在嘉靖至万历年间的可能性较大。从其自序“承祖、父业”可知，其家世业医，从其祖父、父亲学医。从其“于儒暇究心于医”可知，其为儒而兼医者。

本书卷一总论药性及制方之义；卷二至卷六按草、木、果、菜等部，分论各药。皇甫氏对药物功效之原理进行了解释，写作风格简明扼要，易于理解。其中不乏经验之谈，如某药专治某病，某药监其药，以某药为君，其药佐之为引，各有所宜。

《本草发明》存世版本不多，今存中国中医科学院图书馆藏明刊四卷本、上海图书馆藏明刊六卷本、日本抄本。经考察，发现《本草发明》仅刊刻过一次。上海图书馆藏明刊六卷本为足本，中国中医科学院图书馆藏明刊为四卷本，缺第五、第六卷，为残本，日本抄本为据明刊本抄写而成。本次整理以上海图书馆藏明刊为底本，以日本抄本为对校本，以2003年中医古籍出版社影印清光绪十年甲申京口文成堂摹刻宋本《黄帝内经》、1982年人民卫生出版社影印张存惠晦明轩刻《重修政和经史证类备用本草》、明刊《古今医统正脉全书》本《汤液本草》、明万历元年周氏仁寿堂本《本草蒙筌》、金陵本《本草纲目》为他校本整理而成。本次整理所采用的处理方法如下：

1. 采用简体横排形式，用新式标点，对原文重新加以句读。

2. 凡底本中繁体字、俗字、书刊匠字、异体字，予以径改，不出注。对底本中的古今字、通假字，原文不改，于初见处出注说明。底本中避讳字，不影响文义者不改，影响文义者改正，并出校说明。

3. 凡底本中有明显脱误衍倒之处，信而有征者，予以改正，并出校记。无明显证据者，出校存疑。本书引《黄帝内经》之文，明显有误者，据《黄帝内经》改。又本书撰写于明代，其中引《神农本草经》等书之内容，显系引自《证类本草》，故有些误字据《证类本草》改。此外，本书撰写过程中，暗引《本草蒙筌》多处，故有些误字亦据《本草蒙筌》改。若非明显脱误衍倒，则不作改动，仅于注中出注说明。

4. 对于“已”“巳”等易混字予以径改，不出注。

5. 书中药物字形不规范者，除药物异名外，均以药物规范字律齐。

6. 凡底本与校本文字有异，义皆可通者，原文不改，出注说明。而校本明显有误者，不再出校注。

7. 中医历史源远流长，许多病名常有多种写法及称谓，本书不做改动。如天花，因伏波将军马援率军南征交趾击虏所得，故呼为虏疮。隋朝称为宛豆疮，唐朝称为天行发斑疮，宋称为豆疮，宋代庞安时又不再称“疮”，而改豆作痘，明清以后，又称天痘、痘疹、天花。本书称天花为豌豆疮、豌豆疮、痘疮等。

为保留原貌，不做统一。

8. 古人引书多用简称，有简称同而实非一书者，于注中一一注明。如本书引《液》之内容，有些出自《汤液经法》，有些出自《汤液本草》，故于书中出现之处均注明所出书籍。

9. 将原文中的方位词“左”“右”，改为“下”“上”。

10. 底本每卷卷首均有本卷所载药物目录，今均删去，统一移至本书卷首目录处。

叙

夫医之为道，莫要于识药性。药性明，斯能处方用药以印病，如尺度权衡以应物，而毫末不爽焉，医道可明矣。本草一经，药品性味具①备，补注训义亦详，诚济世之书也。第诸家辏集②，各附见闻。其中治病之说，类多繁衍，每一品药该疗诸病，多者十数症，少者三四症，漫③无专治、监制之法，俾用药者，莫知取裁。是以近世方家务求简便，乃舍《本经》，专读《药性赋》等歌括，托为东垣捷径之法而不加察，狃④于目前常用之药，与《本经》所载奇异药品，率莫之究，执此以疗病，未免略而弗详，局而弗备，往多谬误，殊戾⑤经旨，至投剂无效。良由药性不明，制用未当也。嵩承祖父业，深为此虑，于事儒之暇，究心于医，搜集方书，推本《内经》，爰⑥及诸本草、东垣《汤液》、丹溪《药性》等书，参阅考订，求其旨要，著为《本草发明》六卷，分列上下部。其间如某药专治某病，某药监其药，以某药为君，其药佐之为引，用分专治、监治之法，各有攸⑦宜。于常用、要用药品，列在上部，更加详著。

---

① 具：通“俱”，都，皆。《史记·外戚世家》：“两人具以实告汉王。”《汉书·外戚传》“具”作“俱”。

② 辏集：辏，车轮的辐聚集到中心，引申为聚集。集，群鸟栖止于树上。辏集：即聚集。

③ 漫：没有约束，随意。

④ 狃：拘泥。

⑤ 戾：违背。

⑥ 爰：引。《说文解字》：“爰，引也。”

⑦ 攸：所。《易·坤》：“君子有攸往。”

其稀用奇品，列于下部者，亦发明之，以备参用。虽未敢云窥羲黄[①]之奥、溯汤液之源，然经义略明，而临症用药处方者，庶知旨要，不致泛泛无从矣。用是汇诸编，以俟明者裁之。

时万历戊寅[②]夏武林皇甫嵩述

① 羲黄：伏羲与黄帝的并称。

② 万历戊寅：万历，明神宗年号。万历戊寅为万历六年，即1578年。

明本草类辨

愚按：《神农本草经》分列药有上、中、下三品，上品药一百二十种，为君，主养命以应天，无毒，势力和厚，遣疾不为仓卒之效，久服、常服，轻身延年，命亦兼申。中品药一百二十种，为臣，主养性以应人，无毒有毒，斟酌其宜，祛患当速，延龄为缓，可遏病而补虚。下品药一百二十五种，为佐使，主治病以应地，多有毒，专主攻击，倾损中和，可除邪气、破积聚，愈疾即止，不可常服。后梁隐居①加《名医别录》三百六十五种合七百三十，各附三品之数，因性制品，法固良矣，但三品内亦各有美恶不同。如防葵、芎藭、赤箭、茵陈之类，虽云无毒，非直养命药也，乃列之上品，是果可久服、常服而益人者欤？下品药如仙茅，虽云有毒，制为丸剂，佐以补药，久服益气通神。如何首乌、胡芦巴之属，皆无毒也，以佐补剂，大有补益，俱列之下品，是岂专攻击而不可久服者乎？顾其制用何如耳。苟善用之，虽乌、附下品，可收回天之功；用之弗当，则上品如参、芪，亦能伤人。丹砂、玉屑，品极贵也，服之者多遇毒，又何必拘此三品为君、为臣、佐使之别哉？善乎！岐伯曰：主病之谓君，佐君之谓臣，应臣之谓使，非上下三品之谓也。盖《本经》惟道其常，而岐伯善通其变也。今以便用、习用药兼之，补助多而攻击少者列在上部，不必皆上品、中品药也；慎用、稀用之药，攻击多而补益少者列在下部，不必皆

① 隐居：指陶弘景。陶氏为南朝齐梁时道家思想家、医药学家、本草学家，自号华阳隐居，著有《神农本草经集注》等书。

中品、下品药也。然二部中仍著三品，以明善恶之性，善用者，以意得之可也。又按：《本草别说》云《神农本经》“人部”内惟发髲[①]一物，余皆出后世医家禁术，奇怪之论也。夫天地生物，惟人为贵，乃列于草木、禽兽、鱼虫之类例之，为部已失等伦矣。其中用人尿、粪、妇女经裈[②]污秽不典[③]之物，甚用人血肉、人胆、天灵盖、胎骨等以疗病，非仁人之用心也。孙思邈大有功于世，以杀命活命尚有阴责，况于人乎！孝子仁人，刺血割股以疗亲，且非至孝，况伤人以济人，忍心害理，不可为训。非良药，又且难得，或他物可代，不用可也。今医方尝用人天灵盖治传尸痨为妙药，未有一效者，信《本经》不用，未为害也。残忍伤神，又不取效，仁者宜裁。或云：非此不可。无已[④]，用年深骨朽，尸气已绝，无伤也。愚谓：骨朽气灭，同于土砾而弗灵矣，用之何益？故于草木、金石、禽兽、昆虫部内，非治疗良药且难识难得者，俱削之不载，诚恐错误，反伤人耳，智者谅之。

灵石山人皇甫嵩述

① 发髲（bì 必）：古者剃贱者、刑者之发，作为妇人之饰，即妇人所用之假发。亦有学者认为是童男发。古人认为：身体发肤，受之父母，不敢予以损毁伤残，故用受刑人发、童男发。

② 经裈：裈，古代有裆的裤子。古人有以妇女月经及裤子裆部入药者，皇甫嵩认为此为污秽之物，不宜入药。

③ 不典：不典雅，粗俗。

④ 无已：不得已。《孟子·梁惠王下》：“是谋非吾所能及也。无已，则有一焉。”

目 录

卷之二

卷之三

卷之四

卷之五

卷之六

卷之一

药性阴阳清浊气味厚薄法象

黄帝曰：阴阳者，天地之道也，万物之纲纪，生杀之本始，故神农曰：天以阳生阴长，地以阳杀阴藏。阳化气，阴化形，故清阳为天，浊阴为地；清阳出上窍，浊阴出下窍。

清阳发腠理。

清之清者。

清中清者，清肺以助天真。

清阳实四肢。

清之浊者。

清中浊者，荣华腠理。

浊阴走五脏。

浊之清者。

浊中清者，荣养于神。

浊阴归六腑。

浊之浊者。

浊中浊者，坚强骨髓。

气味生成流布

经曰：阳为气，阴为味；味归形，形归气；气归精，精归化；精食气，形食味；化生精，气生形；味伤形，气伤精；精化为气，气伤于味。阴味出下窍，阳气出上窍。味厚为阴，薄为阴之阳。气厚为阳，薄为阳之阴。味厚则泄，薄则通；气薄则发泄，气厚则发热。壮火之气衰，少火之气壮；壮火食气，气食少火；壮火散气，少火生气。天食人以五气，地食人以五味。五气入鼻，藏于心肺，上使五色修明，音声能彰；五味入口，藏于肠胃，味有所藏，以养五气。气和而生，津液相成，神乃自生。

东垣用药法象

天有阴阳，风寒暑湿燥火，三阴三阳上奉之。

温凉寒热，四气是也，皆法于天。温热者，天之阳也；凉寒者，天之阴也。此乃天之阴阳也。阳则升，阴则降。

地有阴阳，金木水火土，生长化收藏下应之。

辛甘淡酸苦咸，五味是也，皆象于地。辛甘淡者，地之阳也；酸苦咸者，地之阴也。此乃地之阴阳也。阳则浮，阴则沉。

气属阳，气厚者为阳中之阳。气厚则发热，辛甘温热是也。气薄者为阳中之阴。气薄则发泄，辛甘淡平凉寒。

味属阴，味厚者为阴中之阴。味厚则泄，酸苦咸寒是也。

味薄者为阴中之阳。味薄则通，酸苦咸平是也。

经曰：五味，阴阳之用，辛甘发散为阳，酸苦涌泄为阴，淡味渗泄为阳。不但气为阳，味为阴，然五味之中，复有阴阳之殊。辛散、甘缓、淡渗，故发散为阳也；酸收、苦泄、咸软，故涌泄为阴也。涌，吐也；泄，利也；渗泄，利小水也。此六者，或收、或散、或缓、或急、或燥、或润、或耎①、或坚，以所利而行之，调其气使之平也。四时五脏随五味之所宜也，故寇宗奭衍其说曰：天地生物，惟五气耳。五气定位则五味生而变化无穷矣，故曰：生物者

① 耎：同“软”。《慧琳音义》“柔耎”引《考声》云：“贾谊上书作软也。”

气，成之者味也。以奇生则成而偶，以偶生则成而奇。寒气坚，故其味可用以耎；热气耎，故其味可用以坚；风气散，故其味可用以收；燥气收，故其味可用以散。土者，冲气之所生，无所不和，故其味可用以缓。气坚则壮，故苦可以养气；脉耎则和，故咸可以养脉；骨收则强，故酸可以养肾；筋散则不挛，故辛可以养筋。肉缓则不壅，故甘可以养肉。坚之而后可以耎，收之而后可以散。欲缓则用甘，不欲则弗用。用之不可太过，太过则亦病矣。养生治疾者，必先通乎此。不通乎此而能已人之疾者，寡矣。

升降者，天地之气交

茯苓淡，为在天之阳也。阳当上行，何谓利水而泄下？经云：气之薄者，乃阳中之阴，故茯苓利水而泄下。然而泄下亦不离乎阳之体，故入足太阳。

麻黄苦，为在地之阴也。阴当下行，何谓发汗而升上？经云：味之薄者，乃阴中之阳，故麻黄发汗而升上。然而升上亦不离乎阴之体，故入手太阴。

附子，气之厚者，乃阳中之阳，故经云发热。

大黄，味之厚者，乃阴中之阴，故经云泄下。

粥味淡，为阳中之阴，所以利小便。

茶味苦，为阴中之阳，所以清头目。

五方之正气味

东方甲风乙木，其气温，其味甘，在人以肝、胆应之。

南方丙热丁火，其气热，其味辛，在人以心、小肠、三焦、胞络应之。

中央戊湿，其本气平，其兼气温、凉、寒、热，在人以胃应之[①]己土，其本味咸，其兼味辛、甘、酸、苦，在人以脾应之[②]。

西方庚燥辛金，其气凉，其味酸，在人以肺、大肠应之。

北方壬寒癸水，其气寒，其味苦，在人以膀胱、肾应之。

五方气味脏志生主伤胜例

东方生风，风生木，木生酸。酸生肝，肝生筋。肝主目，在声为呼，在志为怒。怒伤肝，悲胜怒。风伤筋，燥胜风。酸伤筋，辛胜酸。

南方生热，热生火，火生苦，苦生心，心生血。心主舌，在声为笑，在志为喜。喜伤心，恐胜喜。热伤气，寒胜热。苦伤气，咸胜苦。

中央生湿，湿生土，土生甘，甘生脾，脾生肉。脾主口，在志为思。思伤脾，怒胜思。湿伤肉，风胜湿。甘伤肉，酸胜甘。

西方生燥，燥生金，金生辛，辛生肺，肺生皮毛。肺主鼻，在声为哭，在志为忧。忧伤肺，喜胜忧。热伤皮毛，寒胜热。辛伤皮毛，苦胜辛。

北方生寒，寒生水，水生咸，咸生肾，肾生骨。肾主耳，在声为呻，在志为恐。恐伤肾，思胜恐。寒伤血，燥胜寒。咸伤血，甘胜咸。

五行五色五味五走五脏主禁例

东方之木，其色青，其味酸，其脏肝，肝主筋。木曰曲直，

① 其本气平……在人以胃应之：原为小字，据上下文体例变为大字。

② 其本味咸……在人以脾应之：原为小字，据上下文体例变为大字。

作酸，酸走肝，肝病人毋多食酸。

南方之火，其色赤，其味苦，其脏心，心主血。火曰炎上，作苦。苦走心，心病人毋多食苦。

西方之金，其色白，其味辛，其脏肺，肺主气。金曰从革，作辛，辛走肺，肺病人毋多食辛。

北方之水，其色黑，其味咸，其脏肾，肾主骨。水曰润下，作咸，咸走肾，肾病人毋多食咸。

中央之土，其色黄，其味甘，其脏脾，脾主肉。土曰稼穑，作甘，甘走脾，脾病人毋多食甘。

五味所主

辛主散，酸主收，甘主缓，苦主泄，咸主软，淡主渗。

五味所能

辛能散结，能润燥，能横行，以能散也。咸能软坚，能止之。酸能收缓，能收散，能束之，以能收也。淡能利窍，能渗泄。苦能燥湿，能软坚，能直行，以能降也，能发之。甘能缓急，能上行，以其缓而不急下也，能发之。

五味所宜

肝色青，宜食甘。粳米、牛肉、枣、葵皆甘也。

心色赤，宜食酸。犬肉、麻、李、韭皆酸也。

肺色白，宜食苦。小麦、羊肉、杏、薤皆苦也。

脾色黄，宜食咸。大豆、豕肉、栗、藿皆咸也。

肾色黑，宜食辛。黄黍、鸡肉、桃、葱皆辛也。

五味所伤

阴之所生，本在五味。阴之五宫，伤在五味，无使过之。伤其正也。

味过于酸，肝气以津，脾气乃绝。多食酸，则肉胝皱唇揭。

味过于咸，大骨气劳，短肌，心气抑。多食咸，则脉凝色变。

味过于甘，心气喘满，色黑，肾气不衡。多食甘，则骨痛发落。

味过于苦，脾气不濡，胃气乃厚。多食苦，则皮槁而毛拔。

味过于辛，筋脉沮弛，精神乃央。多食辛，则筋急而爪枯。

是故谨和五味，骨正筋柔，气血以流，腠理以密，长有天命。

五味所禁

五味入于口也，各有所走，各有所病。

咸走血，血病人无多食咸。又云：令人渴。

酸走筋，筋病人无多食酸。又云：令人癃。

辛走气，气病人无多食辛。又云：令人洞心。

甘走肉，肉病人无多食甘。又云：令人悗心。

苦走骨，骨病人无多食苦。又云：令人变呕。

药性要旨

苦药平升，微寒平亦升，甘辛药平降。

甘寒泻火，苦寒泻湿热，苦甘寒泻血热。

药类法象阴阳

风升生于令为春，自子至卯，为阴中之阳，自地而升天，药应味之薄者，味薄则通，酸、苦、咸、平是也。

防风纯阳，性温，味甘、辛　**升麻**气平，微寒，味薄，微苦　**独活**微温，味苦、甘、大辛，气厚味薄　**葛根**气平，味甘　**柴胡**气平，味苦，气味俱轻　**羌活**气微温，苦、甘、辛，气味俱轻　**川芎**气温，味辛　**细辛**温，味大辛，气厚于味　**白芷**温，味大辛，微苦，气厚味薄　**天麻**气平，味苦　**麻黄**温，味苦、甘，气味俱薄　**藁本**温，味大辛、微苦，气厚味薄　**秦艽**气微温，味辛、平　**威灵仙**气温，味苦、甘　**桔梗**气微温，味辛、苦，气轻于味　**荆芥**气温，味苦、辛　**蔓荆子**气轻，味辛　**前胡**气微寒，味苦　**薄荷**气温，味苦、辛　**鼠黏子**气平，味苦、辛

热浮长于令为夏，自卯至午，为阳中之阳，正天之气味，火之化，药应气之厚者，气厚则发热，辛、甘、温、热是也。

黑附子气热，味大辛　**乌头**气热，味大辛　**干姜**气热，味大辛　**生姜**气热，味辛　**良姜**气热，味辛　**草豆蔻**气热，味大辛　**肉桂**气热，味大辛　**桂枝**气热，味甘辛　**白豆仁**气热，味大辛　**丁香**气温，味辛　**木香**气热，味苦、辛　**益智子**气热，味甘、辛　**蜀椒**气热，味大辛　**茴香**气平，味辛　**吴茱萸**气热，味苦辛　**砂仁**气温，味辛　**神曲**气温，味甘　**延胡索**气温，味辛　**厚朴**气温，味辛　**红花**气温，味辛

湿化成于令四季月各旺十八日，脾不主时，受胃生化，秉天气味之中，温、凉、寒、热、辛、甘、咸、苦，补泻各从其宜。

黄芪气温、平，味甘　**人参**气温，味甘　**甘草**气平，味甘　**当归**气温，味辛、甘　**熟苄**①气寒，味微苦　**白术**气温，味苦、甘　**苍术**气温，味甘、辛　**半夏**气微寒，味辛、微苦　**陈皮**气温，味微苦、平　**青皮**气温，味辛　**藿香**气微温，味甘、辛　**槟榔**气温，味

---

① 苄（hù户）：地黄。《尔雅》："苄，地黄。"郭璞注："一名地髓。江东呼苄。"

辛 **三棱**气平，味微苦 **莪术**气平，味苦 **阿胶**气微温，味甘、辛 **诃子**气温，味苦 **杏仁**气温，味甘、苦 **桃仁**气温，味甘、苦 **紫草**气寒，味苦 **苏子**气平，味甘、酸

燥降收于令为秋，自午至酉，为阳中之阴，自天降地，药应气之薄者，气薄则发泄，辛、甘、淡、平、寒、凉是也。

茯苓气平，味甘 **泽泻**气平，味甘 **猪苓**气平，味甘、淡 **滑石**气寒，味甘 **瞿麦**气寒，味苦、平 **木通**气平，味甘、淡 **灯芯**气平，味甘淡 **连翘**气平，味苦 **车前子**气寒，味甘 **枳壳**气寒，味甘 **枳实**气寒，味苦、酸 **麦门冬**气寒，味微苦 **犀角**气寒，味苦、酸 **五味子**气温，味酸 **天门冬**气寒，味微苦 **乌梅**气平，味酸 **白芍药**气微寒，味酸 **牡丹皮**气寒，味苦 **桑白皮**气寒，味苦、酸 **地骨皮**气寒，味苦

寒沉藏于令为冬，自酉至子，为阴中之阴，秉天气，味寒，水之化，药应味之厚者，味厚则泄，酸、苦、咸、寒是也。

大黄气寒，味苦 **黄柏**气寒，味苦 **黄芩**气寒，味苦 **黄连**气寒，味苦 **石膏**气寒，味辛 **生地**气寒，味苦 **山栀**气寒，味苦 **玄参**气寒，味苦 **知母**气寒，味辛、苦 **防己**气寒，味苦 **朴硝**气寒，味苦、咸 **地榆**气微寒，味甘、咸 **草龙胆**气寒，味苦 **茵陈**气微寒，味苦 **瓜蒌根**气寒，味苦 **川楝子**气寒，味苦、平 **香豉**气寒，味苦 **牡蛎**气微寒，味咸、平

用药升降浮沉补泻法

肝、胆：味辛补酸泻，气温补凉泻。肝胆之经，前后寒热不同，逆顺互换，入求责法。

心、小肠：味咸补甘泻，气热补寒泻。三焦、心包络补泻同。

脾、胃：味甘补苦泄，气温凉寒热，补泻各从其宜。逆从互换，入求责法。

肺、大肠：味酸补辛泻，气凉补热泻①。

肾、膀胱：味苦补咸泻，气寒补热泻。

五脏更相平也，一脏不平，所胜平之，此之谓也。

五脏苦欲补泻法

肝苦急，急食甘以缓之甘草。肝欲散，急食辛以散之川芎，以辛补之细辛，以酸泻之芍药。肝虚则补之以生姜、陈皮之类。虚则补其母，肾乃肝之母也。苦以补肾熟地、黄柏是也。如无他症，地黄丸主之。实则泻之白芍药，如无他症，泻青丸主之。实则泻其子，心乃肝之子也，以甘草泻心。

心苦缓，急食酸以收之五味子。心欲软，急食咸以软之芒硝，以咸补之泽泻，以甘泻之人参、黄芪、甘草。心虚则补之炒盐。虚则补其母，肝乃心之母。辛以补肝生姜，如无他症，安神丸主之。实则泻之甘草，如无他症，重则泻心汤，轻则导赤散②。

脾苦湿，急食苦以燥之白术。脾欲缓，急食甘以缓之甘草，以甘补之人参，以苦泻之黄连。脾虚则补之，甘草、大枣之类。虚则补其母，心乃脾之母，炒盐补心，如无他症，益黄散主之。实则泻之枳实，如无他症，泻黄散泻之。肺乃脾之子，桑白皮泻肺。

肺苦气上逆，急食苦以泻之诃子皮，一作黄芩。肺欲收，急食酸以收之白芍药，以辛泻之桑白皮，以酸补之五味。如无他症，阿胶散主之。虚则补其母，脾乃肺之母，甘草补脾。实则

① 凉补热泻：原为小字，据上下文体例改为大字。
② 轻则导赤散：原为小字，据上下文体例改为大字。

泻之桑白皮，如无他症，泻白散泻之。肾乃肺之子，以泽泻补肾。

肾苦燥，急食辛以润之黄柏。肾欲坚，急食苦以坚之知母，以苦补之黄柏，以咸泻之泽泻，虚则熟地、黄柏补之。虚则补其母，肺乃肾之母，五味补肺，如无他症，地黄丸主之。肾本无实，不可泻，故无泻肾之药。按：泽泻泻肾，非泻肾之真水也，泻去肾、膀停畜①之邪水，真水亦得其养矣。

标本阴阳论

治病者，当知标本。以天地阴阳论之，六气为本，三阴三阳为标；以身论之，外为标，内为本；阳为标，阴为本。六腑为标，五脏为本。此脏腑之标本也。脏腑在内为本，脏腑之经络在外为标，此脏腑经络之标本也。人身之脏腑、阴阳、气血、经络各有标本。以病论之，为病之气为本，受病之经络脏腑为标；先受病为本，后传流病为标。凡治病先治本，后治标。虽有数十症，皆去矣。若先治标，后治本，邪气滋甚，其病益畜。如先生轻病，后滋生重病，亦先治轻病，后治重病，如是邪气乃伏。盖先治本故也。若有中满，无问标本，先治中满为急。若中满，后有大小便不利，亦无问标本，先利二便为急，次治中满。除二便不利及中满之外，当治本也。从前来者为实邪，子能令母实也；从后来者为虚邪，母能令子虚也。治法：虚则补母，实则泻子。假令肝受心火之邪，是从前来者为实邪，当泻子火，非直泻其火。十二经中各有五行，当木之分，泻其火

① 畜：通“蓄”。《墨子·七患》“畜种菽粟”，孙诒让《墨子间诂》：“畜，治要作蓄。”

也。《标本论》云：本而标之，先治其本，后治其标。既肝受火邪，先于肝经五穴中泻荧①心②行间穴是也。以药论之，入肝经药为引，用泻心火药为君，是治实邪之病也。假令肝受肾邪，是从后来者，为虚邪，当补其母。《标本论》云：标而本之，先治其标，后治其本也。既木受水邪，治先于肾经涌泉穴中补本，先治其标，后于肝经曲泉穴中泻水，后治其本。以药论之，入肾经药为引，用补肝经为君，此先治其标者。推其至理，亦是先治其本也。

察病轻重

凡疗病，先察其源，候其机。五脏未虚，六腑未竭，血脉未乱，精神未散，服药必效。若病已成，可得半愈；病势已过，命将难存。自非名医听声、察色，至于诊脉，孰知未病之病乎？

治病有逆从反正之法

经曰：逆者正治，逆病气而正治。以寒攻热，以热攻寒也。从者反治，谓热因寒用，寒因热用，塞因塞用，通因通用。伏其所主，而先其所因，其始则同，其终则异。可使破积，可使溃坚，可使气和，可使必已。热因寒用，如热物冷服，下嗌之后，冷体既清，热性便发，病气随愈，醇酒、冷饮之类，是热因寒用也。又病热者，寒攻不入，恶其寒胜，热乃消除。从其气则热增，寒攻之则不入，如豆豉、诸冷、药酒，浸温服之，酒热气同，固无违忤，酒热既尽，寒药已行，从其服食，热便随散，此寒因热用也。如

---

① 荧：于义不通。肝经的荥穴为行间穴，故疑为“荥”之讹，“荧”“荥”二字形近而误。

② 心：《汤液本草》作“火”。

下气虚乏，中焦气壅，胸胁满甚，食已转增，欲散满，恐下欲虚，若补虚则中满甚，法宜疏启其中，峻补其下，少服反滋壅，多服则宣通，中满自除，下虚斯实，此塞因塞用也。如大热内结，注泄不止，以寒下之，结散利止。又如寒凝内久，下利溏泄，愈而复发，绵历岁年以后，热下之，寒去利止，此皆通因通用也。投寒以热，凉而行之，投热以寒，温而行之。始同终异，诸如此等，反治之道，斯其类。

论治寒热病求其所属

帝曰：有病热者寒之而热，有病寒者热之而寒，二者皆在，新病复起，奈何？岐伯曰：诸寒之而热者，取之阴；热之而寒者，取之阳；所谓求其属也。诸寒之而热，谓病热者投寒药而反热也；取之阴，言益火之源，以消阴翳；诸热之而寒，谓病寒者投热药而反寒也；取之阳者，言壮水之主，以制阳光，故曰求其属也。其，指水火也；属，犹主也，谓心、肾也。求其属者，言水火不足而求于心、肾也。火之原者，阳气之根，即心是也；水之主者，阴气之根，即肾是也。粗工但知以寒治热，而不知热之不衰者，由乎真水之不足；徒知以热治寒，而不知寒之不衰者，由乎真火之不足。不知真水火之不足，泛以寒热药治之，非惟脏腑习熟，药反见化于其病，而有者弗去，无者复至矣，故治热未已，而冷病已生，攻寒日深，而热病更起，热起而中寒尚在，寒生而热病不除，岂知脏腑之源，有寒热温凉之主哉！夫取心者不必济以热，取肾者不必济以寒，但益心之阳，寒亦通行，强肾之阴，热之犹可。苟不明真水火于寒热之病有必胜、必制之道，但谓药未胜病，愈投愈盛，卒至殒灭而莫之悟也。

服寒而反热，服热而反寒，何也？曰：治其王气，是以反也。曰：不治王而然者，何也？曰：不治王气，属也。夫五味入胃，各归所喜，故[1]酸先入肝，苦先入心，甘先入脾，辛先入肺，咸先入肾。久而增气，物化之常也。气增而久，夭之由也。治王气而反，如肝气温和，春以清治而反温；心气暑热，夏以冷治而反热；肺气清凉，秋以治温而反清；肾气寒冽，冬以热治而反寒。盖由补益王气太甚也。不知物体有寒热，气性有阴阳，触王之气而补益太甚，则强其用而脏之寒热气自多矣。久而增气，如久入肝为温，入心为热，入肺为清，入肾为寒，入脾为至阴，而四气兼之，皆为增其味而益其气，故各从本脏之气用耳，故久服黄连、苦参而反热者，此其类也。余味可以类推，故服之日久而气增，物化之常。气增不已，益以岁年，则脏气偏胜，气有偏胜则有偏绝，故曰夭之由也，故药不具五味，不备四气，久服虽绝胜，必致暴夭。此之谓欤。

治病有中外先后之法此三因之法也

帝曰：病之中外何如？曰：从内之外者，调其内；从外之内者，治其外。谓各绝其源也。从内之外而盛于外者，先调其内，后治其外；从外之内而盛于内者，先治其外，后调其内。谓先除其根属，后削其枝条。中外不相及则治主病。中外不相及，各自一病者也。

论药必本四时

凡用药若不本四时，以顺为逆。四时者，春升、夏浮、秋降、冬沉，乃天地之升降浮沉化。化者，乃脾土中造化也，是为四时之宜。但言补之以辛甘温热之剂及味之薄者，诸风药是也。此助春夏之浮升者，即是泻秋收冬藏之药，在人身乃肝、心也。但言补之以酸苦寒凉之剂，并淡味渗泄之药，此助秋冬

[1] 故：原讹为“攻”，据《素问·至真要大论》改。

之降沉者，在人身乃肺肾也。用药者因此法度则生，逆之则死，纵令不死，危困必矣。

用药述类象形

大凡药根之在土中者，中半以上，气脉上行，以苗生者为根；中半以下，气脉下行，以入土者为梢。病在中焦与上者用根，在下者用梢，根升梢降。凡药根有上中下，人身半以上，天之阳也，用头；中焦者用身；身半以下，地之阴也，用梢。此述类象形之法也。

治法纲要

《气交变论》云：五运之政，犹权衡也。高者抑之，下者举之，化者应之，变者复之，此生长化成收藏之理，气之常也。失常则天地四时之气无所运行矣，故动必有静，胜必有复，乃天地阴阳之道也。假令高者抑之，非高者固当抑也，以其本下而失之太高，故抑之使下，若本高何抑之有？下者举之，非下者固当举也，以其本高而失之太下，故举之而使高，若本下何举之有？如仲景治表虚制桂枝汤，桂枝味辛热，发散助阳，体轻，本乎天者亲上，故桂枝为君，芍药、甘草佐之。阳脉涩，阴脉弦，法当腹急痛，制小建中汤，芍药味酸寒，主收补中，本乎地者亲下，故芍药为君，桂、甘佐之。一则治表虚，一则治里虚，各言其主用也。用古方者，触类而长，不致差误矣。

经曰：形不足者，温之以气；精不足者，补之以味。高者，因而越之；下者，引而竭之；中满者，泻之于内；有邪者，渍形以为汗；在皮者，汗而发之；其慓悍者，按而收之；实者，散而泻之。审其阴阳，以别刚柔。阳病治阴，阴病治阳。定其血气，各守其乡。实宜决之，气虚宜制[1]引之。

帝问：有毒无毒何先何后？岐伯曰：有毒无毒，所治为主，适大小为制也。君一臣二，制之小也；君一臣三佐五，制之中也；君一臣三佐九，制之大也。寒者热之，热者寒之，微者逆之，甚者从之，坚者削之，害者除之，劳者温之，结者散之，留者行之，燥者濡之，急之缓之，散者收之，损者益之，逸者行之，惊者平之，上之下之，摩之浴之，薄之劫之，发之开之，适事为故。

制方之法

夫药有寒热温凉之性，酸苦辛咸甘淡之味，各有所能，不可不通也。药之气味，不比同时之物，味皆咸，其气皆寒之类是也。凡同气之物，必有诸味，同味之物，必有诸气，互相气味，各有厚薄，性用不等，制方者必明其为用。经曰：味为阴，味厚为纯阴，味薄为阴中之阳；气为阳，气厚为纯阳，气薄为阳中之阴。味厚则泄，薄则通；气薄则发泄，气厚则发热。又曰：辛甘发散为阳，酸苦涌泄为阴。咸味涌泄为阴，淡味渗泄为阳。凡此之味，各有所能。辛能散结润燥，苦能燥湿软坚，酸能收缓收散，甘能缓急，淡能利窍，故经曰：肝苦急云云，肝欲散云云。因五脏之苦欲，以明其气味之用也。若用其味，必明其气之可否；用其气，必明其味之所宜。识其病之标本、脏腑、寒热、虚实、微甚、缓急，而用其药之气味，随其证而制其方也。

---

① 制：通"掣"。《孟子·梁惠王上》："可便制梃。"焦循《孟子正义》："宜读为掣。"

君臣佐使法

凡药所用，皆以气味为主。补泻在味，随时换气。主病为君，佐君为臣，应臣为使。如治风者，以防风为君；治上焦热，黄芩为君；治中焦热，黄连为君；治湿热，防己为君；治寒，附子之类为君，兼见何证，以佐使药分治之。此制方之要也。用药为君者最多，为臣者次之，为佐使者又次之。药之于症所主同者，则各等分也。

论治病宜适其至所，制方有奇偶大小缓急之别

帝曰：气有多少，病有盛衰，治有缓急，方有大小，愿闻其约。岐伯曰：气有高下，病有远近，证有中外，治有轻重，适其至所为故也。谓令药气至病处所为故，勿太过与不及也。《大要》曰：君一臣二，奇之制也；君二臣四，偶之制也；君二臣三，奇之制也；君四臣六，偶之制也。奇谓古之单方，偶谓古之复方，故曰：近者奇之，远者偶之；汗者不以奇，下者不以偶；补上治上制以缓，补下治下制以急；急则气味厚，缓则气味薄；适其至所，此之谓也。病所远而中道气味之者，食而过之，无越其制度也。是故平气之道，近而奇偶，制小其服也；远而奇偶，制大其服也；大则数少，小则数多；多则九之，少则二之。心肺为近，肝肾为远，脾胃居中。三分之上为近，而下为远。奇之不去则偶之，是谓重方；偶之不去则反佐以取之，所谓寒热温凉，反从其病也。

七　方

大　君一臣三佐九，制之大也。远而奇偶，制大其服也。

其用有二，病有兼症，邪气不专，不可一二味治之，宜此大方。肾肝位远，服汤散之类，宜分两多而顿服之是也。

小　君一臣二佐四，制之小也。近而奇偶，制小其服也。其用有二，病无兼症，邪气专一，不可以多味治，宜小方是也。治心肺位近，服汤散之类，宜分两少而频服是也。

缓　治主以缓，缓则治本；又补上、治上制以缓，缓则气味薄，薄者频而少服。凡表里汗下皆所当缓。其用有五：有气味薄之缓方者，使常补上，比至其下，药力已衰，此补上治法；有甘以缓之为缓方，助其恋膈也；有丸以缓之方，比汤药行迟也；有味多之缓方，盖药众各不能骋其性；有无毒治病之缓方，药无毒攻自和平而缓也。

急　治客以急，已则治标；又补下治下，制以急。已则气味厚则顿而多服也。凡表里汗下皆所当急。其用有四：有气味厚之急方，则直趋下而力不衰，此补下、治下之法；有热盛攻下之急方，如燥热前后闭结，宜急攻下之类；有风淫之急方，如中风不省，急宜疏涤之类；有毒药治病之急方，攻击自速，服后上涌下泻，夺病自捷是也。

奇　君一臣二，奇之制也；君二臣三，奇之制也。近者奇之，下者奇之。凡在阳数皆为奇也。其用有二：有药味单行之奇方，如独参汤之类；有近病宜奇方。凡类合于阳，故宜下不宜汗。下宜奇方者，谓力寡易行。若偶则内攻太过，故不宜偶。

偶　君二臣四，偶之制也；君四臣六，偶之制也。远者偶之，汗者偶之。凡在阴数皆为偶。其用有三：有两味相配之偶方者，如沉附汤之类是也；有两方相合之偶方者，如胃苓汤之类是也；

有病远而宜用偶方者。凡数合于阴，故宜汗之，不宜下也。王安道[①]曰：偶方力齐而大，凡汗宜偶方者，谓汗或难出，故宜。若奇，则药气外发不足也。

以奇偶之方并论而申言之。奇与偶，有味之奇偶，有数之奇偶，并当察之，则不失其寒温矣。如味之大寒、大热者，此气之奇也；如大辛、大苦者，此味之奇也。若辛而苦、寒而微温、甘而寒、甘而温之类，皆味之偶者也。天之阳分为奇，假令升麻汤升而不降也，亦谓之奇，以其在天之分也。此可见奇亦宜汗，不必拘于偶也。汗从九地之下，假令自地而升天，非苦无以至地，非温无以至天，故用温苦之剂，从九地之下发至九天之上，故为之偶，故云汗者宜偶也。

复　奇之不去则偶之，偶之不去复以奇，故曰复。复者，再也，重也。洁古云：十补一泻，数泻一补，所以使不失通塞之道。有重复之复，二三方合用，如桂枝二越婢一汤之类；有分量匀同之谓复方者，如胃风汤各等分之类是也。反复之复，谓奇之不去则偶之是也。又曰：奇之不去则偶之，偶之不去则反佐以取之。谓寒热温凉，反从其病也。

十　剂

十剂中遗寒热二剂，故隐居补之于后，以尽厥旨。愚谓十剂之中，亦有寒热之用

宣　可以去壅，如姜橘之属是也，故郁壅不散宜宣剂。以轻散之，或升散之，或宣越之，皆谓之宣。有积痰上壅，有积瘀上壅，有积食上壅，有积饮上壅。宣，涌吐之剂也。经曰：高者，因而越之。若窒塞烦闷者，以病壅在上而用涌吐之也。又曰：木郁则

① 王安道：即王履，字安道，江苏昆山人。元末明初人。王履学医于金华朱震亨，尽得其传，于洪武初任秦府良医正，著有《医经溯洄集》。

达。如气逆胸胁胀，火上炎，治以苦寒升散，不愈，则升发之药，吐剂瓜蒂、姜、盐、参芦之属。

通　**可以去滞，木通、防己之属是也，故留滞不行，宜通剂以行之。**此中有发汗症。痹，留也；饮，留也；痛，亦留也。通，疏通之剂。如小便滞而不通，宜通草、海金沙之属；月经不通，红花、桃仁之属。诸通窍亦然，不特此也。凡痹、饮、痛留着于经络中，关节不通亦宜疏剂。

补　**可以去弱，人参、羊肉之属是也，故羸弱不足，宜补剂扶之。**如气虚用四君、血虚用四物及八珍大补之属。精不足，补之以味。摄生者，病去而进以谷味，尤妙。

泻　**可以去闭，葶苈、大黄之属是也，故闭结有余，宜泻剂下之。**闭有在里在中者，实则泻之，或散之，如承气之类。亦有闭于经络者，随经以泻之，如针法是也。

滑　**可以去着，冬葵子、榆白皮之属。涩则气着，宜滑剂以利之。**有经涩与二便涩。滑以利窍，如大便燥结、小便淋涩，用火麻仁、郁李仁、冬葵子、滑石之属是也。

涩　**可以去脱，牡蛎、龙骨之属是也，故滑则气脱，宜涩剂以收之。**前脱者小水不禁，宜桑螵蛸、益智之属；后脱者大便滑脱不禁，宜肉豆蔻、诃子之属；阳脱自汗不止，宜黄芪、麻黄根之属；阴脱遗精精滑，宜龙骨、牡蛎之属；血脱崩漏不止，宜地榆、阿胶之属是也。

燥　**可以去湿，桑白皮、赤小豆之属是也，故湿则为重，宜燥剂除之。**湿有在上、中、下之分，在经络、在皮、在里之别。如夹食致泻，停饮成痰，宜苍、白术、茯苓、半夏之属；肢体浮肿，胸腹胀满，宜桑白皮、大腹皮、赤小豆之属。如水肿、小便涩，宜木通、猪苓之属分利之；上焦及皮肤之湿，宜风升辛散之剂；沉寒痼冷、寒湿吐利，宜良姜、附子之属。非沉寒积冷，太热太燥不可用。

湿　可去枯，紫石英、白石英之属是也，故苦枯则为燥，宜湿剂润之。有减气而枯，有减血而枯。湿为润燥，与滑类略有不同。辛以润之，盖能散气化液故也。若硝石虽咸寒，本属真阴之水，乃润燥要药。人病枯涸皴揭，非金化然，亦有火化秉之，此非湿剂莫能愈也。

重　可去怯，磁石、铁粉之属是也，故怯则气浮，宜重剂以镇之。如神志失守，惊悸不宁，昏冒，用金箔、朱砂、琥珀之属；如伤寒下利，心痞硬，宜赤石、禹粮汤之属也。

轻　可去实，麻黄、葛根之属是也，故实而气蕴，宜轻剂扬之。腠理闭闷，噎塞中蕴，轻者，散扬之。如寒邪客于皮肤，头痛、身热、无汗，宜麻黄汤、升麻、葛根之属是也。

寒　可以去热，芩、连、朴、硝、大黄之属是也。

热　可以去寒，附子、干姜、肉桂之属是也。

五　用

汤　煎成清液也。补汤要熟，利不嫌生。去暴病用之，易升易散，易行经络，故曰：汤者，荡也。行至高，加酒煎；去湿平寒，加姜；补元气，加枣；发散风寒，加葱；去膈痰，以蜜；开痰结，以姜汁；发表攻里，惟煎取头药，不必再煎查①，从缓、从急之不同耳。

散　研成细末，宜旋制合，久留恐走泄气味，去急病用之。不循经络，只去胃中及脏腑之积，故曰：散者，散也。

丸　作成丸粒，因病不能速去，取其舒缓，逐渐收功，故曰：丸者，缓也。治上焦如米粒大，治中焦如绿豆大，治下焦如梧

---

① 查：通“渣”。渣滓。元・张宪《寄山中隐讲师》：“无因净查滓，来共上堂钟。”

桐子大，用水作丸，或稀糊丸，取最易化，治上焦也。用稠糊丸或饭糊丸，取略迟化，能达中焦。或酒、或醋丸者，取其收散之意。去湿痰犯半夏、南星，用生姜汁作稀糊丸，亦取其易化也。以神曲糊丸者，取其消食也。山药糊丸者，取其止涩也。炼蜜丸者，取其迟化而气循经络也。熔蜡丸者，取其难化，能固护药之味，势力全备，直过格而作效也。

膏　熬成稠膏也。药分量宜多，水煎宜久，渣滓复煎，绞取浓汁熬成。去久病用之，取其力大，滋补胶固，故曰：膏者，胶也。可服之膏，或水或酒，随熬去滓，调饮。可摩之膏，或油、或醋，随熬随捣，敷患处，盖兼尽药力。

渍酒，煮药酒也。锉药，以绢袋盛之，入酒罐煮熟，地埋多日，气烈味浓，或攻或补，并著奇功。补虚损者，宜少饮旋取也；攻风湿症，宜多饮，速取效也。如用酒浸，时日常服更好。

服药活法

病在上者，服药不厌频而少；病在下者，服药不厌顿而多。少服则滋荣于上，多服则峻补其下。

服药有法

病在心上者，先食而后药；病在心下者，先药而后食；病在四肢者，宜饥食而在旦；病在骨髓者，宜饱食而在夜。

服药可慎

热中消中，不可服膏粱、芳草、石药。夫芳草之气美，石药之气悍，皆急疾坚劲，非缓心和人勿服。盖热气慓悍，药气亦然，二者相遇，内伤脾土。土畏木，服此药者至甲乙日更论。

东垣用药引经报使大略

手太阳小肠、足太阳膀胱：藁本、羌活，下黄柏。

手阳明大肠、足阳明胃：葛根、白芷、升麻，下石膏。

手少阳三焦、足少阳胆：柴胡、川芎，下青皮。

手太阴肺：白芷、升麻、葱白。

足太阴脾：升麻、白芍药酒浸。

手少阴心：独活、细辛。

足少阴肾：独活、肉桂。

手厥阴心包络、足厥阴肝：柴胡、川芎，下青皮。

随时用药例

经曰：必先岁气，无伐天和，无伐化，无违时。又曰：升降浮沉则顺之，寒热温凉则逆之。顺谓顺其药升降浮沉之性也，逆谓治其寒热温凉之病也。

凡用药，须看时令，如常用调理药。

如解肌发汗，春温月用辛凉药，川芎、防风、柴胡、荆芥、紫苏、薄荷之类；夏暑月用甘寒辛寒药，干葛、石膏、薄荷、升麻、甘草、柴胡之类；秋凉月用辛温药，羌活、防风、苍术、荆芥之类；冬寒月用辛热药，麻黄、桂枝、干姜、附子之类。若病与时违，用药不拘此例。

如温暑月温病、热病、疫疠病，不可用辛温热药，宜清凉辛苦寒之药，升麻、柴胡、葛根、薄荷、石膏、黄芩、黄连、甘草、芍药之类。

如感风寒，肌表寒栗，或发热面赤，虽夏暑月可用辛温解表药。

如治咳嗽，春多上升之气，用川芎、芍药、半夏、黄芩之类；夏多火炎迫肺，用黄芩、山栀、知母、石膏之类；秋多湿热伤肺，用苍术、桑皮、防风、黄芩之类；冬多风寒外迫，用辛解清温麻黄、桂枝、半夏、干姜、防风、羌活之类。若病与时违，用药不拘此例。

如病泄泻，冬月用辛苦温之剂，干姜、砂仁、陈皮、厚朴之类；夏暑日暴注水泻，用苦寒、酸寒之剂，黄连、黄芩、芍药、山栀、滑石、泽泻之类。若病与时违，用药不拘此例。

如伤冷食，腹痛，或霍乱吐泻，虽夏暑月，可用辛热温中之药。干姜、藿香、草豆蔻、砂仁、厚朴之类。

如酒客病，或素有热症人，虽寒冷月，可用清凉苦寒之药，黄芩、黄连、干葛之类在所可用。愚谓：冬月伤冷，素有热症者，亦当用辛温之药，岂宜寒药在所可用哉？此亦权宜之计，不必拘执。

用药凡例

愚按：此例东垣据经义论药性以为规则耳。若因病制方，随宜用药，不必拘此

凡解利伤风，以防风为君，甘草、白术为佐。经云：辛甘发散为阳。风宜辛散，防风味辛及治风通用，故用防风为君，甘草、白术佐之。此论固是。若上焦风热闭滞等候，则白术岂宜用耶？又当防风通圣之类。

凡解利伤寒，以甘草为君，防风、白术为佐。是寒宜甘发也。或有别症，于前随症治病药内选用，分两以君臣论。此正东垣用药妙处。解利伤寒，其症候不一，正不必拘此。

凡眼暴赤肿，以防风、黄芩为君以泻火。眼属上部，故用防风、黄芩泻上焦之风热，以黄连、当归头和血为佐，和血分中之肝热。兼各经药用之。

凡眼久病昏暗，以熟地黄、当归头为君，羌活、防风为臣，甘草、甘菊之类为佐。

凡痢疾腹痛，以白芍药、甘草为君，当归、白术为佐。见血先后以三焦热论。

凡水泻，以茯苓、白术为君，芍药、甘草为佐。

凡诸风，以防风为君，随治病药为佐。

凡嗽，以五味子为君，有痰加半夏为佐，喘者以阿胶为佐，有热、无热以黄芩为佐，但分两多寡不同耳。若火郁而嗽，不可遽用五味子以敛之。肺虚喘嗽，宜用阿胶。如肺火迫上作喘嗽，不宜用之，当用杏仁。不可执一论也。

凡小便不利，黄柏、知母为君，泻膀胱之火也。茯苓、泽泻为佐。

凡下焦有湿兼热，以草龙胆、防已为君，甘草、黄柏为佐。

凡痔漏，以苍术、防风为君，甘草、芍药为佐，详别症加减。

凡诸疮疡，以黄连、当归为君，甘草、黄芩为佐。

凡治疟，以柴胡为君，随所发时所属经，分用引经药佐之。

已①上皆用药之大要，更详别症，于前治病药内，随宜逐旋②加减用。

随症治病药品

如头痛，须用川芎。若不愈，各加引经药。太阳川芎，少阳柴胡，阳明白芷，太阴苍术，少阴细辛，厥阴吴茱萸。如巅顶痛，

---

① 已：通“以”。《助字辨略》卷三：“汉书文帝纪：年八十已上赐米人月一石……此已字，与以通。”下同。

② 旋：原字不清，据日本抄本补。

须用藁本，去川芎。

如腹痛，须用芍药，恶寒而痛加桂，热而痛加黄柏。

如胁下痛，往来潮热，日晡潮热，须用柴胡。

如肢节痛，用羌活。去风湿亦宜用之。心下痞，用枳实、黄连。虚痞亦当审用。

如肌热及去痰，用黄芩，虚热用黄芪。肌热及虚汗皆宜用黄芪。

如腹胀，用厚朴。姜汁制，一本有芍药。如腹中窄狭，须用苍术。

如脾胃受湿，沉困无力，怠惰好卧，去湿痰，用白术。

如水泻，用白术、茯苓、芍药，饮水多伤脾，用白术、茯苓、猪苓。

如去痰，用半夏，热加黄芩，痰疾加南星。胸中寒痰痞塞，用陈皮、白术。多用陈皮泻脾胃。愚谓：陈皮佐白术能助胃。若多用陈皮无白术，则泄而不补耳。

如宿食不消，用黄连、枳实。佐以曲、蘖亦好。

如破滞气，用枳壳。高者用之。枳壳损胸中至高之气，二三服而已，不可多服。

如去滞气，用青皮。多服泻人真气。如小腹痛亦用之。胁痛醋炒用，亦不可多。

如胸中烦热，用栀子。

如腹中实热结燥，用大黄、芒硝。

如去上焦湿热，须用黄芩泻肺火也。

如去中焦湿热痛，用黄连泻心火也。

如去下焦湿肿及痛，并膀胱有火邪者，须知母、黄柏、酒防己、草龙胆。

如小便黄者，用黄柏；数者、涩者，加泽泻。如茎中痛者，用甘草梢。

如气刺痛，用枳壳，看何部分，以引经药导使之行则可。

如血刺痛，用当归，详上下，用根梢。如和血，须用当归。凡血受病者，皆宜用当归。如破滞血，用桃仁、苏木。如补血不足，用甘草。如补气，用人参。调气，须用木香。如凡病渴者，用干葛、茯苓，禁用半夏。

如胃脘痛，用草豆蔻，寒痛则可，胃中有火不宜。如惊悸恍惚，用茯神。

凡用纯寒、纯热药，必用甘草以缓其力，寒热相杂亦用之，以调和其性，中满者禁用。

随症治气药论

治气用气药，气虚则宜补，四君子之类。气实者宜疏导之。

枳壳利肺气，多服损胸中至高之气。

青皮泻肝气，多服损真气。木香行中下焦之气，香附快滞气，陈皮泻逆气，紫苏散表气，厚朴泄卫气，沉香降真气，脑麝散真气。槟榔泻至高之气而下行，藿香之馨香上行胃气。若此之类，其中有行散，有损泄，过剂用之，能治气之标，不能治气之本。如气虚郁滞，宜补剂中用之则无害。

调气用木香，味辛，气上升。如气郁不达，固宜用。若阴火冲上，用之反助火邪矣。必兼知、柏，而少用木香佐之。如肠胃气滞而火盛者，须黄连、黄芩之类兼之。

丹溪云：气属阳，妄动则为火。凡气有余皆属火，气变为火则上升矣，故上升之气皆属火，故凡气郁皆属火。凡治上升之气，须用川芎、香附、山栀、芩、连等药。《局方》治气，率用香辛燥热走散之药，暂时快利，不知以火济火，病根愈深，真气耗散，阴血干枯而死期迫矣。详见《局方发挥》。

随症治血药论

治血用血药，四物之类是也。请陈其气味专司之要。

川芎，血中气药，通肝经，性味辛散，能行血滞于气也。

地黄，血中血药，通肾经，性味甘寒，能生真阴之虚。亦行厥阴与心经。

当归，血中主药，通肝经，性味辛温，能活血和血，各归其经。

芍药，阴分药也，通脾经，性味酸寒，能和血，治血虚腹痛也。若求阴药之属，必于此取则焉。此特论血病而求血药之属耳。治者随经损益，摘其一二之所宜为主治可也。如气虚血弱，又当裁制。血虚，以人参补之，阳旺则生阴血也。若四物独能主血分受伤，为气不虚也。辅佐之属，若枸杞子、牛膝、苁蓉、锁阳、益母草、夏枯草、败龟板之类，血虚所宜；若桃仁、红花、苏木、血竭、丹皮之类，血滞所宜；蒲黄、阿胶、地榆、百草霜、棕榈灰之类，血崩所宜；乳香、没药、五灵脂、凌霄花之类，血痛所宜；乳酪、血液之物，血燥所宜。此特其大略耳，宜触类而长之。

随症治火药论

心火者，君火也，可以湿伏，可以水灭而直折，惟黄连之属可以制之。相火者，龙火也，不可以水湿折之，当从其性而伏之，惟黄柏之属可降。若以脏气司之，黄连泻心火，黄芩泻肺火，芍药泻脾火，石膏泻胃火，柴胡泻肝火，知母泻肾火，此皆以苦寒之剂泻有余之火也。若饮食劳倦内伤，元气与火不两立，为阳虚之病，以甘寒之剂除之，如参、芪、甘草之属。若阴微阳强，相火炽盛以乘阴位，为血虚之病，以甘寒之剂降之，如当归、地黄、芍药之属。若心火亢极，郁热内实，为阳强之病，以咸寒之剂折之，如大黄、朴硝之属。如肾水受伤，真阴失守，无根之火为阴虚之病，以壮水之剂制之，如生地、玄参、丹皮之属。若命门火衰，为阳虚脱之病，以温热之剂回之，如附子、姜、桂之属。若胃虚，过食冷物，抑遏阳气于脾土，为火郁之病，以升散之剂发之，如升麻、葛根、柴胡、防风之属。苟不明诸此类，而求火之为病，施治何所依据？故于诸经集略其说，以备处方之用，庶免实实虚虚之祸也。

黄芩泻肺火，栀子佐之。坚实细芩泻大肠之火。黄连泻心火。木通泻小肠火。柴胡泻肝火，黄连佐之。柴胡泻胆火，亦以黄连佐之。白芍药泻脾火。石膏泻胃火。知母泻肾火。黄柏泻膀胱之火。柴胡泻三焦之火。

《古庵药鉴[1]》附各症药

治风门

风属阳，善行数变，自外而入，以郁正气，故治风多用行气开表药。又风入久变热，热复生风痰，宜用驱风化痰药。又热极生风，风能燥液，宜用清热润燥药。

经曰：风淫所胜，平以辛凉，佐以苦甘，以甘缓之，以酸收之。此则指厥阴风木一脏之风气而言也。

---

① 古庵药鉴：药物学著作，明代方广著，成书于嘉靖十五年（1536）。方广，字约之，号古庵，休宁人。

行气开表药此与伤寒感寒发表症同治，以下诸品药治疗之宜，俱见于各品条中

羌活　独活　防风　细辛　升麻　麻黄　藁本　白芷　天麻　荆芥　紫苏　葛根　柴胡　前胡　川芎　当归　薄荷　桂枝　葱白　豆豉　秦艽　威灵仙　恶实　生姜　葈耳[①]　牡荆实　蔓荆子　麻花

驱风化痰药

南星　乌头　天雄　侧子　半夏　皂荚　白附子　藜芦　瓜蒂　蝉蜕　全蝎　牛黄　虎骨　何首乌　豨莶　明矾　竹沥　荆沥　白花蛇　白僵蚕

清热润燥药

菊花　木贼　菖蒲　苦参　密蒙花　蒺藜子　葳蕤　竹沥　水萍　白薇　巴戟天　青葙子　天竺黄　五加皮　槐皮胶

愚谓：以上药未必专治风、热、燥也。如热极生风，主治在热，又宜清热，如芩、连、栀子、硝、黄亦可用。若木淫而风气自胜，又宜兼用肺经药助燥化以平木而制风，如南星、桔梗、天、麦门冬是也。肝木实而风胜，则当泻其子，又宜黄连入心泻火，抑母气之胜，而风木亦平，须兼引经药、散风之药佐之。若肝本实而生风，宜芍药之酸泻其本气，不必拘拘以上清热润燥之药也。然此之所品药性耳，愚所论用药之法而推广之耳，不可执一论，后多仿此。

主治各经风药引用

肝川芎　心细辛　脾升麻　肺防风　肾独活　胃升麻　小肠藁本三焦　大肠白芷　膀胱羌活

已上诸药发散风寒，升散郁火，兼治表湿，大略如此。

附肌肤风燥热痛痒证燥症亦同

---

① 葈耳：即苍耳。

沙参治气热，浮风身痒　生地除皮肤热　薯蓣润皮毛燥　蒺藜子治身体风痒　威灵治大风，皮肤风痒　羌活肌表贼风痒，血癞　麻黄皮肤寒湿　细辛皮肤风热　独活疗风湿冷，皮肤苦痒①　苍耳治皮肤燥痒，肌顽麻　苦参风热、细疹　水萍主暴热身痒　地肤子去皮肤风热气　槐胶周身风如虫行　槐花兼去皮肤虱　青葙子去皮肤风热痒　薄荷皮肤高顶风热　白芷除皮肤燥、痒、痹　恶实皮肤如虫行风　羊踯躅贼风在皮肤淫淫痛　桑枝兼疗遍身风痒　沉香治风湿皮肤痒　桃仁治皮肤燥痒　蛇床大风身痒，作浴汤　白麻油润肌肤燥　芜荑皮肤骨节湿毒　紫葳热、身痒，游风疹　枳壳风疹如麻豆苦痒　白僵蚕皮肤风如虫行　全蝎消诸风瘾疹　蝉蜕风客皮肤瘙痒　白花蛇暴风瘙痒，大风疥癞　乌蛇风疹，皮肤不仁　鳗鲡鱼食之消风痒如虫行

附治头面风疾药

细辛治头风痛　甘菊治头风眩　芎䓖清头面风　防风散头目风邪滞气　桔梗清利头目　藁本头面肤风湿　荆芥清头目、头风眩　白芷头面皮燥痒，作面脂　菖蒲主头风　天麻主头风　天雄主头面风去来　巴戟疗头面游风，主血癞　南星兼治头风　皂荚主头风泪出　薄荷清利头目　黄芩少阳太阳偏正头风　茗清头目　柏实去头风　蝉蜕治头风目眩大黄头风痒屑，酒沫茶调　女萎久服去面黑䵟②　芜蔚子入面药，光泽　旋花去面䵟黑色　白附子面上百病，行药面脂　白及面上䵟结热　栀子面赤，酒疱齄鼻　白梅和药，点痣、恶肉　木兰面热赤疱，酒齄风癞　真珠敷面，悦好颜色　白僵蚕主面部蚕黑䵟　续随白汁剥面去䵟　密陀治面瘢䵟，面药用之

① 皮肤苦痒：原作“皮肤若痒”。《证类本草》引《药性论》云独活治“皮肌苦痒”。“若”字当为“苦”之误，据医理及《证类本草》改。

② 䵟：脸上黑斑。《千金要方·谷米》：“去黑痔面䵟，润泽皮毛。”

治热门

治热以寒，故治热多阴药。如郁火当散，宜用风药。火郁则发，宜升阳散火也。夫燥热皆属阳，宜与燥门通看。经曰：热淫所胜，平以咸寒，佐以苦甘，以酸收之，以苦发之。此指君相二脏火也。若别脏之火热大略相同，但各有引经药为异耳。

治上焦热药其中亦有兼治下者

黄芩　栀子　沙参　玄参　前胡　青黛　山豆根　薄荷　丹参　白前　桔梗　郁金　百部根　桑白皮　金铃子

治中焦热药其中亦有兼行上下者，须从引用

黄连　连翘　葛根　香薷　石斛　滑石　胡黄连　石膏　大黄　芒硝　犀角　紫参　茅根　玄明粉　茵陈蒿　羚羊角　瓜蒌根

治下焦热药

黄柏　柴胡　防己　石韦　木通　地榆　草龙胆　苦参　秦皮　文蛤　龟甲　鳖甲　知母　车前子　地肤子

主治各经热药

肝气，柴胡；血，黄芩　心气，麦门；血，黄连　脾气，白芍；血，大黄　肺气，石膏；血，栀子　肾气，玄参；血，黄柏　胆气，连翘；血，柴胡　小肠气，赤苓；血，木通　胃气，葛根；血，大黄　大肠气，连翘；血，大黄　膀胱气，滑石；血，黄柏　三焦气，连翘；血，地黄　包络气，门冬；血，丹皮

主治各经骨肉分劳瘵发热药

肝气，当归；血，柴胡　心气，生地；血，黄连　脾气，芍药；血，木瓜　肺气，石膏；血，桑皮　肾气，知母；血，生地　胆气，柴胡；血，瓜蒌　小肠气，白茯；血，木通　胃气，石膏；血，芒硝　大肠气，芒硝；血，大黄　膀胱气，滑石；血，泽泻　三焦气，

石膏；血，竹叶

已上诸药，治上、中、下三焦内热，兼治湿热之剂。

附治肌热骨蒸及劳热症药

升麻主脾胃，解肌热　葛根消渴身热，解肌　瓜蒌根消烦，大热　柴胡虚劳烦热、潮热，解肌　白术兼治肌热　黄芪骨蒸肌热，虚热　知母骨蒸、虚劳、传尸　生地五心烦热，血虚骨蒸　秦艽兼治传尸骨蒸　百部传尸骨蒸、劳热　黄芩肌肤、上焦诸热　地骨有汗骨蒸，邪热自汗　栀子烦热，懊恼不眠　茯苓除虚热，渗邪热　丹皮结热，无汗骨蒸　玄参骨蒸传尸，身热昏冒　款花兼除烦，补劳热　石斛皮肤邪热，痱痛　胡黄连温疟骨蒸，疳热　青蒿劳瘦骨热，童便浸良　女萎主虚劳客热　竹叶除热缓脾，益元　竹沥除阴虚之大热　石膏阳明大热，燥热，潮热　鳖甲治劳瘦骨蒸　牡蛎荣卫往来，虚热　檗木骨蒸劳热，阴痿　凝水石身热，胃热，五脏伏热　梅实治虚劳骨蒸　木兰身大热在皮肤　苦苣骨蒸，煮服之　玄明粉治骨蒸，五劳，惊悸热　童便劳热方多用之　乌鸦瘦，咳嗽，骨蒸劳　浮麦骨蒸劳热有汗

附治烦躁满闷烦热症药

知母治肺肾烦躁　茵陈伤寒头热烦热　贝母主伤寒烦热　玄参兼治懊憹烦心颠倒　葛粉去烦热，利大渴　菊花胸中烦热壅闷　菖蒲下气除烦闷　黄连烦躁恶心，郁热欲吐　丹参止烦满　芦根伤寒时疾烦闷　栀子胸中烦躁懊憹　竹叶烦热热狂，烦闷壮热　茯苓寒热烦满　猪苓去胸中懊憹　梅实下气，除热烦满　豆豉烦躁满闷，虚喘懊憹　干苔心腹烦满，水研　黑大豆烦热，明目，镇心　玄明粉治心热烦躁　硝石伤寒腹热，烦满消渴　浆水作薄粥解烦，去睡，调脏腑

附治诸热病狂症药此常用药之外者，附此以备类选用

苎根天行热疾狂渴　蓝实天行热狂烦闷　楝实伤寒大热烦狂　苦参瘟狂躁结胸，汗、吐差　人溺血闷狂热，焦渴　粪清天行狂热，

中毒　甘蕉根，天行狂热，烦闷　荠苨热狂温疾，根末或汁　犀角伤寒瘟疫头疼，闷烦狂热　白颈蚯蚓温病大热，狂言　金底煤、灶突墨、梁上尘、小麦奴皆治火，盛热癫狂

湿门

湿主脾虚不能运化水谷而生，宜健补脾除湿，又宜调中消导、行湿、利大小便药。外湿宜汗散，在下利水，宜风药，能胜湿也。夫湿寒皆属阴，宜治寒门通看；挟热宜参火门看。

补气除湿药

黄芪　人参　甘草　白术　茯苓　薯蓣　肉桂　薏苡仁　白扁豆

调中消导药

苍术　半夏　陈皮　青皮　枳壳　枳实　厚朴　神曲　山楂　三棱　莪术　射干　阿魏　大麦芽　旋覆花　罂粟壳　使君子　大腹皮

行湿利大小便药兼除下焦湿

猪苓　泽泻　瞿麦　木通　车前　茵陈　海金沙　甘遂　芫花　大戟　葶苈　牵牛　百合　紫草　木瓜　萆薢　防己　苦参　海藻　昆布　赤小豆

主治各经湿药

肝白术，一云川芎　心黄连，一云赤苓　脾白术　肺桑白皮　胃白术　肾泽泻　小肠车前　大肠秦艽　心包络茗

以上诸药治上、中、下三焦内湿，兼补气调气之剂。

附风胜湿之药

羌活　独活　防风　防己　升麻　草龙胆　秦艽去风湿　天麻驱风逐湿

附治湿热药

生地　白术　黄柏　黄芩　草龙胆　山栀　连翘　苦参　茵陈　苍术　汉防己　枳实　牵牛

附治水气肿胀药

苍术治足胫湿肿　白术水肿胀满　泽泻消水湿肿　泽漆大腹水气，肢面浮肿　瓜蒌根导水肿气　石香薷治水肿　海藻消水气、水肿　泽兰大腹，身面肿，骨节水　百合浮肿，胪①痞满　商陆水胀气满，用白　昆布主十二种水肿　大戟泄水湿，水肿满，急痛　葶苈逐水气，腹胀　荛花下十二种水　牵牛逐水肿，疗脚气　甘遂水结胸，水气肿满　汉防己水肿、风水　紫草主腹肿胀满　茺蔚苗汁主浮肿，下水　芫花五水在肤、脏及腰痛　木通利阴窍，水肿闭　龙胆草除下焦湿肿　桑皮除肺水气、水肿　水萍水肿便涩，汁饮末服　厚朴消腹胀，除湿满　黄柏除下焦湿肿　茯苓水肿淋结　猪苓湿肿从脚上小腹肿　沉香去风水毒肿　巴豆大肠水肿　大腹皮治水肿泛溢　蜀椒下水肿。目：行水，治蛊　栀子治热水肿　枳壳逐水，消胀满　蓼实水气面目浮肿　败荷阳水浮肿，烧灰米饮　苦瓠面目、肢水肿　瓜蒂身面肿，治水胀　醋散水气　黑大豆炒屑，水胀，胃热，去肿　麻子逐水，利小便　牛肉消水肿　獭肉治水气胀满　赤小豆下水满鲤鱼煮，脚气，腹胀　鸭头血治水肿之盛　白鸭肉利水肿，补虚热　蠡鱼下水，面目浮肿　青雄鹊煮汁服，取汗治水肿　文蛤走肾，能利水　羯鸡屎炒黑，出火毒，研服治膨胀、水胀　蝼蛄治十种水气喘满。用干末之，米饮调　鲤鱼肉治水肿脚满，煮食之。又和葱白、冬瓜羹食

治燥门

燥因血虚而致。盖血虚生热，热生燥，宜解热生津及滋血

---

① 胪：指腹部。《释名补遗》："腹前肥者曰胪。"

润燥药。夫燥热皆属阳，宜与治热门及风燥症参看方尽。经曰：燥淫所胜，平以苦温，佐以酸辛，以苦下之。此指阳明一脏而言。经曰：燥者润之，不惟苦泄，又当生津滋血。

解热生津药

天门冬　麦门冬　知母　瓜蒌仁　五味子　贝母　地骨皮　牡丹皮　紫菀　款冬花　酸枣仁　阿胶　马兜铃　诃黎勒　菖蒲　淡竹叶　枇杷叶　远志　兰草　梅实

滋血润燥药

生地黄　当归　芎䓖　芍药　杏仁　桃仁　麻仁　熟地黄　红花　苏木　柏仁　槐实　锁阳　鹿茸　枸杞子　蒲黄　牛膝　郁李仁　肉苁蓉　蜀葵花

主治各经燥药

肝当归　心麦门冬　脾麻仁　肺杏仁　肾柏子仁　小肠茴香　大肠硝石　膀胱茴香　心包络桃仁

以上诸药治上、中、下三焦内燥，兼补血和血之剂也。

附治燥热闭结药

大黄大便燥结为最　当归温中润燥，止痛　麻仁润肺，六腑燥坚　草乌为末，葱头带延①蘸纳肛门　皂荚　巴豆涤脏腑，通闭塞　桃仁大便血结，秘燥　郁李仁破血润燥，又治气燥　槟榔　滑石利六腑之涩结杏仁秘结气分，便难　麻子润太阴燥，大肠风热　生姜治冷秘　硫磺暖而通，治冷秘　蜜导煎②通大便燥结　阿胶胶蜜汤治老弱便秘　乌桕根皮　朴硝通肠，破血痃癖　猪胆益阴，润燥

---

① 延：通“涎”。睡虎地秦简《日书》甲《诘咎》：“人毋故一室人皆垂延，爰母处其室……”

② 煎：原作“箭”。《伤寒论》作“蜜煎导而通之”，“箭”“煎”二字当为形近致误，据医理及《伤寒论》改。

通便　独蒜煨热去皮，绵包纳后

治寒门

治寒以热，热药属阳，故多阳药。外寒汗散，宜用风门药，寒从汗解也。夫寒湿皆属阴，宜与治湿门通看。经云：寒淫于内，治以甘热，佐以苦辛，以咸泻之，以辛润之，以苦坚之。此指寒水一脏之义。经曰：寒者热之。宜从内外温散之，不必拘脏气。

治上焦寒药

天雄　附子通下　乌头通下　生姜　桂枝

治中焦寒药其内亦有通行上、下焦者，须所引药

干姜　肉桂　良姜　丁香　木香　藿香　檀香　沉香　草果　缩砂　胡椒　蜀椒　细辛　白豆蔻　巴豆　常山　槟榔　姜黄　郁金　艾叶　草豆蔻　韭子　荜茇　益智　肉豆蔻　玄胡索　白芥子　五灵脂　香附　莱菔子　白术　苍术　甘草此三味入脾经，助土以制寒水之甚。

治下焦寒药

吴茱萸　山茱萸　怀香子　菟丝子　补骨脂　杜仲　萆薢　乌药

主治各经寒药

肝气，吴茱萸；血，当归　心气，桂心；血，当归　脾气，吴茱萸；血，当归　肺气，麻黄；血，干姜　肾气，细辛；血，附子　胆气，生姜；血，川芎　大肠气，白芷；血，秦艽　小肠气，茴香；血，前胡　三焦气，附子；血，川芎　膀胱气，麻黄；血，桂枝　心包络气，附子；血，川芎

附发散表寒药

麻黄　桂枝　紫苏　葛根　升麻　柴胡　葱白　薄荷　白芷　淡豆豉　干生姜　藁本　石膏解肌发汗

卷之二

草部上

人参

上品之上，君。气温，味甘，阳也；微苦，阳中微阴。无毒。参者，参也，补人元气，有参赞之功。人者，以形肖人者佳。

发明曰：人参甘温，益气补五脏之阳也，乃阳中之阴，气中之血药。入肺，助元气而通经活血，故本草云：补五脏，通血脉，治劳伤虚损、肺脾阳气不足者，此也。生脉汤中用之。生脉者，以经通血活，动脉自生。仲景治亡血脉虚用此补之，盖补气而血自生，阴生于阳，甘能生血也。本草又云：安精神，定魂魄，止惊悸，开心益志，令人不忘，调中明目，何也？盖人之精神、魂魄、心志、津液皆主于血，血活经通则津液生，精神安，魂魄定，惊悸止，心志开，目得血而明矣。凡此皆言其能补也。本草又云：疗霍乱吐逆、反胃，除邪气，破坚积，疗心腹鼓痛，胸胁逆满。此又以消导言之，何也？由能通经，温里走表，以除邪气，故止呕及行表药中多用之。如积聚日久，正气必虚，此惟养正气而血活经通，故坚积自破也。心腹痛、肠胃虚寒者，以甘温补之，故治中汤与干姜同用，治腹痛吐逆者，盖里虚而痛，补不足也。古方诸痛不可服参芪，亦以暴痛气实者言之也。又云：胸胁逆满，由中气不足致虚胀者，宜补之而胀自除，所谓塞因塞用也。俗医泥于作饱，不敢用，不知多服则元气宣通，少服则补力不到，反以滋壅，补之正所以导之，所谓意也。本草又疗短气、少气者，审是肺家虚热，肺气不足而然，故宜补之。所谓肺寒则可服者，此也。“寒”字作“虚”字看。若肺受火邪实热，用之反助火耗气，故气实而喘，与夫阴虚劳极而喘急者，不可用，故云：肺热还伤肺者，此也，“热”字兼“实”字看。与黄芪同用，助补表虚；与白术同用，助补脾胃；与熟地黄同用，佐以茯苓，助下焦元气，泻肾中虚火；升麻引用，补上焦元气，泻肺胃中虚火。东垣以参、芪、甘草为退火之圣药，盖火与元气不两立，补足元阳，火邪自退耳。补中兼泻，泻中有补，所谓温能除大热是也。茯苓为之使，恶卤咸，反藜芦。生上党者良。今但用辽参而不用上党者，何也？

白术

上品之上，君。气温，味甘，又微苦、辛。可升可降，阳中阴也。无毒。入足阳明、太阴，足少阴、厥阴，又手少阳、少阴。

发明曰：白术健脾除湿，此其大略也。本草谓主风寒湿痹，死肌痉疸，止汗除热，消痰水、心下急满、呕逆、霍乱吐下，逐皮间风水、结肿等，皆湿热伤脾所致。盖脾恶湿，除湿所以健脾也。脾气健运则饮食消导，痰涎除而气自利，心下何急满之有？脾土实能食火，而胃热自清矣。湿除痰消热清，则风湿痹痛、风眩目泪、风水肿满等候悉去，而霍乱吐下之因于湿热者亦止矣。白术本燥，本草又谓利腰脐间血、益津液者何？盖脾胃运，能滋生血气，腰脐间血自利，津液从此益矣。盖膀胱为津液之腑，气化出焉。因脾土有湿，不得施化，而津道阻，白术燥其湿，则气化得施，津液随气化而生矣。《日华子》谓：白术利小水。正以此也。若气滞、气闭、胀痛等候，宜禁用之。佐以黄芩能安胎，佐以枳实能消痞，配二陈汤能健脾消食、化痰除湿。与归、芍、生地之类同用，能补脾家之血，再加枳实、姜炒黄连，除脾中湿热，加干姜逐脾家寒湿。与黄芪、芍药等同用，有汗即止。少入辛散之味，无汗则发也。若夫除湿邪，逐寒气，止霍乱吐泻，平胃发汗，又不如苍术之燥烈也。忌桃、李、雀肉、菘菜、青鱼。

苍术

上品之上，君。气温，味苦、辛。无毒。入足阳明、太阴经药。

发明曰：苍术辛温散邪，苦以燥湿，尽之矣，故本草主大风湿在身面及风寒湿痹、死肌，逐皮肤间风水、结肿。发汗者，能发散之。山岚瘴气、湿邪之外致，能辟除之，皆其辛烈散邪之力也。本草又谓：消痃癖气块、痰饮，除心腹胀痛、窄狭，健胃安脾，宽中进食者，由其苦温以燥湿之功也，故逐邪除湿，其功最大。若补中除湿健脾，不如白术之能。入平胃散，去中焦湿，平胃中有余之气。心腹胀痛，必是有湿邪者，用之则宽。若虚闷痛无实邪者，用之反耗气血，燥津液，虚火益动而愈闷矣。

以盐炒黄柏、牛膝、石膏等下行之药引，用治下部湿疾；入葱白、麻黄之类，能散分肉至皮表之邪。防风、地榆为之使。忌食桃、李、雀、蛤。凡用，择肥实褐色、气味辛烈者，用米泔浸洗，再换泔浸，凡三日，去粗皮，用盐少许，略炒。

甘草

上品之上，君。气平，味甘。阳也。入足厥阴、足太阴经。可升可降，阴中阳也。无毒。

发明曰：甘草味甘，缓而补，有调和相协之义，缓、和、补三字尽其用矣。热药须之缓其热，寒药须之缓其寒。补药不欲急，用此甘缓补之；利药恐其迅，用此甘缓稍和之。甘能缓中，泻火解毒，故本草所谓诸痈肿疮疡、金疮及诸药之毒，非此不解。甘能缓急，故本草谓诸经急缩痛，非此不治。本草又云：主温中下气，脏腑寒热，咳嗽短气，烦满惊悸，健忘，劳伤虚损，止渴，通经，利血气等候，亦以甘能除热而补也，故《汤液》用之以建中。诸解利药宜少用，恐缓而少效。下焦药宜少用，恐缓不能达。故附子理中用之，恐其僭上也；调胃承气用之，恐其速下也，皆缓之之意。又云：令人阴痿，此缓急之过也。如小柴胡有柴胡、黄芩之寒，人参、半夏之温，故用甘草调和之意也。妇人血沥腰痛，虚而多热，宜加用之，亦缓急补虚之意。补药中不宜多用，恐泥膈不思食，中满者忌用，脾虚者用此补之。若脾胃气有余及肿胀与痢疾初起，皆不可用。

消痈疽与黄芪同功，治肺痈吐脓血。痈毒红肿者宜生用，已溃不红肿者宜炙用。盖生用微寒而泻火解毒，炙则补中补虚。梢子生用，除胃中积热，去茎中痛；或加苦楝，酒煮玄胡索为主，尤妙。其节生用，消肿导毒。

白术、干漆为之使。与海藻、大戟、芫花、甘遂相反，忌猪肉、菘菜。用之坚实断理者佳，轻虚纵理、细韧者不堪用。

生地黄

上品之上，君。气寒，味甘、苦。气薄，味厚，沉也，阴也，阴中微阴。无毒。入手少阴、手太阳、足少阴经。

发明曰：生地黄性寒，凉血为最，故本草主妇人血崩、吐衄血、溺血、便血，产后血薄上心，闷绝伤身及胎动下血，皆多属热也。血热则妄行，须此以凉之。《药性》云：解诸热。东垣云：治手足心热。又云：凉心火血热。若心经血热，吐血衄血及堕坠腕折瘀血、留血，属血分中热，如本草所云者，皆当加用，或捣汁饮之。但脾虚生热，劳倦伤脾作热者，不可多用，恐气寒伤胃，损脾气。若骨蒸劳热，五心烦热，惊悸，老人津枯，大肠燥结，皆不可缺。又养肝血，益胆气，能明目，补药中亦用之，亦不可多，此惟凉血为最耳。若补血，不如用熟地黄，此较之熟地黄更宣通不滞。入手太阴、太阳经，故钱氏方泻小肠，与木通同用以导赤也。诸经血热，随经佐以他药治之。实脾药中用二三分，以生姜汁制之以固脾，永不受邪，故东垣言其泻脾土之湿热。本草有去寒热积聚、去胃中宿食之说是也。必资酒浸，上达头脑，明目，外行润皮肤燥。又主齿痛，故清胃汤用之。今用干生地黄火熏者，不如暴①干，古用生汁尤妙。惟沉水者为生地黄，力佳；半浮半沉者名人地黄，次之；浮水者名天地黄，不堪用。得麦门冬、清酒良，恶贝母，畏芜荑。花名地髓，单服可延年。

熟地黄

上品之上，君。气寒，微温，味甘、苦。味厚气薄，阴中阳也。无毒。入手少阴、厥阴。日干者平，火干者温。

发明曰：此补肾之圣药。入手少阴，以心主血也；足厥阴，以肝藏血也。虽云补五脏内伤，要惟补肾之功居多，故凡滋阴补肾丸用之为君，盖肾主骨髓。本草云：能填骨髓，助筋骨，生肌，跌绝筋骨伤皆疗之。补肾中元气精血，而劳伤、胞漏下血与腰痛、脐下痛等，系肾气不足也，皆补之。云利耳者，肾之窍也。又入肝，助藏血之脏，故云明目，助胆气。若本草又谓破恶血，止吐衄、溺血，除寒热积聚，利大小肠等。又不如生地之疏通不滞也。云安魂定魄惊悸者，又

---

① 暴（pù瀑）：晒干。《荀子·劝学》："虽有槁暴，不复挺者。"暴、曝，古今字。

主入心经而言也。

膈痰不利者，姜汁炒，或佐以附、桂，能行滞而导引入肾。尺脉微者，桂、附相宜；尺脉旺者，知、柏无用。滋阴降火补肾。蒸熟地黄法：以生而细短者，研取汁，将生而肥长者，先晒干，投汁中浸半日，连汁入小瓶内，封口，蒸一日，晒干，再蒸，如此九蒸九晒。如乌金色，性微温，大补血衰，黑须发，加当归尤补髓。凡生熟地黄，勿犯铁器，令人肾消。男损荣，女损卫。忌食生萝卜，令人发白。

麦门冬

上品之上，君。气平，微寒，味甘、微苦。无毒。阳中之阴。入手少阴、手太阴经。

发明曰：麦门冬治心肺之功居多，故去肺中伏火，而能清心清肺。本草所谓保定肺气，治心肺虚热，补心气不足者，此也。所谓强阴益精者，金清能滋水化源而补肾也。伏火去而心清神安，所谓血之妄行者自归经，而客热烦渴、虚劳自此解，五脏亦安也。然肺主气，心统气，心清气顺，所谓心腹结气、支满短气之患释矣。又谓身重目黄、肢节浮肿，皆水气不利所致，此惟清金利水而湿热浮肿除矣。又愈痿蹶者，亦属肺热，肺热清，尚何痿蹶之有？本草又云：伤中伤饱，胃络脉绝，消谷调中，治脾胃多用之，何也？必竟是心中结热，肺中伏火亢盛致伤脾胃而然也。

肺燥咳声连发，须仗麦门冬为君。若加五味子、人参，同为生脉之剂，以心主脉而百脉皆朝于肺耳。又云：二门冬、五味、枸杞同为生脉之药，此上焦独取寸口之意也。与地黄、柏仁同用，能润经益血，复脉通心。地黄、车前为之使。恶款花、苦瓠，畏苦参、青蘘。

天门冬

上品之上，君。气寒，味苦、甘、平。无毒。沉也，阴也。气薄味厚，肠中之阴。入手太阴、足少阴经。

发明曰：天门冬苦甘而寒冷能补，故保定肺气、清肺热之功居多。肺热清，故本草所谓咳逆喘急皆定，暴风湿偏痹属肺热者亦消矣。金清滋水化源，故通肾气，强骨髓，生津而消渴自止。热清气宁则血归经，而妄行吐衄、淋泄亦止，小便亦利矣。肺热清，则大肠润，燥结除也。

肺主皮毛，故能养肌肤，悦颜色。冷而能补，故镇心而润五脏，亦以肺为五脏华盖，主持诸气故耳。“保定”二字即润之义也。

气虚喘促者，加参、芪、麦门冬用之。患体虚而肺热者加用之，但专泄而不收。寒多及脾虚者禁服。若治肺虚劳嗽，此又不如麦门冬之补也，或兼用之则可。贝母、地黄为之使。畏曾青。服此忌食鲤鱼。

黄芪

上品之下，君。气温，味甘，平。无毒。入手少阳、足少阴、太阴、命门之剂。可升可降，阴中之阳也。

发明曰：黄芪虽属内外三焦通用之药，其实托里固表为专，而补中益气兼之，故本草云：补肺气，温分肉，实皮毛。阳虚自汗，盗汗，此能敛之。痈疽、肺痈、痔瘘已溃，久败疮疡用此，从里托毒而出，能生肌收口，皆护表以补里也。若表邪旺，腠理实用之，反助邪气。所谓泻阴火，非阴经相火也。以内伤者，上焦阳气下陷于阴分，为虚热耳，故三焦火动者不可用。云补三焦、实卫气、敛汗，与桂枝同，但桂枝能通血、破血而实卫，乃荣中药。黄芪只实卫益气，为异耳。若表虚有邪，发汗不出，服之自汗也。如伤寒脉虚涩，血少，不能作汗，春夏秋三时，用黄芪建中汤和荣卫，自然汗出邪退之类。本草又谓：疗虚损、五痨、羸瘦，补肾脏元气，柔脾胃，利阴气，止消渴、腹痛泄痢，妇人子脏风邪，逐脏间恶血，月候不匀，崩，带下，伤寒尺脉不至，小儿百病等，皆里气虚也，此为托里。要之，固表亦所以固里也。东垣云：人参、黄芪、甘草三味，甘温退热之圣药也，故补中益气以人参为君，黄芪为臣。若系表汗多亡阳，并诸溃疮疡及痘疹未贯全浆，并一切阴毒不起，而实卫护荣，又让黄芪为主，人参辅之。若补中补脾胃，此能佐茯苓、白术。

黄芪畏防风，得防风其功愈大，盖相畏而相使也。盖风药行表，故能助之，二味相须为用。若治疮疡生用，补虚蜜炒用。黄芪出绵上者良，故云绵芪。皮微黄褐色，其中肉色白，味甘，至柔韧为真。若坚实干脆、味苦者，不真也。恶龟甲、白鲜皮。

五味子

上品之下，君。气温，味微苦、甘带辛。气轻味厚，阴也，降也，阴中微阳。无毒。入手太阴、足少阴。

发明曰：五味子为肺肾二经之药，在上则滋源，在下则补肾，以酸苦之味专收敛肺气而滋肾水，故本草主咳嗽上气，能益气。此收肺气之功也。除烦热，生津止渴，补虚劳，强阴益精，暖水脏，壮筋骨，明目，滋肾水之力也。谓能强筋者，盖筋缓借酸以收之。又治痃癖，霍乱转筋，皆由滋肺以平肝也。消酒毒者，酒性热，伤肺，得此则热邪释矣。又消水肿腹胀者，能收湿也。又云养五脏，抑以五味兼能入五脏欤？须佐以各经药。

孙真人云：五六月常服五味子，益肺气，能除热生津，故夏月困乏无力用此。与参、芪、麦门冬，稍加黄柏煎服，使精神顿加，两足精力涌出。寒月与干姜同用，治肺寒咳嗽。又火盛嗽，用寒药恐相逆，须此酸敛而降之。宜少用，多则敛之骤，反致虚热，小儿尤甚，酸能吊痰引嗽也。肺火郁者禁用。肺邪甚及风寒咳嗽、痰火，宜用黄色南五味，取其甘辛能散耳。虚损劳伤，北五味最妙。北五味色黑味重。苁蓉为之使。恶葳蕤，胜乌头。

薯蓣

上品之上，君。气温，味甘，平。无毒。入手太阴，补足太阴、手足少阴。属土而有金与水。名山药。

发明曰：山药甘温能补，入肺经而补心肺，滋肾养脾，三焦之润剂也。然补肺为多，盖肺主诸气，今益气以滋肾化源，故本草主补虚羸，补中益气，强阴，益气力，强筋骨，长肌肉，充五脏，长志健忘，除腰痛、泄精、劳伤等候也。肺居上部，主皮毛，故上而头面游风，头风目眩，外而除寒热邪气、烦热。又润皮毛，肺肾恶燥，此润剂主之。若润肺养心，用天麦门冬，紫芝为使。又云消肿硬者何？盖寒热邪气乘虚而凑著不去，结为肿硬，此益养正气，邪气自除。夫生者性滑，能消肿硬；干者滋补虚弱；煮熟者补而堪啖。多食亦滞气。恶甘遂。

芎䓖

上品之下，君。气温，味辛。无毒。浮而升，阳也。少阳本经药，入手足厥阴经。芎者，穹也，主至高之位头病。

发明曰：川芎一味辛散，能助血流行，血中之气药也。上行头目，助清阳，故本草主风邪头痛，中风入脑，头面游风去来，目泪及寒痹筋挛。治风通用，内而寒气、郁气、中恶卒痛、心腹坚痛、疝气，皆能散之。又助心肺气而行气血，则邪气不留。凡夫癥结痈肿、瘿瘰等候，亦散矣。所云下行血海，养新生之血者，必兼补药，非专用此辛散之味真能补也，以其能破滞、消宿血血闭而引清血下行耳。女人胎产、调经必用之药，不可单服。多服久服，恐走散胆中元阳真气。丹溪云：久服能致暴亡。甚言走散之故也。凡心虚血少、汗多怔忡等候，俱禁用。

四物汤中用之，以行血药之滞，要滞行而新血亦得以养也。女人多气多郁，用此辛散之味正[①]。《象[②]》云：治血虚头痛之圣药。以其行血而上行头目也。如头痛甚者，佐以蔓荆子；项与脑痛，若[③]头痛，加藁本。如诸经苦头痛佐以细辛。得细辛止金疮痛，得牡蛎疗头风吐逆。

蜀产者名川芎，形圆实，色白，状如雀脑者，上品也。治血虚胎产病俱优。焦枯者不堪用。

产关中者名西芎，色微青，专疗偏头痛，产后血虚与气虚者俱不可服。

产江浙台州者曰台芎，止散风去湿。

抚州所产名抚芎，小而中虚，惟开郁散气宽胸，皆非血虚之所宜用也。用者须审之。

《象》云：妊妇胎不动数月，加当归各二钱，煎至一半服，神效，故芎归汤胎产前后妙药。白芷为使。畏黄连。

当归

中品之上，臣。气温，味甘、辛。可升可降，阳中微阴。无毒。入手少阴、足太阴、足厥阴经。

---

① 正：于义不通，疑有脱字。存疑待考。

② 象：即李东垣《药类法象》。

③ 若：前已云“项与脑痛”，后又云“若头痛”，于医理不通。据医理当作“苦头痛，加藁本。”“苦”“若”二字形近致误。

发明曰：当归随经主诸血通用。入手少阴，以心主血也；入足太阴，以脾裹血也；入足厥阴，以肝藏血也，故本草主漏下、绝子、咳逆上气，温中，补五脏，生肌肉，及一切虚劳，由其身能养血也。云止冷痢腹痛、女人沥血腰痛，除血刺痛及齿痛，以其甘能和血也。又云：诸恶疮疡、金疮、皮肤涩痒湿痹、一切风与客血内塞①、宿血恶血及瘕癖等候，以其辛能活血行血也。又温疟寒热、中风、痓汗不出、中恶、客气虚冷、呕逆等候，由其辛温以润内寒，苦以助心散寒，宜血中气药也，故补女人诸血不足、胎产备急，男子血虚及气血昏乱，服之即定，有各归气血之功，足以尽当归之用矣。

兼参、芪能补血虚；与白术、芍药、地黄同用，能滋阴补肾；酒浸与川芎同用，治血虚头痛血晕，疗胎产尤良；入芍药、木香少许，生肝血而养心血；入牛膝、薏苡仁，平行足膝，治血不荣筋；同诸药入人参、川乌、乌药、薏苡仁之类，能荣一身之表，治一身筋寒湿毒；合鳖甲、柴胡，定寒热而除温疟；合陈皮、半夏，能止呕；合远志、枣仁，能养心定悸；与大黄、桃仁、牵牛同用，皆能破血。从附桂则热，从硝黄则寒。行头目多用头，养血用身，和血、活血、行血全用，破血、下血用梢。出蜀中者良，肉厚润者佳。得酒良。恶藘茹、热面，畏菖蒲、海藻、牡蒙。

芍药

中品之上，臣。气微寒，味苦、酸，平。有小毒。气薄味厚，阴也，降也。酒浸亦能升阴中之阳。入手、足太阴经。

发明曰：芍药酸寒收敛之剂，扶阳收阴、助脾泻肝之要药

① 内塞：瘀血不通。

也，故本草主诸腹痛，急能缓之，脾气之散能收之；肺气燥、烦热、时行寒热，肠胃湿热及肠风泻血、痔瘘，得此酸寒敛而和之。此收敛停湿之剂，故主手足太阴而润燥健脾。本收降之体，又能下行血海至厥阴而抑肝调血，故又治疝瘕，除血痹、腹中虚痛。本属脾，以泻肝经之邪，而补中焦脾气也。云利水道，通顺血脉者，本非通行之性，以益阴滋湿而益津液，则血脉顺而小便自利。《心①》云：下利必用之药也，故白者补虚止痛，散血；赤者泻肝火，祛烦热，治暴赤眼，利膀胱大小肠，消瘀，通经下行。二芍性本同，但色白属西方，则补而敛涩；赤属南方，则泻而微散耳。酒浸能行经，止中部腹痛。炙甘草为佐，治腹急缩痛。夏月热腹痛，佐以黄芩，春秋减少。恶寒腹痛，加肉桂，冬月亦然，更治血虚腹痛。与白术同用，能补脾，同川芎用泻肝，同参术用补气血，同生姜用温经散湿通塞。但虚寒人及初产俱禁用，故冬月减芍药以避中寒。雷丸、乌药、没药为使。反藜芦，畏硝石、鳖甲、小蓟，恶石斛、芒硝。

牡丹皮

中品之下，臣。寒，气味苦、辛。无毒。阴中微阳。入手厥阴、足少阴经。

发明曰：牡丹皮苦寒，泻阴中之火，能养真血而去坏血；苦而无辛，能固真气而行结气。盖血之所患者，火也，惟能泻阴火，故本草治吐衄血为必用之药。所谓养真血也，去瘀血留舍于肠胃者，去坏血也，坏血去而真血自生矣。又云：中风瘈疭，痉，惊痫风噤，寒热邪气，头痛癥瘕，痈疮，五劳，骨热

① 心：即李东垣《用药心法》。

腰痛；又女子经闭，血沥腰痛，皆荣中血少而热气郁结，真气日耗也。今苦以泄火，辛以散邪，则结气行而真气亦固矣。要之，滋阴养血必用之药也。此能治无汗之骨蒸，地骨皮除有汗之骨蒸也。易老[①]治神志不足。神属心，志属肾，故天王补心丸用之补心，八味丸中用之补心肾也。采用根上皮。

羌活

上品之上，君。气微温，味苦、甘、辛。无毒。气味俱轻，阳也，升也。足太阳、厥阴经，太阳本经药也。

发明曰：羌活治风之要药。又云：治湿者，风能胜湿也，故《汤液》治太阳经头痛、肢节及周身尽痛。又云：贼风、失音不语、多痒、血癞、手足不随、口眼㖞斜、痿痹、筋骨拳挛、头旋目赤痛、时疫等候，皆风邪、风湿所致。惟辛温而气味轻浮，故能散肌表八风诸邪，而周身骨节之痛与痈肿等因于风湿者悉除矣。若血虚不能荣筋、肢节筋骨酸疼者，宜审用。或挟风湿者，血药中兼用。治风邪在表在上，此要药也。治太阳、厥阴二经头痛尤捷，若治足太阳、少阳头痛，加川芎。透关节，去黑皮并腐烂者用。

《本经》以独活即羌活，功用同，后人分之。

独活

上品之上，君。气味同羌，其浮次之。羌活气雄，故入足太阳；独活气细，故入足少阴。《本经》行经药。

发明曰：独活气细而低，性沉而升，阴中之阳，故治足少阴伏风而不治太阳，故本草主风寒、诸贼风、百节痛风无新久

① 易老：指张元素。张元素为金之易州人，易水学派创始人。著有《医学启源》《脏腑标本寒热虚实用药式》等著作。

者，两足寒湿痹不能动止及金疮肿毒，止痛，奔豚，痫痓，女子疝瘕。又云：治诸中风湿冷，奔喘逆气，手足挛痛，风毒齿痛，皆主。足少阴引经药也。治少阴肾经头痛、肾经虚风眩晕，加细辛。若治风，又燥湿，风能胜湿也。

柴胡

上品之上，君。气平，微寒，味苦。无毒。气味俱轻，升也，阳也，又云阴中之阳。少阳厥阴行经之药。

发明曰：柴胡气味轻清，少阳经药，引清气上行而顺阳道，解肌发表，此专功也。惟能上行而顺阳道，故本草主心腹肠胃结气，胸中邪逆、饮食积聚、痰热结实、大肠停积、水胀、脏间游气，皆能消而推陈以致新也。惟能解肌发表，故伤寒心下烦热、邪气、肌表寒热往来皆散矣。又少阳与厥阴合，故上行头目，止偏头痛，明目及两胁刺痛、胆痹痛、湿痹拘挛皆能除。又云：在经主气、在脏调经者，气薄能行经故耳。愚谓：阳道升而阴道降，又何气脉经血之不顺且调哉？《本经》无一字治劳，今治劳方中多用之，谓能提清气、祛邪热耳。若真脏虚损，复受火热，因虚致劳，须审用之，故用于清阳下陷则可，若下元虚，谓之下绝，决不可用。仲景治伤寒寒热往来如疟及温疟等症为宜。治劳热，青蒿煎丸中用之亦可。

黄连为佐，泻肝火，去心下痰结。连翘同用，治疮疡，散诸经血凝气聚。伤寒杂症，妇女经水适来适断，俱小柴胡主之。加四物、秦艽、丹皮之类，同为调经之剂。佐以棱、术、巴豆之类，消积血。茎长皮赤软细者，名软柴胡，能主血和肝；黑色肥短者，主发表退热。半夏为之使。恶皂角，畏女菀、藜芦。勿犯火，恐无效。

升麻

上品之上，君。气微寒，平，味甘、苦。无毒。味薄气厚，浮而升，阳中阴也。阳明本经药，亦走手阳明、足太阴经。

发明曰：升麻升散之功最大，解脾胃、肌肉间热，散手足阳明经风邪的药也。本草云：解诸毒，杀百精物、殃鬼，辟瘟疫、瘴邪气、蛊毒，入皆吐出，中恶腹痛、时气头疼、寒热风肿、诸毒、喉痛口疮等候，皆升散解毒之能也，故云：去风邪在表及至高之上。若阳气下陷于阴分，用此升之，故补中益气汤此与柴胡为佐使。若下元虚者，升之则下愈虚矣，慎之。

引葱白，散手阳明风邪及手太阴；引石膏，止足阳明齿痛；引地黄诸药同入阳明经，故治吐衄血。犀角地黄汤乃阳明圣药，如无犀角，升麻代之。二味不同，不过是能引药入阳明经云耳。若太阳经初病，遽服升麻、葛根，发出阳明经汗，必传阳明燥热之害，不可胜言矣。治小儿风痫、豌痘斑疮[1]、心躁不宁及肺痿肺痈咳吐脓血，疮家圣药也。又脾痹非梢子不除。天行时病，发斑疹、恶疮，煮汤，绵沾洗之。形轻黑坚为上，去黑皮及腐者用。

葛根

中品之上，臣。气平，味甘，无毒。气味俱薄，性轻浮，微降，阳中阴也，阳明经引药。足阳明行经的药。

发明曰：葛根甘平之味入阳明，升胃气，除胃热而生津液也。轻浮之能解肌发表，开腠理出汗，故本草主身大热、呕吐，解诸毒，疗金疮，止痛胁风痛，起阴气，由能除胃热、升胃气

---

① 豌痘斑疮：即天花。隋称“宛豆疮”，后人亦写作“豌痘疮”。宛，朱骏声《说文通训定声》：“宛……字亦作豌。”

也。主消渴，解酒毒，治脾虚而渴，以能升胃生津也。主疗伤寒中风、头痛，大热温疟及诸痹，以能解肌发表，开腠理出汗也，故解肌发表，葛根先而柴胡次之。仲景治伤寒中风属阳明要药。初病太阳症，不可便服葛根、升麻，说见前条。金疮中风痉欲死，捣生葛根汁，煮服。口噤，灌下即省。干者捣末，温酒调服。口噤不开，多服竹沥、生葛根自愈。

生葛根汁：大寒，疗天行时气，伤寒大热，消渴热毒，吐血及妊娠热病心闷，小儿热疮。

葛粉：甘寒。主压丹石，解鸩毒，水调服；亦去烦止渴，利大小便。

葛花：消酒毒。用葛花并小豆花晒干为末服，饮酒不知醉。杀野葛、巴豆、百药毒。

麻黄

中品之上，臣。气温，味苦。无毒。气味俱薄，轻而浮，升也，阳也。手太阴药，入足太阳、手少阴、阳明经，荣卫药也。

发明曰：麻黄是发表的药。本草主中风、伤寒头痛、温疟，除寒热，入太阳而发表也。止咳逆上气，通腠理，解肌，泄邪恶，发汗，手太阴肺药也。去荣中寒者，心主荣，寒伤荣，汗为心液，入手少阴经，发汗以解寒也。云消赤黑斑毒，又治身表毒风瘙痹，皮肉不仁者，除太阳阳明之表热风湿也。既发表出汗，则诸经之寒邪、邪热、风湿悉去矣。又主破癥坚积聚，五脏邪气缓急，风胁痛，字乳余疾，则不止泄卫实发表，又血荣中药也。要之，发表为专。治冬月伤寒，春初瘟疫。若夏月温热病无寒邪，或寒邪入里，或表虚、阴虚发热、伤风有汗、内伤伤食等候，虽有可汗，不可过服。若汗多，耗液亡阳，或至衄血不止。丹溪以麻黄、人参同用，攻补法也。洁古云：麻黄味苦，为在地之阴，阴当下行，何为升上而发汗？经云：味薄乃阴中之阳，故麻黄发汗升上，亦不离阴之体，故入手太阴也。《汤液》云：麻黄泄卫实，桂枝治卫虚，二者虽太阳经药，以其在太阳地分耳。其本病实荣卫药也。肺主卫，心主荣，麻黄肺之剂，桂枝心之剂，故冬月伤寒用麻黄汤，伤风而咳用桂枝，即汤液之源也。根节能止汗，若发汗去根节，煮二三沸，去浮沫，入药同煎。不然令人烦闷。厚朴为之使，恶辛夷、石韦。

前胡

中品之上。气微寒，味苦。无毒。

发明曰：前胡专散气清痰，以半夏为使，故本草主痰满，胸胁中痞，心腹结气，风头痛，去痰下气，推陈致新，治伤寒寒热，去实热时气、内外热。又云：治劳，下一切气，止嗽，破癥结，开胃下食，霍乱，反胃呕逆，气喘，安胎，小儿疳气，以能散气也。降气汤中用之，以下痰气最要也。又云明目益精，抑亦苦能降火之功欤？畏藜芦，恶皂荚。

防风

上品之下，君。气温，味甘、辛。纯阳，无毒。升也。足阳明胃、足太阴脾行经药，太阳经本经药也。

发明曰：防风气温而浮，治风通用，除上焦在表风邪为最，兼治下焦风湿，尽其用矣，故本草主大风头眩痛，恶风，风邪目盲，胁风头面去来，散头目滞气，此除上焦风邪仙药也。风行周身，骨节疼痹，烦满胁痛，四肢挛急，字乳，金疮，内痉，泻肺实，可见治风通用矣。《本经》不言治湿，《心》云：治湿仙药。盖风胜湿，湿热生风，风湿相因，故兼治下焦风湿。久服轻身，以能去风湿故耳。

东垣云：黄芪制防风，其功愈大。防风乃卒伍卑贱之职，随所引而至，乃风药中润剂。得泽泻、藁本，疗风。得当归、芍药、阳起石、禹余粮，疗妇人子脏风。误服泻人上焦元气，可见上焦有是实风邪者，方可用之。恶干姜、藜芦、白敛、芫花，杀附子毒。实而脂润，头节坚，如蚯蚓头者良。叉头者，令人发狂；叉尾者，发痼疾，俱不可用。

白芷

中品之上，臣。气温，味辛。无毒。气味俱轻，升也，阳也。阳明引经药，手阳明本经药，行足阳经①。

发明曰：白芷辛温而轻升走肌，达于头面，阳明经解利之要药，故治手阳明头痛、中风寒热。本草主寒热头风、侵目泪出，疗风邪、久渴吐呕、胁满、风痛、头眩目痒等，皆解利之功也。又长肌肉润泽，可作面脂，润颜色，去面瘢、头面皮肤燥痒，以能走肌达头面也。阳明，气血之海，故主女子崩漏赤白、血闭、阴肿，多属阳明，此能止之。又主痈肿瘰疬、痔瘘肠风，排脓止痛，手阳明大肠湿热所致，故能疗之。辛入肺，为手太阴引经，故散肺经风寒。与辛夷同用，治鼻塞、鼻渊病。足阳明经于升麻汤四味加之。当归为之使。恶旋覆花。

藁本

中品之上，臣。气温，味辛苦。无毒。气厚味薄，阳也，升也。太阳经本经药。其实名鬼卿，主风流四肢。

发明曰：藁本味辛气雄，上行巅顶，太阳经风药，治寒邪郁结于本经是也，故本草主风头痛，辟雾露风邪。太阳头脑痛，大寒犯脑连齿痛，此专治也。又妇人疝瘕，阴中寒肿痛，腹中

---

① 阳明引经药……行足阳经：《汤液本草》作“阳明经引经药，手阳明经本经药，行足阳明经。”疑“足阳”后脱一“明”字。

急及亸曳①金疮，皆辛温散邪开结之力也。又长肌肉，悦颜色，作面脂，能上升头面也。须兼白芷同用。仲景云：清邪于上焦雾露之气，神木白术汤用，加木香同治之。《药性》云：治诸恶风，鬼疰流入，腰痛冷，能化小便，通血。此既治风又治湿，故东垣治头面及遍身皮肤风湿也。恶藘茹。

细辛

上品之上，君。气温，味辛。气厚于味，阳也，升也。无毒。足少阴经药，手少阴引经药。香味俱细而缓。

发明曰：细辛入少阴，以辛温能温阴经，散寒水，去内寒，治邪在里之表药也。本草主咳逆，头痛脑动，喉痹，齆②鼻，属少阴者，率疗之。又主百节拘挛、风湿痹痛、癫痫、死肌，温中下气破痰，利水开胸，下乳结，汗不出，血不行。又主血闭，妇人血沥腰痛，皆由温阴经、去内寒、散寒水，辛温之功多矣。寒除结散，汗出血行，则五脏安而精气通，九窍利，肝胆益而目明，如本草所云也。又云：治风眼泪下，除齿痛，必是犯寒者为宜。仲景治少阴症麻黄附子细辛汤，治邪在里之表药有以也。治少阴头痛如神，去头面风痛不可缺，亦宜少用。独活为之使。若头目诸症因火热属阳经者，不可用。得归、芍、芎、芷、丹皮、藁本、甘草，疗妇人；得决明、鲤鱼胆、青羊肝，疗目痛。若单为末用，不过半钱，多则气闭不通。恶狼毒、山茱萸、黄芪，畏硝石，反藜芦。出华阴者真，深紫色，根细柔韧而香，味辛热过于独活。叶如葵叶，似马蹄，茎如麦藁，是杜若，呼为马蹄香，多误用。凡使须拣去双叶，服之害人。

---

① 亸（duǒ朵）曳：手足筋脉弛缓无力，多由风邪乘袭经脉所致。

② 齆（wèng瓮）：鼻道阻塞。《玉篇·鼻部》：“齆，鼻病也。”

秦艽

中品之上，臣。气平、微温，味苦、辛。无毒。可升可降，阴中微阳，手阳明药。

发明曰：秦艽主风湿之药，而活血荣筋、手足不随妙药。盖活血则风灭，湿去则筋荣，故本草主寒热、寒湿风痹，利水，由辛散风邪、苦降湿热也。疗风不问新久，通身挛急，肢节痛，为专治头风口噤，皆阳明风热。又五种黄病酒疸，解酒毒及肠风泻血等候，皆阳明湿热也。又治手阳明下牙口疮，本经风湿。又云：主传尸骨蒸，治疳及时气，抑以苦能解热欤？菖蒲为之使。去芦用，罗纹者佳。

牛膝

上品之上，君。气平，一云微寒。味苦、酸。无毒。

发明曰：牛膝能引诸药下行而滋阴活血，故本草主寒湿痿痹，四肢拘挛，不可屈伸，腰脊痛，月水闭，血结，堕胎，逐恶血及破癥结，排脓止痛，产后心腹痛，必恶露阻。以其行下而活血。疗伤中少气、男子阴消、老人失溺，补中续绝，填髓益精，利阴，除脑中痛。久服止白发，轻身，以能滋阴而下行活血也。阴虚血少，不能荣筋，腰腿痛酸软之疾，断不可缺。又疗伤热火烂，以性微寒而活血也。若脾虚清气下陷，泄利及腿膝湿肿者，皆不可用。又云：理膀胱气化迟难及小便秘、阴中痛欲死，取一大握，酒煮饮，立愈。亦行下活血之力欤？土牛膝根净洗，切，焙干，捣下筛，酒煎温服，治妇人血块极效。恶龟甲，畏白前，忌牛肉。凡用，去芦，酒浸。

薏苡仁

上品之上，君。气微寒，味甘。无毒。

发明曰：薏苡仁，古方用治心肺。本草专主除湿健脾，不及于肺，然益肺之功在其中矣，故本草主风湿痹，筋急拘挛，不可屈伸，筋骨邪气不仁，利肠胃，消水肿，进食，久服轻身益气，此除湿健脾之功也。脾土健则肺金滋，其化养不为湿热所伤，故肺气自益。凡痰唾、咳嗽上气、肺痿肺痈吐脓血方中多用之，良有以也。又去五溪毒肿，干湿脚气者，能清湿热也。主消渴者，益肺生津也。参苓白术散与卫生汤用之以健脾，其为肺气之助亦多矣。按：筋急拘挛有两等，《素问》注曰：大筋受热则缩短，故挛急不伸，此因热也，宜用薏苡。若因寒筋急者，不可用。盖受寒能使人筋急，受热使人筋挛，但热而不受寒，亦能使人筋缓，受湿则又引长无力。今云筋急拘挛，乃因热也。薏苡清湿热力势和缓，用之须倍于他药即效。

颗粒圆小，青色，味甘，咬之粘齿者为良。

其根能下三虫，蛇虫攻心，腹痛，取根切细，水煎浓汁，服之，虫死尽出，痛止。

知母

中品之上，臣。气寒，味苦、辛。无毒。阴中微阳，降也。足少阴本经药，入足阳明、手太阴经。

发明曰：知母苦寒，滋阴降火，肾家本药也。味带辛，又入肺经而润燥，则金清而水源益滋，自能制火，故本草主消渴热中，除邪，疗伤寒久疟，烦热，膈胁间邪气及风汗，肢体浮肿，内疸等皆疗之。又补肾水，益肺气，故肾虚火动于肺而咳嗽、心烦躁闷、骨蒸劳热往来、肾劳虚损、产后蓐劳及患人口干加用之。又安心，止惊悸，则润心肺、凉心去热悉见矣。《心》云：泻足阳明胃火热。盖阳明亦属燥金也，热邪入胃，故白虎汤中用之，治烦躁不得眠。烦者，肺也；躁者，肾也。石膏为君，佐知母以清肾之源而烦躁自止，故云治消渴者亦此也。多服令人泄。若肺中停寒而嗽及肾气虚脱无火，尺中脉弱，与脾虚生热皆忌用。行下炒黄用；行上酒炒用。忌犯铁器。

瓜蒌根

中品之上，臣。气寒，味苦。无毒。味厚气薄，阴也。俗名天花粉，《本经》外有明州天粉与此同。

发明曰：天花粉苦寒纯阴，能降火，行津液，故本草主消渴身热、烦满大热，补虚安中，除肠胃中痼热、八疸、身面黄、唇干口燥、短气、通月水、止小便利等，皆苦能入心、降火行津之力也。又排脓消肿毒，乳痈瘘疮，扑损瘀血，热狂时疾，以能降火生津，则血脉通而热毒解矣。如脾气虚寒诸症、不渴不烦热者，禁用。枸杞为之使。恶干姜、反乌头，畏牛膝、干漆。

瓜蒌实

性润，味甘。无毒。

发明曰：瓜蒌子属土有水，甘而能润，故肺受火邪，失降下之令，得甘缓润下之助，则痰气自降，治嗽之要药也。润肺生津，洗涤胸中垢腻，治消渴之细药也。仲景论少阳症口渴，小柴胡用之以易半夏，则润肺生津可知矣。又云：味苦冷，补虚劳口渴，止吐血、肠风泻血、赤白痢，并炒用。若下乳汁，取仁炒干，令香熟，末之，酒调一匕，合面卧①，少时乳即通。

贝母

中品之上，臣。气平、微寒，味辛、苦。气味俱厚，降也，阴

① 合面卧：俯卧。

也，阴中微阳。无毒。入手太阴肺经药。

发明曰：贝母辛能散郁，苦能下气，故本草主伤寒烦热，淋沥邪气，疝瘕，喉痹，乳难①，金疮，风痉，腹中结实，心下满，洗洗②恶风寒，出汗；又胸胁逆气，时疾黄疸，皆散邪开郁之功也。又主目眩项直，咳嗽上气，烦渴，消痰，润心肺，乃其下气之力也。然散郁结之功为多。云安五脏，利骨髓，岂真能补哉！抑结散而气血和平所致欤？

《诗》云：采虻③，疗郁结之疾，人多愁郁者用之良。与连翘同用，主项下瘿疾。烧灰，敷恶疮，能敛疮口。盖散结、散火则气调畅，而疮口自敛，非本性能收敛也。厚朴、白薇为使。反乌头，畏秦艽、矾石。用去心。若独颗不作两片者，名丹龙精，误服，令人筋脉不收，以黄精、小蓝汁合服之，立愈。

黄连

上品之下，君。气寒，味苦。气薄味厚。无毒。可升可降，阴也，阴中之阳。入手少阴经。

发明曰：黄连泻心火，又除脾家湿热，非有二也，盖苦以泻心实，所以泻脾，为子能令母实。脾乃心之子也。实则泻其子，泻脾即所以泻心也。本草主口疮、诸疮肿毒，皆属心火乘脾土而生湿热为热毒，黄连能解毒也；又益胆。目痛眦伤泣出及小儿疳气，妇人阴中肿痛，皆属肝火，此能泻心火，而肝胆之火自清。亦泻子之义。又消渴，烦躁恶心，郁热在中焦，呕

---

① 乳难：产难、难产之意。乳，生育。

② 洗洗：寒貌。《资治通鉴》："嘉贞为条析理分，莫不洗然。"胡三省注："洗，与'洒'同。洗然，悚然也。"

③ 采虻：意出《诗经·鄘风·载驰》："陟彼阿丘，言采其虻。"卫国被狄人占领以后，许穆夫人心急如焚，星夜兼程赶到曹邑，吊唁祖国的危亡，写下了这首《载驰》。虻即贝母，采之以疗郁结之疾，故疗郁结者常加贝母。

吐，心下痞者，清心胃之火也，故仲景治九种痞，五等泻心汤皆用之。云厚肠胃者，以肠胃为湿热所挠，为肠澼、下痢脓血、腹痛，得此苦寒泻湿热，则利止痛除，肠胃自厚矣，故脏连、香连等尤皆用之。宁神，定惊悸、健忘，以能泻心火也，故安神、定惊等丸皆用之。又主形瘦气急，以瘦人多火，气急由火升也。兼之安蛔，以味苦也。

胃火上升作呕，须姜汁炒用。姜主呕，温胃也。解诸恶秽气，以姜汁炒能和其寒也。上清头目、口疮，宜酒炒，引上行。如下元热，宜生用。与木香用，消心下痞，肠中积滞。同吴茱萸炒，治肝火兼胁与小腹边痛。若胃中停食受寒，及伤寒下蚤[1]致痞，俱不可用。除肠红因湿热者固宜，若阴虚下血，及损脾血下者，俱禁用此。惟实热盛者宜服。若久病气虚内热者服之，反助火作热。盖苦先入心而化火，多服反从火化，久而增气故也。黄芩、龙骨为之使。恶菊花、芫花、玄参，畏款花，胜乌头。解巴豆毒服之。恶诸肉，忌冷水。

黄芩

中品之上，臣。气平，寒。味苦、微甘，味薄气厚。无毒。可升可降，阴也，阴中微阳。入手太阴经。

发明曰：黄芩苦寒，乃肺家本药。盖肺苦气上逆，急食苦以泻之。中枯而飘者名宿芩，泻肺火，清上部，利胸中气，故本草主消膈上痰热、天行热疾、诸热黄疸，解肌风热，治赤目胀痛，皆肺之部也，此专治之。又除胃中湿热及消谷。盖邪热不杀谷，此能除热，则胃和而谷消矣。又主血闭、女子淋痛、

① 蚤：通“早”。《墨子·非命下》：“今也王公大人之所以蚤朝晏退”，孙诒让《墨子间诂》：“蚤，旧本作早。”

恶疮疽蚀、火疡丁[1]肿、乳痈等属肺胃之热，故兼治之。坚实而细者名子芩，泻大肠火。大肠，肺之腑也，故本草主肠澼泄利、腹痛、小腹绞痛而挟热者，此专治之。又逐水，治五淋，故伤寒泻心汤内用之，以其治诸热、利小肠也。色深坚实者，治奔豚、脐下热痛，此皆兼治之，大段泻肺热为专也。《象》云：补膀胱之寒不足，盖由清肺以滋其化源也。

同芍药、甘草用，治下利脓血，腹痛后重。又安胎圣药，胎动属热，得厚朴、黄连，止腹痛，清热降火；得五味、牡蒙、牡蛎，令人有子；得黄芪、白敛、赤小豆，疗鼠瘘。山茱萸、龙骨为使。恶葱实、丹皮、沙参、丹参、藜芦。

沙参

上品之下，君。气微寒，味苦、甘。无毒。足厥阴本经药。

发明曰：丹参补五脏之阴，然益肺养肝之功为专。本草主补中，益肺气，安五脏，久服利人。此补五脏之阴也，而益肺肝自在其中，故寒热邪气，头痛胃痹，皮肤间邪，皆肺受火邪者，借此清之。又云：浮风瘙痒，恶疮疥癣，诸肿毒，借此消散之，是即所以益肺气也。又血积惊气、心腹结热、疝坠下痛等候，宁非养肝气之功欤？云补五脏，须各经药佐使而相辅一脏也。诸疝，小腹连阴引痛剧，自汗出欲死，捣末酒调，服方寸匕，立效。色黄赤中白实者佳。恶防己，反藜芦。

玄参

中品之上，臣。气微寒，味苦、咸。无毒。足少阴肾经药也。

发明曰：玄参咸入肾而苦降火，足少阴之剂，故本草主补肾气，久服明目，补虚强阴，益精，补虚劳骨蒸，以其入阴经

[1] 丁：即疔。《素问·生气通天论》："高粱之变，足生大丁。"

也。又暴中风寒，身热肢①满，狂忽不知人，温疟洒洒，除胸中气，下水，止烦渴结热、热风头痛、热毒，由苦寒能降火也。又主寒热积聚，血瘕，下寒血，女子产乳余疾，散颈下核、痈肿，以咸能走荣而软坚也。咽中痛用之。因下乃少阴经穴道，故云足少阴药乃枢机之剂，管领上下清肃而不浊，得水之气，为玄武之象，治空中氤氲气、无根火，此为圣药。风药中多用之。恶黄芪、干姜、大枣、山茱萸，反藜芦。勿犯铜器。饵之噎人喉，丧人目。

丹参

上品之下，君。气微寒，味苦。无毒。

发明曰：丹参色赤味苦，入心而益血行气之药，以心主血脉也，故本草主益气养血，去心腹邪气，寒热痼疾结气，破积聚癥，坚腰脊，强脚痹，肠鸣幽幽如走水。又云：养神定志，通关脉骨节痛，四肢不随，散瘿赘恶疮，排脓生肌，调经，止崩带，去宿血，生新血，安胎，此皆益血气之用也。又主风邪留热烦满，丹毒赤眼，热温狂闷，谓非苦入心，寒治热欤？

旧方治寒疝，小腹引阴痛，自汗出欲死，用之为末，热酒调二钱，妙。此与沙参同一方，更详之。

苦参

中品之上，臣。气寒，味苦。沉也，纯阴。无毒。

发明曰：苦参苦寒，能除湿降火，故本草主心腹结气，癥瘕积聚，黄疸溺余，逐水利窍，止渴，除痈肿恶疮，下䘌热毒，皮风燥痒疹，赤癞眉脱，肠澼下血，中恶腹痛，其降火除湿之

① 肢：通“支”。《晏子春秋·内篇·杂上》：“犹心之有四支。”《韩诗外传》“支”作“肢”。

用见矣。又补中明目止泪，养肝胆，安五脏，定志益精，平胃进食，轻身似此，岂真补剂哉！抑亦降火除湿之效欤？时方多用治痈肿疮癞，此专功也。

诸方疗时气热病、狂言心躁垂死者，俱用苦参，或酒煮吐之，或煎服汗之，皆愈。

恶疾，遍身生疮及癞疾，风热疹痒，以此作丸，或渍酒服。方见疮门。玄参为使。反藜芦，畏贝母、菟丝子、漏芦。凡使，糯米泔浸，去浮白、腥气，晒用。

紫参

中品之上，臣。气寒，味苦、辛。无毒。

发明曰：紫参苦寒，降荣中之火，辛能散结润下，故本草主心腹积聚，寒热邪气，疗肠胃大热、唾血衄血、肠中积血、痈肿诸疮，散瘀血，心腹坚胀，妇人血闭，止渴益精，通九窍，利二便，其降火散润，概可见矣。

仲景治痢，紫参汤主之。紫参半斤，甘草二两，水五升，内①甘草，煎取半升，分三服。紫参畏辛夷。

木香

上品之上，君。气温，味辛、苦，味厚于气。无毒。阴中阳也。

发明曰：木香苦辛，调诸气之要药也，故凡胸腹中壅滞及冷气，经络中气滞痰结，皆用之，正谓调诸气也。惟寒气、滞气为宜，故本草主邪气，辟疫鬼精物、温疟蛊毒，主淋露，行药之精。又治女人血气刺心痛、九种心疼、积冷气、痃癖癥块、霍乱吐泻、心腹疠痛、痢疾、呕逆反胃等候，皆散滞调气之用

---

① 内：与“纳”为古今字。《论语·尧曰》：“出内之吝。”陆德明《经典释文》：“内，今作纳。”

也。又云：行肝气，和胃气，非有二也，盖肺主持诸气，肺气调，肝家动火自伏，凡怒，拂郁攻冲，得此辛散之，而肝气自顺，胃气亦和矣。本草又疗气劣，强志，久服不梦寤魇寐，轻身，安胎，健脾，膀胱冷痛，此岂真有补哉！抑以能散滞调气，而补益在其中，须佐以补药可也。散寒滞，得陈皮、生姜、豆蔻更佳；破气、降气，使槟榔尤速。出广州舶土，形如枯骨良。一种青木香，嚼之辛香，尤行气。江淮间有一种土青木香，不堪入药。

香附

中品之下，臣。气微寒，味甘。无毒。阳中阴也。又云气重味轻而辛散，名莎草。

发明曰：香附疏气散郁，女人之圣药也。盖女性偏滞，多气多郁，非此不能疏散。本草止言除胸中热，必是气郁而热也。又利人益气，充皮毛，长须眉，快气，逐凝血，膀胱连两胁气妨，忧愁少食，日渐瘦，心忪①少气，皮肤痒瘙瘾疹，以是知开郁益气，血中气药也。《本经》不言治崩漏，后人治崩漏方中多用之，诚非血虚崩漏所宜。亦以气郁不行，血瘀经滞，淋沥不止者，此能疏之。瘀血去而新血生，气体自和矣。此所谓利人益气而止血也。气血益则皮毛充润，尚何痒瘾之不散哉？于血药中用之更妙。用清酒浸制，今用多以童便浸五七日，换东流水内再浸五七日用之。乌药为佐使。

半夏

下品之上，佐使。气平，味辛。生，微寒，热，温。有毒。阴中阳也。入足阳明。

---

① 忪：惊惧，惊恐。李贺《恼公》诗："犀株防胆怯，银液镇心忪。"

发明曰：半夏辛燥，和健脾胃、化痰之要药也。盖湿伤脾而生痰，此能燥湿，所以化痰而益脾，以辛燥能逐寒而散结，故本草主伤寒寒热时气、呕吐咳逆、肠鸣、寒痰及形寒饮冷伤肺而咳，除胃寒，进食反胃霍乱者，辛能逐寒也。心下痞急痛，心腹胸胁痰热满结，咽喉肿痛，消痈堕胎者，能散结也。太阴痰厥头痛、头眩痰疟等属于痰者，通治之。又云：止汗、敛心汗者，岂此辛燥能敛哉？盖汗多因湿热蒸发而然，以其燥湿也。又疗痿黄，悦面目，除湿故耳。半夏总主诸痰，要各随寒热，清利药佐之。

经云：半夏治痰，泄痰之标，非泄痰之本，本者肾也。肾主五液，化为五湿，自入为唾，入肝为泣，入心为汗，入肺为涕，入脾为痰。痰者，因咳而动，脾之湿也。半夏除湿，故泄痰之标。干咳无形而痰嗽有形，无形则润，有形则燥，故为流湿润燥也。若肾虚血少，肺燥而咳及妊妇与诸渴，少阳伤寒作渴俱禁用，以性燥损血耗津液也。惟气症发渴者不忌，由动火上盛而然。若气调则动火伏而渴止，非津液虚耗作燥者比也。以除湿为足太阴；以止呕吐为足阳明；助柴胡主恶寒，是又为足少阳也；助黄芩去热，是又为足阳明也。寒热往来在半表半里，故用此有各半之意。滚汤泡七次，洗去流涎。半夏四两，入枯矾一两，共研，姜汁作饼子，楮叶包裹，阴干。作曲则力柔，作片则力峻。

柴胡、射干为之使。恶皂荚，畏雄黄、生姜、秦皮、龟甲，反乌头，忌羊血、海藻、饴糖。

桔梗

下品之上，佐使。气微温，味辛、苦。有小毒。阳中之阴也。入手太阴、足少阴经。

发明曰：桔梗，舟楫之剂，载诸药上行，乃肺经上部药，故本草云疗咽痛鼻塞，利膈气，治肺咳、肺热气奔促，乃专功也。以其开提气血，气药中宜用之，故主胸胁痛如刀刺，腹满肠鸣，惊恐悸气，小儿惊痫客忤，兼治气血凝滞，痰壅积气，寒热风痹，辟温除邪，温中消谷，疗肺痈，排脓破血，中恶，下蛊毒等症者，由能行上行表，使其气血流通也。若下虚及怒气上升，皆不可用。又云：入足少阴肾，故补气血、利五脏肠胃、补五劳、养气补虚痰之说，岂真能补哉？抑亦金为水化源，少阴穴在咽喉肺部位，而水脏与之相通欤？然利肺气之功用为专。

与甘草并行，同为舟楫之剂，如大黄苦泄峻下之药，欲引至胸中至高之分，非此不居。得牡蛎、远志，疗恚怒；得硝石、石膏，疗伤寒。畏白及、龙眼、龙胆草。

天麻

中品之下，臣。气平，味辛、苦。无毒。

发明曰：天麻主风湿之药，故本草疗风湿痹，四肢拘挛，小儿风痫惊气，头风眩晕，属风湿、风痰等皆能除。利腰膝，强筋力，通血脉关窍，诸风湿滞于关节者，皆能通利，须佐以别药方见功。久服益气轻身，助阳气，补劳伤，非真补也，无乃除风湿之效欤？《别注》云：主诸毒恶气，鬼疰①蛊毒，支满

① 鬼疰（zhù 注）：指一些具有传染性和病程迁延的疾病。隋·巢元方《诸病源候论·卷二十四·鬼注候》：“注之言住也，言其连滞停住也。人有先无他病，忽被鬼排击，当时或心腹刺痛，或闷绝倒地，如中恶之类，其得瘥之后，余气不歇，停住积久，有时发动，连滞停住，乃至受于死。死后注易旁人，故谓之鬼注。”“注”“疰”二字通。《广雅·释诂一》“疰，病也。”王念孙疏证：“郑注周官疡医云：注，读如注病之注。注与疰通。”

寒疝，热毒痈肿，或不系于风湿而兼治之者，抑其辛散苦泄之用耳。

天麻苗曰赤箭，又名鬼督邮，味辛，气温。号定风。主益气力，强阴，下支满，除阴疝，杀鬼精蛊毒，消恶气，痈肿，辟瘟疫。又云：味甘平，治冷气瘘痹，瘫缓不遂，恍惚多惊，失志，亦疗风湿之剂。

天麻用根，有自内达外之理；赤箭言苗，有自表入里之功。

防己

中品之下，臣。气平温。《汤液》云：平，寒，味辛、苦。无毒。阴也。通行十二经。

发明曰：防己苦寒以除湿，辛以散风寒，治下部湿热居多，兼治上部风热，但在上湿热可用，下焦湿属虚寒者审用之，故本草云：去膀胱留热，利大小便、水肿、风肿，腰以下至足湿热肿盛，脚气，以上等皆专治也。又主风寒温疟热气，诸痫，伤寒寒热，中风，手脚挛急，止泄，散痈肿恶结，诸蜗疥癣，通腠理，利九窍，乃辛散苦泄之用，此兼治也。又主肺气喘嗽，膈间支满。盖上能治风，下治湿，故云通行十二经。又云：汉防己味苦，主水气，故治下部湿热云云等。木防己味苦辛，主风气宣通，故治支满，除中风挛急云云等，二者分根、苗之异，治更详。

按：东垣云：防己性苦寒，纯阴。泻血中湿热，通血中滞塞，补阴泄阳之药也。如饮食劳倦，阴虚内热，元气、谷气亏者，若更以防己泻去大便，重亡其血也。又如大渴引饮，热在气分，久病津液不行，上焦虚渴，及外感风寒，邪传肺经，气大热，小便黄，赤涩，甚至不通，此上焦气病也，俱不可服。

仲景治伤寒有增减木防己汤，《深师》疗膈支满，木防己汤主之。则木防己之为用，概可知矣。防己出汉中者佳，破之作车辐，鲜黄实而香，如木通状。木防己大而青白色，虚软者好，黑者不佳。殷孽为之使。杀雄黄毒，恶细辛，畏萆薢。

缩砂蜜

中品之下，臣。气温，味辛。无毒。《药性》云：味辛、苦。入手足太阴经、阳明经、太阳经、足少阴经。

发明曰：缩砂辛温，专温中止痛行气，故本草主虚劳冷泻，赤白痢，腹中虚痛，宿食不消，下气霍乱，转筋，心腹痛冷气，温脾胃，其温中止痛行气可见矣。又疗脾胃结滞气，东垣云：化酒食。由辛温而酒食运化，脾胃之结滞自散矣。其他治奔豚鬼疰，惊痫邪气，取其辛散耳。又咳嗽上气，是肺受风寒，以辛散之。若肺有伏火，禁用。与白檀香、豆蔻为使则入肺，与人参、益智为使则入脾，与黄柏、茯苓为使则入肾、膀[1]，与赤、白石脂为使则入大、小肠。入安胎饮或以酒调服，主胎动不安。

玄胡索

中品之下。气温，味辛，一云味辛、苦。入手足太阴经。名延胡索。

发明曰：延胡索辛温，入肺脾，主破血滞之药也，兼止痛，故本草主破血、产后诸病，因于血者，血晕，暴血冲上，月经不调，腹中结块，崩中淋露，及因损下血。又除风治气，暖腰膝，破癥癖，扑损瘀血，落胎及暴腰痛，产后恶露，并儿枕痛。又云：心腹卒痛，酒服。小腹胀痛因于血者，得酒良。

---

① 与黄柏、茯苓为使则入肾、膀：《本草蒙筌》作“黄柏、茯苓为使，入膀胱、肾。”“膀”后疑脱一“胱”字。

红蓝花

中品之下，臣。气温，味辛。一云辛而甘、苦。无毒。阴中之阳也。名红花。

发明曰：红花辛温，血中之气药也，主于行血，故本草主产后血晕，口噤，腹内恶血阻绞痛，胎死腹中，破留血，并宜酒煮。亦主蛊毒下血。多用破血，以其过于辛温则血走散；少用能养血，以辛温则血调和也。仲景治六十二种风，兼腹中血气刺痛，用红花酒煎服，盖以血活则风灭，而气亦行故耳。然行血为专，若补血虚，须兼补血药用为佐使，斯和血、养血而有补血之功也。

其苗生捣，敷游肿毒。其子吞数粒，主天行痘疮不出。作胭脂，治聤耳①，立效。

蒲黄

上品之下，君。气平，味甘。无毒。

发明曰：蒲黄味甘色黄，足太阴经药，血病必用之药也。盖脾裹血，故本草主止血，消瘀血，心腹膀胱寒热，利小便，必因于血分者。治女人带崩，月候不匀，血气心腹痛，妊孕下血，堕胎，血晕，儿枕痛，血癥血痢，肠风泄血，衄、吐血，溺血及扑损血闷，排脓疮血，游风肿毒，故止血补血，须用炒，破血消肿，宜生用。然活血止血居多，而补益少，虽云久服轻身益气力，但不益极虚之人。多服未免自利，可见补益少也。

香蒲：即蒲黄苗。气平味甘，除秽恶，故主五脏心下邪气，口烂臭，坚齿，明目聪耳。其始生，取其中心入地未出水时，红白

---

① 聤耳：耳病流脓。

色，啖之甘脆，以苦酒浸之，味如笋鲜美，亦可为鲊①用。

菖蒲

上品之上，君。气温，平，味辛。无毒。

发明曰：菖蒲辛温，通神明，开心，帅气之圣药也，故本草主开心孔，通九窍，聪耳明目，出音声，主耳鸣聋，久服不忘。不迷惑，益心高志，轻身延年，苏鬼击瞻死，此通神开心之专功也。又疗风寒湿痹难屈伸，头风泪下，咳逆上气，利四肢，温肠胃，止小便，补五脏，疗疮毒恶疮、疥瘙，杀诸虫，小儿温疟积热不解，利丈夫水脏、女人血海冷败，除烦闷，止心腹痛，霍乱等候通治之。更长于治风湿，乃辛温散气之兼功也。用生石上者，名石菖蒲，嫩黄紧硬，一寸九节者良。一寸三节者、紧小如鱼鳞者坚实，中心微赤，辛香少查，更妙。叶中有脊如剑，露根者不可用。形如竹根，黑色，气秽味腥，根大松，多查，但主风湿疥瘙，不堪入药。五月、十二月采，阴干。

秦皮、秦艽为使。恶地胆、麻黄，忌饴糖、羊肉。勿犯铁。

远志

上品之上，君。气温，味苦。无毒。

发明曰：远志苦，入心而滋阴，温能兼补，手足少阴经药也。本草主益智慧，定心气、惊悸邪气，安魂魄不迷，利九窍，耳目聪明，不忘，去心下膈②气，小儿客忤，此皆主手少阴、安定心神之专功也。又主咳逆伤中，益精，强志倍力，久服轻身，悦颜壮阳，长肌肉，助筋骨，去邪梦，妇人血噤失音，此

① 鲊（zhǎ 眨）：用米粉、面粉等加盐和蒲黄拌制的切碎的菜。

② 膈：通“隔”。“膈”为“鬲”的后起形声字。“鬲”通“隔”，《汉书·武子传》：“鬲塞而不通。”颜注：“鬲与隔同。”

皆温补兼滋足少阴之功也。又兼治皮肤中热，面目黄，抑亦苦能清热欤？得茯苓、冬葵子、龙骨良。杀附子、天雄毒。凡用，须甘草煮，去心。茎名小草，主益精，补阴气，止虚损梦泄。古方治胸痹心痛，逆气膈中，饮食不下，小草丸。小草、桂心、蜀椒、干姜、细辛各三两，附子二分，炮，六味捣末，蜜丸梧子大，先食米汁，下三丸，日三次，不知稍增，以知为度。禁猪肉、冷水、生葱、菜。

黄精

上品之上，君。味甘，平。无毒。

发明曰：黄精甘而平，补性和缓，制料他药为佳，非攻疾药也。本草主补中益气，除风湿，安五脏，久服轻身延年。又云：补劳伤，助筋骨，止饥，耐寒暑，益脾胃，润心肺。单服，九蒸晒食可驻颜。天老曰：太阳之草名黄精，饵之可以长生。根、叶、花、实皆可食之。

菊花

上品之上，君。气平。又云微寒，味苦、甘。无毒。属金，有水与①，可升可降。阴中阳也。

发明曰：菊花甘寒，益血驱风，清头目之的药也，故本草主头风眩痛，目欲脱，出泪，去翳膜养血，此为专功。又治皮肤死肌、恶风湿痹、四肢游风，疗腰痛，除胸中烦热，安肠胃，利五脏，久服利血气，轻身延年。又治身上诸风，此非益血驱风之效欤？

---

① 有水与：句意不完整。底本“与”后有一空，故应有一字，句意方显完整。《本草蒙筌》曰菊花“属土与金，有水火，可升可降”，据此，“有水与”后当补一“火”字为是。

同地黄酿酒能黑发，作枕治头风，明目。叶亦明目。根、苗、花、叶可共剂成方。正月上寅日采根，三月上寅采苗，五月上寅采叶，九月上寅采花，十一月上寅采实。又云：十二月上采根、茎，各阴干百日，腊月成日制之，捣末，丸，酒服。凡七丸，日三服，轻身益寿。用甘菊，家种味甘香，叶深绿，茎紫，花黄小，候时开者良。野菊花小，茎青，味苦。又种青茎大，叶细，作蒿艾气，花大，俱不堪用。南阳白菊叶大似艾，茎叶皆青，根细，花白蕊黄，味辛，主男妇久患头风眩闷。收根、苗、花。治法头眩门。

菟丝子

上品之上，君。气平，又云温。味甘，平。无毒。

发明曰：菟丝子补肾经虚寒之药。本草主续绝伤，补不足，益气力，肥健，强阴，坚筋骨，茎中寒，精自出，溺有余沥，口苦燥渴，寒血为积。久服明目轻身延年。又治男妇虚冷劳伤，去腰疼膝冷、消渴热中，治泄精尿血，润心肺。大略补肾虚寒之功多矣。须佐以别药。汁，去面皯。

《雷公》云：菟丝禀中和凝正阳气受结，偏补人卫气，助筋脉，得酒良。酒浸干，为末，日服之妙。如固阳，酒浸十日，干用。杜仲一半，蜜炙，捣末，山药糊丸，空心酒服妙。同牛膝酒浸，治腰膝积冷，顽麻无力。薯蓣为之使。凡用，热水淘二三次，去沙净，酒浸，蒸干捣烂，焙干，乘热捣成粉，入药为丸，不宜煎剂。色黄而细为赤纲，赤浅而大为菟藟①，功用并同。味酸、涩并粘，是天碧草子。

---

① 藟（lěi）：葛类，蔓草名。《说文·艸部》：“藟，艸也。”

车前子

上品之上，君。气寒，味甘、咸。无毒。

发明曰：车前咸寒兼甘，通利中有补，所谓能利小便而不走气，与茯苓同，故本草主癃闭，止痛，通小便，除湿痹，女人淋沥，治产难，皆通利水道之力也。若养肺强阴，益精有子，养肝明目，治肝中风热冲目，赤痛瘴翳，脑痛泪出，心胸烦热，泄精尿血，补五脏。虽咸寒泻火，而滋阴除湿之功多矣。以甘草梢佐之，除茎中浊痛；配菟丝、枸杞子之类，能滋肾益阴壮阳，非止利水而已。

石斛

上品之上，君。气平，味甘。无毒。

发明曰：石斛甘能养脾胃，清虚热，平补下焦肾脏元气居多，故本草主伤中下气，补五脏虚劳羸瘦，强阴益精，补内绝，除脚膝疼痹，腰腿弱，健阳，骨中久冷，暖水脏，益智定志，除惊，补肾之功多矣。又平胃气，长肌肉。久服厚肠胃，是甘能补脾也。又逐皮肤邪热痱气，益气除热，胃中虚热有功，是甘平能清虚热也。生溪水傍①石上者名石斛，折②之如肉而实为真。生栎木上曰木斛，折之如麦秆，中虚，不堪用。凡使，酒浸一宿，漉出暴干，酥炙炒，锁涎，涩丈夫元气。如此修事，服满一镒，永无骨痛。

陆英为之使。恶凝水石、巴豆，畏僵蚕、雷丸。

干姜

中品之上，臣。气温，大热，味辛。味薄气厚，半浮半沉，阳中

---

① 傍：通“旁”，《孔雀东南飞》：“合葬华山傍。”

② 折：《证类本草》引《本草衍义》作“析”，亦通。

阴也。

发明曰：干姜与生姜同治而辛热过之，发散寒邪，大温中气，故本草主出汗，逐风湿痹、皮肤间结气、风邪诸毒，通四肢，开关节，以能散标寒也。主肠澼下利，腹冷痛，中恶霍乱胀满，咳逆上气，腰肾冷痛，冷气冷痢。病人虚冷宜加用，以能温里寒也。经云：寒淫所胜，治以辛温。但生干姜窜而不收，治表，散风寒，利肺气寒嗽，仗五味子相助；炮用则苦，止而不移，温中，调痼冷沉寒里症。

肾中无阳，脉欲绝，黑附子为引。若疗血虚寒热，用入补阴药中，引血上行。入于气分，能生血，故产后血去多，发热骤盛，宜炒黑用。又止唾血、泄血、痢血。煨，研，塞水泻、溏泄。阴阳易症用，取汗立瘥。一云泻脾，非泻正气，脾中寒湿须此辛热燥之，除去寒湿故云泻耳。久服令人眼暗，抑过于辛散，致耗目中神水欤？

姜屑：比干姜不热，比生姜不润，和酒服能治偏风。

姜皮：作散，堪消浮肿，故五皮散用之。汉州干姜，以水淹姜三日，去皮，置流水中六日，刮去皮，暴之令干，酿瓮中三日乃成。温州干姜色白，亦好。

秦艽为之使。杀半夏、莨菪毒，恶黄芩、黄连、天鼠粪。

生姜

中品之上，臣。气温，味辛。无毒。气味俱轻，阳也。去皮即热，留皮稍寒。

发明曰：生姜味辛，入肺胃，散寒邪，益脾胃，止呕圣药，故本草主伤寒头痛，鼻塞，咳逆上气，呕吐，去臭气，通神明。又主痰，水气满，下气。与干姜同治嗽，疗时疾，由辛能入肺以散其邪也。入肺间，胃口即开，故止呕吐，去秽恶，能入胃以益其气也。

同大枣用，益脾气，和荣卫；同芍药用，温经散寒；生和半夏，主心下急痛；捣汁和蜜服，治热不能食；和杏仁作煎，下一切结气，心胸壅膈气冷。

春初食之，辟疠，助生发；秋后食，泄气损寿元；夜气收敛，尤忌食；大冬食之避寒，宜少食。

高良姜

中品之下，臣。气大温，味辛。纯阳。无毒。

发明曰：良姜气热，温脾胃、散邪要药。本草主暴冷，胃中冷逆冲心，霍乱腹痛，反胃吐呕，转筋，泻痢，消宿食，解酒毒，腹内久冷气痛，去风冷痹弱，此皆寒邪停滞之候也。肺胃中有热者忌之。出高良郡，故名之。

巴戟天

上品之上，君。气微温，味辛、甘。无毒。

发明曰：巴戟天甘温，补肾家虚寒为最，辛兼润肺而散风邪，故本草云益精，利男子阴痿，小腹及阴中引痛，治遗精，其补肾虚可知矣。云安五脏、补劳补中、增志益气、强筋骨者，盖肾主五脏津液，主骨藏志故耳。云主大风邪气，头面游风，风血癞，抑辛润肺以平肝而散其邪欤？若肾有伏火，致阴痿泄精等，不宜服。只是补肾家虚冷、相火不足者为专。覆盆子为之使。恶雷丸、丹参。出巴郡，根如连珠，肉厚者佳。

肉苁蓉

上品之下，君。气温，味甘、咸、酸。无毒。

发明曰：肉苁蓉属土，有水与火，入肾而峻补精血，益水中之火，故本草主劳伤补中，养血脏，强阴，益精多子，除茎中寒热痛，膀胱邪气，腰痛寒痢，益髓悦颜，壮阳，日御过倍，补精败及妇人癥瘕，赤白带下，绝阴不产，血崩阴痛。若相火衰，阳事不举，此不可缺。骤用反致动大便滑。用清酒浸去浮甲，劈破中心，去白膜一重如竹丝样。此隔人心气不散，令人上气闭。刷去，蒸半日，用酥炙最妙。

锁阳

气温，味咸、甘。《本经》不载，丹溪续补。

发明曰：主补阴血虚羸，兴阳道，固精，强阴益髓，润大便燥结。宜酥炙。老人津枯者最宜。若大便常溏泄者，勿用。

补骨脂

中品之下，臣。气大温，味辛。又云苦、辛。无毒。一名破故纸。

发明曰：此补肾家虚冷药，故本草主劳伤风虚冷，骨髓伤败，肾冷精流，腰膝冷，囊湿，诸冷痹顽，缩小便，腹冷，兴阳。治冷劳，明目及妇人血气，堕胎，补肾家虚冷可知矣。气大燥，用酒浸一宿，漉出，却用东流水浸三日夜，蒸小半日，干用。恶甘草，忌羊血、芸薹。

白蒺藜

上品之下，君。气微寒，味苦、辛。无毒。此药性宣通，久服不冷而无壅热，则其温也。

发明曰：此味辛温，散结下气，苦能降火滋阴，故本草主恶血，破癥积，喉痹，乳难，身体风痒，头疼，咳伤肺及肺痿，止烦下气，小儿头痈肿，阴癀，其散结下气可知矣。又治奔豚肾气，益精，小便多，遗溺，尿血，泄精，阴汗，痔漏，女人带下，发乳催生，久服长肌轻身，明目不老，其降火滋阴又可知矣。乌头为使。白者良。补肾药用白，并治白癜风，用酒炒去刺。黑者成颗粒，宜合散，生取研成。古方中蒺藜子用有刺者，不论黑白，取坚实者舂去刺用，惟风家多用刺蒺藜。

续断

上品之下，君。气微温，味苦、辛。无毒。状如鸡脚者为上，节节断，皮黄皱者方真。

发明曰：此活血养血兼滋阴益气之药。本草主伤寒，补不足，金疮痈伤，折跌，续筋骨，止痛生肌，踠伤，恶血，腰痛，关节缓急。又云：助气，调血脉，补劳伤，破癥结，瘀血痈肿，肠风痔漏，缩小便，止泄精、尿血，妇人乳难，崩漏胎漏，子宫冷，产前后一切症。又去诸湿毒，宣通经脉，大略俱与《本经》合，其活血养血、滋阴益气概见矣。要之，续补伤损血脉筋骨之用为专。地黄为之使。恶雷丸，酒浸，干用。

草龙胆

上品之上，君。气大寒，味苦、涩。气味俱厚。阴也，无毒。

发明曰：此退肝经邪，兼除下焦湿，然益肝胆为专，故主惊痫邪气，小儿客忤、疳气，续绝伤，皆肝经之风药。又主骨间寒热，胃中伏热，热泄下痢，去肠中小虫，下焦湿及翳膜之湿。古方治疸病黄尰[①]，寒湿脚气，痈肿湿热，热病狂语，止烦及疮疥良，由苦寒除热，风以胜湿也。《本经》并不言治眼，今云明目，治目赤肿睛胀，瘀肉高起痛甚。酒浸，佐柴胡，治眼必用之药。以目属肝，能退肝经热邪耳。

纯阴，须酒浸上行及外行，其用与防己同。一云：空腹勿

---

① 尰（zhǒng 肿）：脚肿病。《汉书·贾谊传》："天下之势，方病大尰，一胫之大几如要，一指之大几如股。"

服，令人溺遗。亦苦寒下泄之过。贯众为之使。恶防葵、地黄。

茺蔚子

上品之上，君。气微温、微寒，味辛、甘。无毒。一名益母草，又名益明，其别名更多。紫花者入药。

发明曰：茺蔚子有活血行气、补阴之功，调胎产要药也，故云：益母主安胎，去死胎，行瘀血，生新血。妇人胎产所恃者，血气也。胎前无滞，产后无亏，行中可补也。本草止云益精明目、除水气，不及胎产，至诸注始言之，亦以活血行气补阴故耳。今时俱用茎、叶、花治胎产诸症而不及余症，未详《本经》意也。

陈藏器云：捣苗，绞汁服，主浮肿，下水气，兼恶肿毒。其子作煎及捣汁服，下死胎。草苗子入面药，令人光泽。又疮瘾疹痒，作浴汤。捣苗敷乳痈、恶肿痛效。其治产难单方，并见妇人门。五月五、七月七采向东阴处者，用左手中指挟住梗，一拔即起妙，用作益母丸。妊娠五六月服，主生男易产，最验。忌犯铁器，宜避日光采得，阴干用。

决明子

上品之下，君。气平，微寒，味咸、苦、甘。无毒。芪实为使。恶火麻子。

发明曰：此除肝热、和肝气、明目之要药，故本草主盲目淫肤，赤白膜眼，赤痛目泪，久服益睛光，其和肝明目可知矣。疗唇青色，以属肝也，助肝气。又治鼻衄，水调末贴脑心。筑枕卧，除头风。调水敷肿毒。叶主明目，利五脏。

泽泻

上品之上，君。气寒，味甘、咸。无毒。阴也，降也，阴中微阳。入足太阳、足少阴。猪苓佐之，治水肿泻利。

发明曰：泽泻咸入肾、膀胱，利水道，通淋，除湿之捷药也，故本草主风寒湿痹，乳难，养五脏，益气力，补虚损五劳，除五脏痞满，起阴气，止泄精，消渴，淋沥，逐膀胱、三焦停水。又主劳伤头旋、耳虚鸣、筋骨挛缩等，必下焦有停水湿热为患者。今逐去邪水，则真水得养而湿热痞满等亦除，脾气亦健，五脏得养矣。久服耳目聪明，延年轻身，岂此渗泄之剂真能补哉？不过引补药入肾经，为之佐使耳，故肾气丸中用之。扁鹊云：多服病眼。盖目中神水属肾、膀①，过于分利则真水耗而虚火上升。凡服之未有小便不多者，肾气焉得复实。下虚人与淋渴、水肿、肾虚所致者皆忌。若下焦湿热致精泄者，用之当。

仲景治心下支饮苦冒，泽泻佐以术服之。《素问》曰：身热解惰，汗出如浴，恶风少气，名酒风，治以泽泻、术十分、鹿衔五分，合末服之。

通草

中品之上，臣。气平，味甘、辛。无毒。一云味淡薄，阳也，阳中阴也。

发明曰：通草甘淡，泻小肠火郁不散，利膀胱水闭不行，故本草利九窍、血脉关节，除脾胃寒热，脾疸嗜卧，心烦哕，去恶虫，出声音，耳聋，消痈肿诸结，积聚血块，金疮恶疮，鼠瘘，踒折，齆鼻，息肉，鼻塞，下水催生，堕胎，行经下乳，此皆由辛散火郁，甘淡能通利也。然除热结、利关窍为专。以其利小便通淋，导小肠热，故以上诸症兼疗之。盖心经移热于

① 膀：此后疑脱一“胱”字。

小肠，此能导之，心热清而脾胃热亦除，诸结热痈肿散而血脉通关节利矣。导赤散用之，良有以也。

木通：今云即通草，俗名葡萄藤，茎长大。行水利肠，并同见效，治他症不及通草远矣。通草皮厚软柔，孔节相贯，吹口气即通，藤茎不甚长，二者自有分别也。

通脱木：轻虚洁白，心中有瓤，脱木得之。女工用剪花。利水，使阴窍和通，退肿，令癃闭舒泰。

通草子：平寒无毒。长三四寸，核黑穰①白，食之甘美矣，一名燕覆子。厚肠胃进食，下三焦，除恶气，通十二经脉，胃口热闭。

肉豆蔻

中品下，臣。气温，味辛。无毒。入手阳经。

发明曰：肉豆蔻属金与土，气味辛热，能温肠胃，逐寒气，故本草主鬼气，温中，治积冷，心腹胀痛，霍乱中恶，冷疰，呕沫，消食，止冷热虚泄痢、小儿乳、霍乱吐逆，由其辛热温肠胃故也。又主心腹虫痛，解酒毒，调中下气，开胃。吐泻者，佐以生姜。肠胃中有热者弗用。

皮外络：下气，解酒毒，治霍乱，味珍力更殊。形圆小，皮紫紧薄，肉辛辣。凡用，须以糯米粉和饼裹之，或用面，糖灰②中煨黄，取子用，勿犯铁器。

白豆蔻

中品下，臣。气大温，味辛。无毒。味薄气厚，阳也。

---

① 穰：通“瓤”。瓜果等里面柔软的部分。《阅微草堂笔记》卷二十三：“肌肉虚松，似莲房之穰。”

② 糖灰：糖灰：当作“煻灰”，即带火的灰。“糖”“煻”二字形近而误。下句“糖火”之“糖”同此。

发明曰：白豆蔻辛入肺经，有清高之气，散肺中冷滞，益上焦元气，故本草主积冷气上逆，吐逆反胃，消谷下气，皆辛温逐寒之力也。入肺经，去白睛翳膜，乃肺气虚寒故耳。若红膜，不宜用。大抵胃冷宜服，胃火上炎而呕逆不可用，肺热禁用之。去外壳，捣用。

红豆蔻

中品下，臣。气大温，味辛。无毒。

发明曰：红豆蔻与肉豆蔻同用，而辛温过之。本草主肠虚水泻，心腹搅痛，霍乱吐泻，属肠胃虚寒者此能温之。去冷气腹痛，消瘴雾气毒，吐酸水，酒毒，宿食，辛散以解之也。多服令人舌粗，不思饮食，其性热可知。《液①》云：是高良姜之子。解酒毒尤善。

草豆蔻

本草原载果部内，上品，今移草部。气热，味大辛。无毒。浮也，阳也。入足太阴经、阳明经。

发明曰：草豆蔻辛热，经行脾胃而调散冷气，其力甚速，故本草主温中，心腹痛，呕吐霍乱，去口气。治风寒客邪在胃口，心与胃痛，一切冷气积滞，并治之。若除口臭，下气胀满，消酒进食，皆辛温调散之功也。尚何中气不调、脾胃之不健哉？

虚弱人不能饮食，宜与木瓜、乌梅、砂仁、益智、曲蘖、甘草、生姜兼用之。凡诸症属胃火、肺热者，宜裁之。面裹糖火②中慢煨熟用。壳方黄，似龙眼微锐，外棱如栀子棱方真。市家以草仁假代之，宜辨。

---

① 液：指《汤液经法》。

② 糖火：当作“煻火”。即热灰火。

草果

气温，味辛。无毒。升也，阳也。《本经》不载，方书补之。此与草豆蔻形味不同，面裹煨熟用也。

发明曰：草果辛热，专导滞逐邪，故消宿食，除胀满，去邪气，却冷痛。同砂仁温中，佐常山截疫疟，辟山岚瘴气，止霍乱恶心。然辛烈过甚，大耗元阳，老弱虚羸，切宜戒用。

京三棱

中品下。气平，味苦。无毒。阴中之阳。

发明曰：三棱色白，属气分，专破血分之气药也，故本草主消老癖，癥瘕结块，气胀，妇人血脉不调，心腹刺痛，通月经，落胎，消恶血，扑损瘀血，并产后腹痛，血晕，宿血不下。然破积气，损真气，虚者勿用。治小儿痫热无辜、痃癖等并用。面包火煨，加醋炒用。状若鲫鱼，黄白体重者佳。黑三棱轻松去皮才白。草三棱如鸡爪，治疗同。

蓬莪

气温，味苦，辛。无毒。名蓬术。

发明曰：蓬术黑色，属血分，以其辛温，破气中之血药也，故本草主心腹痛，中恶，疰忤鬼气，霍乱冷气，吐酸水。治一切气，开胃消食，奔豚，痃癖，积聚，通月信，血气，心痛，消瘀血，止扑损痛，下血。今治积聚诸气为要药，女科中多用之。

入气药仍发诸香，虽为泄剂，亦能益气。孙用和治气短不接续，大小七香丸、集香丸散、汤药多用此。必气不续者用之则可，若肺虚短气不可用。

凡求速效，摩①酒单尝，酒研服尤可。如三棱炮制入剂，功用颇同。

怀香子

中品下，臣。气平，味辛。无毒。入手、足少阴经、太阳经药。一名茴香。

发明曰：茴香辛能散邪。本草止云主诸瘘、霍乱及蛇伤，并不及肾、膀②症候，然本膀胱药也。盖壬与丙交，又能润丙燥而理小肠。又云手足少阴二经药者，盖丙壬属心肾之腑，故本注亦主肾劳㿗疝，止膀胱、肾间冷气及肿痛阴③，小肠吊气挛痛，甚牵小腹，故云命门不足要药。并脚气病，又开胃止呕，下食调中，亦以辛香能逐散邪气耳。

戴氏治肾虚腰痛，不能转侧，疲弱者，茴香末夹猪肾，煨熟食之。治卒肾气冲胁，如刀刺痛，喘息不得，生捣茎叶汁一合，投热酒服之。古方亦用苗叶汁服，治恶疮痈肿，或连阴髀疼、急挛牵入小腹危急者，仍以查贴上，神效。

小茴香：亦治疝散痛。

莳萝：气味更辛温，能散气，主小儿气肠，霍乱吐逆腹冷。又除胁胀，消食开胃，逐寒，补水脏。今用和五味，不闻入药。

茵陈蒿

上品之下，君。气平，味苦。《药性》云：苦，辛，微寒。无毒。

---

① 摩：通“磨”，《易·系辞上》：“刚柔相摩。”陆德明释文：“摩，本又作磨。”下同。

② 膀：本书言“本膀胱药也”，又《证类本草》作：“亦主膀胱、肾间冷气。”故疑脱一“胱”字。

③ 肿痛阴：文义不通，存疑。《证类本草》引《日华子》云：“治干湿脚气并肾劳㿗疝气，开胃下食，治膀胱痛，阴疼。”可参。

阴中微阳，入足太阳经。

发明曰：此虽主风湿寒热，然除湿清热之用多。本草治黄疸身黄，小便秘，去伏瘕，行肢节滞气，是除湿也。又治邪气热结，除头热，疗伤寒热甚发黄、时疾狂热，是清热也。清湿热也。湿热清则风灭，而寒邪亦逐。惟入足太阳经，专利水道，治黄，入剂仗之为君。佐药分阳热阴寒。阳黄有湿有燥，湿黄加栀子、大黄，燥黄加栀子、柏皮，此仲景法也。阴黄寒多，用茵陈、附子，此韩祗和、李思训方也。要之，治寒少而属湿热为多也。似蒿，叶紧细，茎干，经冬不死，至春因旧生新，故名茵陈。

卷之三

草 部 下

萆薢

中品之上，臣。气平，味苦、甘、淡。无毒。

发明曰：萆薢长于去湿，故本草主风寒湿周痹，恶疮，腰背冷痛，强骨节，伤中，关节老血，冷风瘘痹，脚腰不遂，手足惊掣，凡此皆风湿所致。又治阴痿失溺，腰痛久冷，是肾间有膀胱宿水。又云补水脏，良有以也。盖水脏衰，肝挟相火而凌土，湿土主肌肉，湿郁肌腠而为疮疡，则荣卫不和，筋骨关节皆不利。经云湿气害人皮肉筋脉是也。此以渗去脾湿，则荣卫从，筋脉柔，肌肉长，拘挛痛，疮漏等皆愈矣。初服未效，以火盛而湿未郁耳。盖萆薢长于去湿，劣于去热，故云不疗热气。若病久火衰而气耗，则湿郁，用之去湿故效也，又主老人五缓痛，非去湿养脾之意欤？一种茎有刺，根白实；一种根软而虚，软者为胜。与菝葜相类，俗呼白菝葜，即萆薢。薏苡仁为使。畏葵根、大黄、柴胡、牡蛎，忌牛肉。

或云近道产者，俗呼为冷饭团，考本注并无冷饭团之名。

冷饭团，今俗名土茯苓。治生时疮，服轻粉药毒发，则肢体拘挛，变为肿块痈漏，锉三两，加皂荚刺、牵牛各一钱，水六碗，煎一半，不数剂差①。又一方用冷饭团四两，生姜一两，煎，治肿块溃烂，数剂效。

---

① 差：病愈。后作“瘥”。《方言》：“差，愈也。南楚病愈者谓之差。”

菝葜

别种味甘，平。无毒。俗呼金刚根。

本草主腰背寒痛，风痹，益血气，止小便。注云：根浸赤汁，煮米粉食，可辟瘟瘴时疾。捣末，酿酒饮，去风毒脚弱、痹满上气殊佳。其叶以盐捣，傅①风肿恶疮。

瞿麦

中品之上，臣。味苦、辛。无毒。阳中微阴也。

发明曰：瞿麦专主通利，故本草主关格，诸癃结，小便不通，逐膀胱邪逆，养肾气，下闭血，破胎出刺，决痈肿，明目去翳，止霍乱，皆其苦寒降火，兼辛能散气，专为通利之用也。《衍义》云：八正散用瞿麦为要药。若心经有热，小肠虚者，服之则心热未退，小肠别作病矣。夫其意以为心与小肠为传送，故用之入小肠。按经瞿麦不治心热，若心无大热，当止治心，若治之不尽，须求其属以衰之。用八正散者，其意如此。叶治小儿蛔虫、痔疾，煎服。丹石药发眼目肿痛及肿毒，捣傅浸淫疮、妇人阴疮。逐膀胱邪用穗。凡用蕊、壳，即不用茎、叶。若一时使，即空心，令人小便不禁。蘘草、牡丹皮为使。恶螵蛸。

石韦

中品之上，臣。气平，味甘，寒。无毒。

发明曰：此味甘苦寒，大约清热利水，故本草主劳热邪气，五癃淋闭不通，膀胱热满。利小水、止烦下气为专功。又云：恶风补劳，安五脏，益精气，得非若寒利水清热之效欤？杏仁为之使。得菖蒲良。生华阴山谷石上，不闻水声者良。叶似柳，皆有黄

---

① 傅：通“敷”。《书·禹贡》“禹傅土。”江声《尚书集注音疏》：“傅，正义本作敷。”

毛，不拭去射人肺，作咳难治。须去净，拌羊脂炒焦黄入药。

又有生古瓦屋上者，名瓦韦，用治淋亦佳。

连翘

下品之下，佐使。气平、微寒，味苦。无毒。气味俱轻而浮，阴中阳也。无毒。手、足少阳、阳明经药，入手少阴经。

发明曰：连翘凉而轻散，散心经客热，降脾胃湿热，消诸经痈肿，故本草主寒热鼠瘘，瘰疬，痈肿，恶疮，瘿瘤结热，蛊毒，为疮科圣药。以手足少阳之火乘于阳明、少阳之部分也。诸痛疮疡，皆属心火。以入手少阴经，泻心家客热，降脾胃湿热故也。又去胃虫、寸白，通淋利水，乃降湿热之功。消痈肿瘰疬，由轻散之力除心家客热也。小儿尤宜。又云：通小肠，通月经。

治诸血症，以防风为上使，连翘为中使，地榆为下使。与鼠黏子同治疮疡，解痘毒有神功。去梗，旋另研，入剂方效，余剩密藏，气味不泄。

威灵仙

下品下，佐使。气温，味苦。无毒。可升可降，阴中阳也。《液①》云：味甘苦，纯阳。

发明曰：威灵仙专疏风湿冷气而不滞，宣通五脏，通十二经脉，治痛风之要药也，故本草主诸风，去腹内冷滞，心膈痰水，久积癥癖气块，膀胱宿脓恶水。久服无瘟疫疟。《心》云：去大肠风，能宣通五脏，大略见矣。又治腰膝冷痛，足疾不能履及折伤大风，指爪皮肤风痒，手足麻痹，中风不语，手足不随，口眼㖞斜，骨节风，肾脏气壅，主上下痛风。丹溪云：风

---

① 液：指《汤液本草》。

在上者尤效。此皆风湿冷气之滞于经络者，其通十二经络概可见矣。多服疏人真气，虚者禁用，以其专能宣通故耳。腰膝痛、脚肿及脏风壅积、腰膝沉重，蜜丸，温酒下。微利恶物如浓胶，即是风毒积滞，未利，再服百丸，下后，吃粥药补之。忌茗及面汤。铁脚者佳，不闻水声产者良。

天南星

下品下，佐使。气温，味苦、辛。有小毒。可升可降，阴中阳也。

发明曰：南星苦辛行肺经，能消风降痰，下气破结，故本草主疗中风，除风涎，乃其专功。盖辛能散风邪，苦以坠痰下气也。又疗麻痹，破坚积痈肿，利胸膈，散瘀血，堕胎。又治扑损、破伤风、身强如尸及蛇虫咬、傅疥癣等候，由其辛烈，能消风下气破结而然也。南星治瘤，单方见瘿瘤门。胆星消风痰尤妙。腊月以牛胆汁制其燥，其除痰与半夏同，用生姜汤泡七次方妙。

南星形圆小柔腻肌细，炮之易裂为佳。若粗大者是鬼芋、虎掌、蒟蒻之类，宜辨之。南星畏附子、干姜、生姜。

大黄

下品上，佐使。气大寒，味苦。无毒。味厚，阴也，降也。入手足阳明经，酒浸入太阳经，酒洗入阳明，余经不用酒。

发明曰：大黄沉寒走下，泻诸实热、结滞不通，尽其用矣，故本草主肠间结热，心腹胀满，积聚癥瘕，留饮宿食，痰实便闭瘀血，女子血闭，小腹痛，诸老血留结。又泄壅滞水气、调血脉、利关节等，皆火热淫结滞于肠胃而然。用此苦寒荡涤之，正《本经》所谓推陈致新，通利水谷，调中化食，则胃气平而脏腑安和，故云戡霍乱而定太平者也。仲景治心气虚吐血、衄血，泻心汤用之。夫心气既虚，不用补而用泻，何也？此因少阴经阴气不足，而本脏之阳气亢甚，热邪乘客致阴血不宁，妄行吐衄。今以苦泻其热，使之和平，即以苦补其心，则血归经而自安矣。一举两得，有是症者用之辄效，在量其人之虚实可也。生用速通肠胃壅塞结热；熟用性缓润肠；酒浸引之上至巅顶，入太阳经，以舟楫载之可浮胸中。若用于下，不用酒浸洗。得芍药、黄芩、牡蛎、细辛、茯苓，疗惊恚怒、心下悸气。得硝石、紫石英、桃仁，治女子血闭。

锦纹坚实，出蜀川者佳。轻松黑朽者不堪用。

按：大黄极寒，硫磺极热，气味悬绝，何得并称将军？盖硫磺至阳之精，能破邪归正，扶出阳精。大黄至阴之精，能推陈致新，戡定祸乱，故均得称将军之号也。然极寒极热之药，用之者戒之、慎之。

何首乌

下品下，佐使，气微温，生味甘，干带苦涩。无毒。色赤者雄，色白者雌，二者合用有验。

发明曰：何首乌除风湿、益血气之药，故本草主瘰疬，消痈肿，疗头面风疮、五痔肠风，止心痛，其除风湿热见矣。又主黑髭鬓①，悦颜色及妇人产后与带下诸疾，酒调服。久服长筋骨，益精髓，延年，其益血气又可知矣。茯苓为之使。忌猪血、无鳞鱼、萝葍。用竹刀切，米泔浸一宿，木柏捣，忌犯铁器。本草无名，一名交藤，一名夜合，一名地精。因河南顺州人何嗣醉卧野中，见其藤苗夜交合，异之，因采食之，遂生子延秀，生孙首乌，皆度百岁，因名何首乌。按《何首乌传》中述其功效甚大，惟形质大者愈大愈良，久服成地仙，大略言其大益人也。极大者难得，本草列

---

① 髭鬓（zīgōng 滋功）：髭，嘴边上的胡须；鬓，头发松乱，也指乱发。

下品，何哉？

百部

中品下，臣。气微温，又云微寒，味甘、苦。无毒，一云有小毒。

发明曰：百部主肺热、止久嗽为专功，故本草主咳逆上气。又治传尸骨蒸、痨嗽、肺家热、咳逆，主润肺，此专治也。又兼治疳蛔、寸白、蛲虫，杀蝇蠓，烧烟熏一切树木蛀虫。煎汤，洗牛马身，虱不生。竹刀劈开，去心，酒浸。

百合

中品上，臣。味甘，平。无毒。

发明曰：百合甘平，泻火解利，平补之剂，故本草除邪气腹胀，心痛浮肿，胪胀痞满，寒热心疼，利大小便，补中益气，乳难喉痹。《本经》无花红白之分，注云：白花者宜入药。白百合安心定胆，益志养五脏，治颠邪鬼魅、啼泣狂叫、惊悸，杀蛊毒及乳痈发背，诸疮肿，产后血狂晕，治脚气热、咳逆、心下急满。又云：红百合凉，专治外科疮肿、惊邪等，不理他症。

仲景伤寒坏症后百合病须此。孙真人治百合阴毒，煮百合浓汁，服一升，良。取花白者，八月采根。暴干，蒸食之。甚益气。作面，可代粮过荒。

紫菀

中品上，臣。气温，味苦、辛。无毒。

发明曰：紫菀清肺、润肺之要药，故本草主咳逆上气，咳唾脓血，肺痿，止喘，治痨嗽为专，疗胸中寒热结气，去蛊毒，止心悸，小儿惊痫，大人痿蹶，去百邪、劳气虚热，乃由辛散气而苦泄火清肺之用也。又补五劳体虚，安五脏，调中止渴，润肌添髓，乃温补润肺之功也。单方治久嗽，见咳嗽门。款冬花为使。恶天雄、瞿麦、雷丸、远志，畏茵陈。凡用，去须。中白练色者，名羊须草①。去土，东流水洗净，蜜炙，火焙用。

款冬花

中品下，臣。气温，味辛、甘。纯阳。无毒。

发明曰：款冬花温肺，止嗽之用为专，故本草主咳逆上气，善喘，喉痹，诸惊痫，寒热邪气，消渴，喘息呼吸，皆肺虚挟火使然也。注云：此润心肺，益五脏，除烦，补劳劣，消痰止嗽，心虚惊悸，疗肺气促急热之劳咳不绝，涕唾稠粘，肺痈肺痿，吐脓血，其温肺止嗽之功见矣。又云：洗肝明目，得非助肺以平肝气欤？杏仁为之使。得紫花良，恶皂荚、硝石、玄参，畏贝母、辛夷、麻黄、黄芪、芩连、青葙子。凡用，只用光蕊，微见花者良。

马兜铃

下品下，佐使。气寒，味苦。无毒。阴中微阳。

发明曰：兜铃苦寒清肺、安肺之要药，故本草主肺热咳嗽，痰结喘促，肺气上急，坐息不得，咳嗽连连，皆肺气不清，火乘肺虚故也。又兼治血痔瘘疮，盖由肺邪遗热于大肠所致，故清肺之功专。

痔𧏾疮，烧烟熏之。根名土青木香，治气下膈，止利痛。又治诸蛊毒，单方俱见蛊毒门条内，极妙。三月采根。

---

① 中白练色者，名羊须草：《证类本草》引雷公云："有白如练色者，号曰羊须草"，可参。

蓝实

上品下，君。气寒，味苦。无毒。

发明曰：蓝色青，属水而有木，乃肝经药。疗肺胃热居多，主解热毒，尽之矣，故云杀蛊蚑鬼疰螫毒。生叶捣汁饮，解百药毒、狼毒、射罔毒，散风热赤肿，消赤眼暴发，止吐衄，愈疔毒、金疮，追鳖瘕胀痛，使败散之血分诸经络，疗妇人产后血晕，小儿壮热成疳，天行瘟疫，热狂。丹溪消毒饮中加板蓝根是也。

就成靛青，涂治火疹火丹。

靛花名青黛，专治小儿疳蚀，消瘦，发热，壮热憎寒，惊痫，泻肝，止暴注下痢赤黄，郁火烦热，四肢痈，唇焦，呕逆，口渴，消膈上痰。又时疫头疼，伤寒赤斑，眼涩面黄鼻赤，疗小儿热疳圣药也。大略主治肝经热，又解肺胃热及诸毒热可见矣。

染成青布，烧灰，敷恶疮经年不愈，贴灸疮出血难差。中毒烦闷欲死，与杏仁中毒，俱捣蓝汁服之。治人身体重，小腹急，热上冲胸，头重不能举，眼中生眵，膝胫拘急欲死，取蓝一把，水五升，鼠屎两头尖者二七枚，煮取二升，尽服之，温服取汗。

治急疳蚀鼻口，数日欲死，取蓝靛傅之令遍，日十度，夜四度，差。

菥蓂子

上品上，君。气微温，味辛。无毒。

发明曰：此辛温，能和肝益气血，故本草主明目，目痛泪出，益精光①，补五脏，疗心腹腰痛。苦参为使，治肝家积聚，

① 精光：指眼中的光亮。精，通“睛”。

眼目赤肿，其散肝热、和肝益血，大略见矣。得荆实、细辛良，恶干姜、苦参，形似葶苈，但大而扁，葶苈子细而圆。菜部内云：是苦莱荠之子，去风毒邪气，明目。

青葙子

下品上，佐使。气微寒，味苦。无毒。

发明曰：青葙子苦寒，除风湿热之用，故本草主邪气，皮肤中热风，身痒，杀三虫，疮疥虫痔䘌疮，此能除风湿热也。《本经》并不言治眼，今眼科专用之，以其苦寒去肝脏热毒，上冲青盲翳肿，心经火邪暴发，赤障昏花。又云坚筋骨，益脑髓，聪耳，抑以苦寒滋阴以益肝肾欤？一名草决明，非决明子也。状直似蒿，叶大如柳，柔软，花上红紫下白，形似鸡冠子，黑扁而光，云即野鸡冠花。纯白者胜。

鸡冠子：性凉，无毒，主止肠风泻血、赤白痢、妇人崩中、带下。入药用。

木贼

下品下，佐使。味甘，微苦，平。无毒。

发明曰：木贼益肝胆、明目。本草主目疾，退翳膜暴生，此专攻也。又消积块，疗肠风止痢，妇人月水不断。得牛角腮、麝香，治休息痢；得禹余粮、芎、归，疗崩中赤白；得槐鹅、桑耳，肠风下血；与槐子、枳实相宜，主痔疾出血。此肝经药，又兼治诸血分之症，抑诸血藏于肝而能益肝气欤？或云极易发汗，大能疏邪，抑以轻虚之质，性能疏散荣中之气药欤？更详之。

旋覆花

下品上，佐使。气温，味咸、甘，无毒。一云冷利，有小毒。

发明曰：此消痰、导饮、散利之剂，故本草主结气，消膈痰结如胶，胁下满，膀胱留饮，风气湿痹，皮间死肌，五脏寒热，下气，通大肠血脉，其消痰导饮、散结利气可知矣。云除惊悸者，以去心下水饮，心神自定也。又治目中翳蔑、头风，毕竟痰饮结滞而生风热，此能散之，头目自清也。丹溪云：走散之药，若病陟气虚，防损气，不宜多服。

仲景治伤寒汗下后，心下痞坚噫气，旋覆代赭汤。《胡洽》治痰饮，两胁胀满，旋覆花丸用之佳，其散结导痰可征矣。

根：主风湿，续筋。

叶：理金疮止血。又名金沸草，黄如菊，呼金钱花。

旋花

上品下，君。气温，味甘。无毒。根似筋，一名筋根。

发明曰：此主益气，去面皯①黑色，媚好。

根：味辛，主腹中寒热邪，利小便，久服不饥②轻身。陈藏器云：根：主续筋骨，合金疮。取根、苗，捣汁服之，主丹毒、小儿毒热。蔓生，与旋覆花不同。

葳蕤

上品上，君。气平，味甘。无毒。

发明曰：葳蕤润肺、除虚热之药。盖润肺以滋水之化源，故能补虚除热。本草主中风暴热，不能动摇，跌筋，结肉，心腹结热，虚热，湿毒，腰痛，茎中寒及目痛眦烂，泪出。久服去面皯，悦颜色。又主时气寒热，天行狂热，内补不足，去虚劳客热，头痛不安，烦闷，止渴，润心肺，补劳伤。东垣云：

---

① 皯（gǎn 感）：皮肤黧黑枯槁。《说文·皮部》："皯，面黑气也。"

② 饥：原作"肌"，二字形近而误，故改。下同。

主中风，四末不仁。概可见矣。畏卤咸。按：《本经》以墨字为葳蕤，以朱字为女萎，共为一条，似一物而二名，下本中品另立女萎一条，其功用与此又不同矣。

女萎

中品上，臣。气温，味辛。无毒。

发明曰：女萎辛温，能温中逐邪，故本草主风寒洒洒，游气上下无常，惊痫，寒热，百病出汗，霍乱，泄痢，肠鸣。

按：《胡洽》治时气洞下、蜃下，有女萎丸。治伤寒冷下，结肠丸中用女萎。治虚劳小黄芪酒，云下痢者加女萎，缘其性温，能主霍乱泄利，其温中逐邪概见矣。一云治肺病代紫菀，得非上部葳蕤欤？更详之。畏卤咸。

卷柏

上品上，君。气微寒，味辛、甘，温。无毒。

发明曰：卷柏辛而甘温，活血益血居多，故本草主五脏邪气，女子阴中寒热痛，癥瘕，血闭，绝子，通月水，散淋结，止咳逆，风眩头风，面皯，痿蹶，此辛能活血散气之功。又强阴益精，治脱肛，镇心，治邪啼泣，暖水脏，育孕，久服轻身，好容颜，是甘温养血滋阴之用也。止血宜炙用，破血用宜生捣。仅长寸余，叶青紫如扁柏，遇雨舒开如掌，经晴卷束如拳，用之去下有沙土处。

地榆

中品下，臣。气微寒，味苦、甘、酸，气味俱厚。阴也，又阴中微阳。无毒。

发明曰：地榆虽理血病，性沉寒，惟治下焦，故本草主治妇人七伤，带下崩中，月水不止，除恶血，止痛，肠风下血，诸瘘恶疮，痔瘘来红，泻痢下血，小儿疳痢，皆下部血热也。又疗金疮，止脓血，除恶肉，止汗消酒，除消渴，补绝伤，产后内塞，散乳痓痛。《衍义》曰：此性沉寒，故入下焦，诸症血热痢者可用。

若清气下陷，虚寒血泄久及水泻冷痢、白痢等症宜忌之。得发良。恶麦门冬。五加皮条内后可参看。

大小蓟

中品下，臣。气温，味甘。无毒。注云：小蓟根凉，大蓟叶凉，味苦。

发明曰：二蓟气味相似，功力稍殊，其根甘温，俱主保血养精。大蓟：主吐衄血，女子赤白沃①，安胎，令人肥健，根疗血，亦疗痈。又止崩中血下，生取根，捣汁服。小蓟破宿血，止新血，血暴下，血崩，金疮出血，呕血等，绞汁服。又云：力微，只可治热毒风，退热不如大蓟，能补养下气。其破血、理血疾与大蓟同，但不能消痈。大蓟叶凉，治肠痈腹脏瘀血，血晕扑损，生研，酒并小便任服。大蓟高三四尺，叶多青刺而皱。小蓟苗高尺许，花相同，但叶有刺，不皱。生北平，故以蓟取名。四月采苗，九月采根，阴干用。

茅根

中品下，臣。气寒，味甘。无毒。

发明曰：茅根甘寒益血，血中之气药也，故本草主劳伤虚羸。补中益气，除瘀血血闭，寒热，客热在肠胃，止渴，坚筋，利小便，通血脉，下五淋，妇人崩中，久服利人。

苗：主下水破血。

---

① 赤白沃：即赤白带下。

茅针：一名茅笋。味甘寒，主塞鼻衄及暴下血，禁崩漏，肿毒未溃服之，一针便溃一孔。

茅花：止血，仍罯①金疮，功用与茅针同。

屋茅：陈久，酒浸煎浓，吐衄血来，服之即止。

老墙屋上烂茅根：得酱汁和研，斑疮、虫咬疮可傅。茅根即今白茅花根，如渣芹甜美，服此断谷甚良，俗方稀用。

仙茅

下品下，佐使。气温，味辛。有毒。

发明曰：仙茅辛温，助阳温经之药也，故本草主心腹冷气，不能食，以能温胃也。腰脚风冷，挛痹不能行，缓筋骨也。丈夫虚劳无子，益阳道，老人失溺，助阳气也。益肌肤，助筋骨。久服长精神，明目通神，强记，皆温经助肾之功。又云：治一切风气及五劳七伤，开胃下气，益房事。与《本经》义同。《仙茅传》云：十斤乳石不及一斤仙茅，表其功力耳。《雷公》云：采得清水洗净，刮去皮，槐砧上铜刀切豆许大，以生稀布袋盛于乌豆水中浸一宿，取出用酒拌，蒸半日，取出曝干。勿犯铁器。忌食牛乳及黑牛肉，大减药力。彭祖单服法，以米泔浸出赤汁，去毒后无妨损。

黑附子

下品上，佐使。气大热，味辛、甘，温。有大毒。性浮，阳中之阳也。入手少阳三焦、命门之剂，通行诸经。

发明曰：附子大辛热，除六腑沉寒，回三阳厥逆。悍烈之性，浮中有沉，行而不守，能行诸经而走下，引用药，浮、中、沉无所不至。本草谓主风寒咳逆邪气，温中，金疮，破积聚癥

① 罯（ǎn 俺）：覆盖。《说文·网部》：“罯，覆也。”

瘕，心腹冷痛，霍乱转筋，下利赤白，强阴回阳，皆辛热之用也。又主寒湿踒躄拘挛，脚膝腰脊痛，冷弱，不能行步，坚筋骨，堕胎，为百药之长，以其行经走下之力也。以上诸症，必属沉寒痼冷，身冷，四肢厥逆，脉微迟欲脱之候，方宜用，以势能回阳。炮制为补阴之向导，非真能补耳，所谓壮火食气故也。俗医误用为温补，不分冷热，祸不旋踵。

白术为佐，除寒湿之圣药。治肾寒脾湿尤宜。治经闭，慢火煨之。气脱阳绝，佐参、芪、甘草，而补助之功莫大。地胆为之使。畏人参、甘草、黄柏、防风、黑豆、乌韭，恶蜈蚣。俗方每用附子皆用甘草、人参、生姜相配者，正制其毒也。陶氏制法：用黑皮顶金圆正附子一枚，重一两，力大妙，去皮脐，先以姜汁、盐水半碗，入沙锅内紧煮七沸，次用甘草、黄连各半两，加童便缓煮一时，捞贮罐中，埋伏地内一昼夜，囫囵曝干，密藏。旋用薄切，文武火炒，劣性尽去矣。若痼冷阳脱，急用回阳，但微炮之。如姜附汤、三建汤之类，生用之可也。

天雄

下品上，佐使。气大温，味辛、甘，温。有大毒。

发明曰：天雄性味与附子同，而回阳之功不及附子，但除风寒湿痹、破坚结、利关节为长，故本草主大风、寒湿痹、历骨节拘挛缓急，关节重，难行步，疗头面风去来痛，强筋骨，轻身健行，长阴气，强志，令人勇力不倦，此皆除风寒之邪，利关节之力也，又破积聚邪气，心腹结积，金疮。又云：排脓止痛，消风痰，下胸膈水，消瘀血，皆能散结之功也。与侧子皆能堕胎。形似附子，细而长，旁无角刺。远志为之使。《药性》云：忌豆豉。性大热。大毒。以干姜制之。治风痰冷痹，软脚，风毒。

乌头

下品上，佐使。气大热，味辛、甘，温。有大毒。阳中之阳，浮也。

发明曰：乌头辛热行经，故散诸风寒邪，破诸积冷痛。本草主中风恶风，洗洗出汗，除寒湿痹、风痹，咳逆上气，正所谓散邪也。又破积聚寒热，消胸上痰，冷食不下，心腹冷疾，脐间痛，肩胛痛难俯仰，目中痛，难久视，正所谓破冷痛也。以上诸症若属热者，不可用。又云堕胎，正以其走下也。莽草为之使。反半夏、贝母、瓜蒌、白及、白敛，恶藜芦，忌豆豉汁。形似乌鸟，故名之乌头。

按：天雄长而尖，其气亲上，故补上焦阳虚。凡前症风寒湿痹属上焦者，用此为良。

附子矮而圆，其气亲下，故能补下焦阳虚。凡沉寒痼冷、下元虚脱者，用之为当。

乌头原生苗脑，得母之气，守而不移，故散胸腹风寒冷痹、破心腹积聚为最。

附子旁有小颗名侧子，辛热，大毒，与附子同，以旁生，体无定在，其气轻扬，宜发四肢，充皮毛，为风疹妙药，故治痈肿，风痹历节，腰脚冷痛，寒热鼠瘘。

乌啄即乌头，有两岐或三岐，如乌口，辛温，气锐有毒，故通经络，利关节，寻蹊达径，直抵病所。主风湿，丈夫肾湿阴痒，寒热历节，掣引腰痛，不能行步，痈肿结脓，堕胎。乌头汁煎名射罔，味苦，大毒。疗尸疰[①]癥坚及头中风痹。傅箭，射禽兽，中人亦死。以甘草、蓝青、小豆叶、浮萍、荠苨、冷水皆可御也。

骨碎补

下品下，佐使。气温，味苦。无毒。本名胡孙姜，俗名猴姜，唐明王以其主折伤有功，故名骨碎补。

发明曰：此专主破血，亦能止血，故本草主补骨节伤碎、折伤为专功。又云：主骨中毒气，疗风血积疼。又治恶疮，蚀烂肉，杀虫。大略破毒血、止新血可知矣。亦入妇人血气药用。

采根，刮去黄赤毛，用蜜拌令润，蒸半日，晒干用。

郁金

中品下。味辛、苦。纯阴。无毒。属土与金，有水。

发明曰：郁金苦辛轻散，凉心经、下气之药。盖心主血，血热则瘀遏不归经，此能凉血而散之，故本草主散积血，下气，破恶血，血淋，尿血，金疮，生肌。因轻扬上行，治郁恶不能散者殊效。又云：单用亦可治妇人宿血结聚，温醋磨服。胡人谓之马蒁，亦啖马药，用治胀痛，破血而补，有节如蝉肚、色赤者真。

姜黄

中品下，臣。气温，味辛、苦。无毒。《本经》言大寒，非也。

发明曰：姜黄辛温能散，治气为最，故本草主心腹结积，

① 尸疰：病名。主要表现为寒热淋沥，沉沉默默，腹痛胀满，喘息不得，气息上冲心胸，旁攻两胁，挛引腰脊，举身沉重，精神杂错，恒觉惛谬，每逢节气改变，辄致大恶，积月累年，渐就顿滞，以至于死。死后复易旁人，乃至灭门。以其尸病注易旁人，故名尸疰。

疰忤，破血下气，除风热，消痈肿，功力烈于郁金。又治癥瘕血块，通月信及扑损瘀血痛，止暴风痛、冷气。又治产后败血攻心，甚验，盖辛能散之谓欤？戴方①臂痛用姜黄，以此能入臂。

射干

下品上，佐使。气平，微温，味苦。有小毒。属金有木与火水，阴中阳也。音夜干，一名乌扇。

发明曰：射干大清肺气，散邪热，故本草主咳逆上气，喉闭咽痛，不得消息，治肺气喉痹为专功。仲景治咽中动气或闭塞，乌扇汤用之，又射干汤主之。又主散结气，腹中邪逆，胸中热气，饮食大热，咳唾，言语气臭，逐老血在心脾间。久服令人虚。又云治气疰，消瘀血，通月闭，消痰开胃，下食破癥结痃癖，胸腹胀，气喘，消痈毒，除口热秽。又云镇肝明目。叶如翅羽扇，俗呼乌翣。花取紫碧色者为真。采根，米泔浸一宿用。

恶实

中品下，臣。气平，味辛、温。无毒。即牛蒡子，一名鼠黏子。

发明曰：恶实辛平润肺，散气解毒尽之矣。本草主风毒肿，诸瘘，除风伤，明目补中。又云：散面目浮肿，止牙蚀疼，退风热，咽喉不利，咳嗽伤肺，肺壅，腰膝凝滞，风湿瘾疹，并疮疡毒，时方用解痘毒。注云：吞一枚，即出痈疽头。其散气解毒可知矣。

根茎：疗伤寒寒热，汗出中风，面肿，消渴热中，逐水。

又云：主恶疮，须浸酒；去风，须用蒸曝，不然令人欲吐。其子研末，投酒中，浸三日，每日服二三盏，除诸风，去丹石毒，明

① 戴方：指戴原礼《证治要诀》所载之方。

目，利腰脚。又食前吞二三枚，熟挼①下，散诸结节、筋骨烦热毒。

捣根叶，入盐花少许，傅一切肿毒。

头风及脑掣痛不可禁者，取茎叶捣汁，合好酒，入盐化，煻火煎成膏，极力摩头痛，令作热，效。无叶，根代之。

紫草

中品上，臣。气寒，味苦。无毒。

发明曰：紫草苦寒，惟清热、消毒、除湿，故本草主心腹邪气，治小儿，托豌痘疮、疹疮、疡，是清热消毒为专。又利九窍，通水道，疗腹肿胀痛，治五疸，是能除湿也。诸痛疮疡，皆属湿热，故合膏敷㾶②癣疮，小儿头疮及面皻最宜。又谓补中益气者，非真有补益，不过清热除湿之效耳。凡用之，去头根，取茸。

白头翁

下品下，佐使。气温，味苦、辛。无毒。可升可降，阴中阳也。

发明曰：白头翁苦温而辛，乃降散之剂。本草主温疟狂阳，寒热，治癥瘕积聚，瘿气瘰疬，逐血，止腹痛，疗金疮。又云：主骨节痛，止赤毒痢，治齿痛及一切风气，暖腰膝，得酒良。其苦温带辛之用见矣。经云：肾欲坚，急食苦以坚之。痢则下焦虚泄，故用此苦温坚之也。男子阴㿗，用白头翁根捣傅偏肿处一宿，当作疮，二十日愈。小儿秃，取根捣傅之，一宿作疮，二十日愈。

近根有白茸，似白头老翁，故名焉。

白前

中品下，为臣。气微温，一云微寒。味甘、辛。无毒。

---

① 挼：揉搓。

② 㾶（guō 郭）：疮。《玉篇·疒部》："㾶，疽疮也。"

发明曰：白前甘辛入肺，主一切气，保定肺气，故本草主胸胁逆气，咳嗽上气，故《深师》疗咳逆上气，体肿短气，胀满倒睡不得，气冲咽喉作水鸡声呼呼欲绝，白前汤主之。正以其主诸气，保定肺气也。以温药佐使尤佳。治久嗽多用之。凡用，甘草水浸一伏时，漉出，去头须，焙干，任入药用。禁食羊肉。白前似牛膝，粗长坚脆易断。又云：白而长于细辛，但粗脆，不似细辛之柔。白薇亦似牛膝而短小，柔软能弯。若不辨明，用之杀人。

白薇

中品上，臣。气大寒，味苦、咸，平。无毒。

发明曰：白薇苦寒以除热，咸寒以利下，故本草主暴中风，身热肢满，忽忽睡不知人，狂惑惊邪，寒热酸疼，温疟洗洗，发作有时。又云：小儿狂痓症，此皆属热之候也。又疗伤中淋露，下水气，渗湿气，益精，久服利人，以咸寒能利下也。采根阴干，糯米泔浸一宿，去须，锉细，蒸熟用。恶黄芪、大黄、大戟、干姜、大枣、干漆、山茱萸。

白敛

下品上，佐使。气平、微寒，味苦、甘。无毒。一云有小毒。

发明曰：白敛苦寒散热，消毒之药也。本草主痈肿疽疮，散结气，止痛除热，赤眼，小儿惊痫，温疟，女子阴中肿痛，下赤白，杀火毒，为火煨、汤泡圣药，以其散热消毒之功也。多治外科，敷背痈疔肿最妙。又治面上疱疮，入药与白及并行。代赭为之使。反乌头、白及。古今服饵方少用，多见于敛疮方中，二物相须而行。

白及

气平，微寒，味苦、辛。无毒。阳中之阴。

发明曰：白及虽专外科，主收敛，然敛中有辛散之妙，故本草主痈疽肿恶疮，败疽伤阴，去溃疡、死肌腐肉，除胃中邪气，贼风鬼击，痱缓不收，其专主收敛可知也。又止肺涩。与白敛同用，使治热结不消，主阴中痿，治面上皯疱，令人肌滑，除白癣，涂疥癣，杀虫，金疮扑损，汤[①]火灼疮，生肌止痛，可见敛中有辛散之妙也。惟熬膏散傅疮，不入汤药。敷山根鼻上，止衄血。作糊甚粘，裱画多用。

白附子

下品下，佐使。气温，味甘、辛，纯阳。无毒。

发明曰：白附子辛温纯阳，能上升行药之势，故主面上百病，可作面脂，主心痛血痹。又主中风失音，一切冷风气。入药炮用，去面皯瘢疵，身背汗斑，疥癣，风疮，头面疮，用醋摩擦。忌澡浴。研末，收阴囊湿痒，腿无力，皆风升以胜湿散气也。

鹤虱

下品下，佐使。气平，味苦。有小毒。一云味辛。

发明曰：鹤虱杀虫追毒，故本草主蛔蛲虫咬，心腹卒痛。用为散，肥肉汁调下即安。或蜜丸，吞四十丸至五十丸，及傅恶疮。忌酒、肉。中砒毒，肠胃未裂者，浓齑汁下，立吐出。茎叶似紫苏，花黄白如甘菊，子粒细尖，取研散为丸。

蚤休

下品下，佐使。气微寒，味苦。有毒。一名紫河车。

发明曰：蚤休苦寒，能除风热毒，故本草主惊痫，摇头弄

---

① 汤：通“烫”。《山海经·西山经》：“汤其酒百尊。”

舌，热气在腹，癫疾及湿肿痈疮，除蚀，下三虫，去蛇毒诸毒，或摩酒饮，或摩醋敷。又治胎风搐手足，能吐泻，瘰疬。不生旁枝，一茎挺生，叶心抽茎，年久发三四层，上有金线垂下，又名金线重楼。根若肥姜，入药惟采根用。

白鲜

中品上，臣。气寒，味苦、咸。无毒。

发明曰：白鲜苦寒，清热毒除风湿之剂，故本草主天行时疾，头目痛，腹中大热饮水，欲走大呼，头风，咳逆，五黄疸，通小肠水气，通关节，利九窍血脉，女子阴中肿痛，产后余痛，小儿惊痫，风湿痹，死肌，手足不能屈伸，起止行步四肢不安。又治一切热毒风，恶风，风疮，疥癣赤烂，眉发脱，皮肤急，壮热恶寒，大略清热毒、除风湿之功居多矣。采用根皮。恶螵蛸、桔梗、茯苓、萆薢。

芦荟

中品下，臣。气寒，味苦。无毒。俗名象胆，以其味苦也。入丸散用，解巴豆毒。

发明曰：芦荟苦寒，消风热，小儿热疳圣药，故本草主小儿五疳，癫痫惊风，大人风热烦闷，胸膈热，明目镇心，痔病疮瘘，杀三虫，皆苦寒消风热之能也。湿痒，搔有黄水及头面风湿癣疮，研芦荟一两，甘草半两，先以温浆洗，拭干，敷药便差。又治齿䘌，芦荟末之，先以盐揩齿，洗净，敷上妙。

胡黄连

中品下，臣。味苦、辛，平。无毒。

发明曰：胡黄连苦能清热，多理小儿病。本草虽云主伤寒咳嗽，温疟，骨蒸热，五心烦热，理腰肾，去阴汗。又补肝明目，冷热痢，厚肠胃，三消五痔，妇人胎蒸虚惊。其实主小儿惊痫寒热，疳热成疳，不下食，霍乱下痢，无非清热之剂也。又解巴豆毒。恶菊花、苦参，忌猪肉，令人漏精。生胡地，心黑外黄，折之尘如烟者真。

甘遂

下品上，佐使。气大寒，味苦、甘。有毒。

发明曰：甘遂专行水，攻决为用，故能通水，透达所结处，除水结胸腹，故本草主利水谷道，下五水，面目浮肿，十二经水肿疾。消留饮宿食，痰水，大腹疝瘕，腹漏①，癥坚积聚，散膀胱留热，皮中痞热气，腹满。《衍义》曰：此药专于行水，攻决为用。入药须斟酌，勿妄投。瓜蒂为之使。恶远志，反甘草。

大戟

下品上，佐使。气大寒，味甘、苦。又云味辛、甘。有小毒。阴中微阳。反甘草，畏菖蒲、芦草、鼠屎。

发明曰：此与甘遂同为泄水药，以苦燥能胜湿利下也，故本草主十二水，腹满急痛，蛊毒积聚，中风，皮肤疼痛，吐逆，颈腋痈肿，头痛，发汗，利大小肠。又逐瘀血，泻毒药，天行黄病，瘟疟，破癥结，堕胎孕，皆利下之用也。

荛花

下品上，佐使。气寒，味苦。有毒。

发明曰：荛花，行水之捷药，故本草主下十二水，利水道，荡肠胃留癖、痰饮，此其专攻。又主伤寒温疟，寒热邪气，破

---

① 腹漏：疑是“腹满”之讹。《证类本草》载《神农本草经》甘遂主治为“主大腹疝瘕，腹满，面目浮肿，留饮宿食”可证。

积聚癥瘕，疗咳嗽，咳逆上气，咽喉肿满，疰气蛊水肿，乃其辛散结、苦泄热之兼功也。仲景《伤寒论》以荛花治利，以其行水则利止，其意如此。其力甚猛。熬令赤色，入剂中。急欲行水，有是症者方可用之，亦宜斟酌。

芫花

木部下品，佐使。气温，辛、苦。有小毒。今从之草部以便览。

发明曰：芫花泻湿利水为要。夫水者，脾胃肾三经所主，有脏腑、十二经部，分上头目、中肢体、下腰膝、外皮毛、中肌肉筋骨，观形察脉，审病在何经、何脏而用之。本草云：散皮肤水肿，消胸中痰水，喜唾，咳逆上气，喉鸣喘急，咽肿，五水在脏腑皮肤，腰痛，下寒毒，肉毒，蛊毒，鬼疟，痈肿，癥瘕，虫鱼诸病，要知何脏引用之，误用则害深矣。大意泄湿，久服令人虚。又去恶疮，风痹湿，一切毒风，四肢挛急，不能行步，亦以泻水去湿故耳。《液①》云：《胡洽》治痰澼加大黄、甘草、甘遂、大戟，五物同煎，以相反主之，欲其大吐也。虚人慎之。一方治腿背忽一二点痛，入骨难忍，芫花根，末，醋傅，绢扎之。妇人产后有此疾，贴之妙。

反甘草，使决明。醋煮数沸，漉出一宵，晒干，免毒害。采根尤毒，名蜀桑。捣烂能毒鱼，研末可傅疥。

葶苈

下品上，使。气寒，味辛、苦。无毒。《药性》云：有小毒。

发明曰：葶苈专行水走泄，兼利肺气。有甜苦两般，量较重轻用。苦者行水走泄迅速，壮人症重者宜之，以苦下泄也。甜者形瘦症轻者宜之，以甜行泄少缓。但《本经》只言味苦辛，

---

① 液：此处指《汤液经法》。

即甜者缓而不复入泄利药也，故本草主逐邪利水，下膀胱水，伏留热气，小腹及皮间邪上出，面目浮肿，乃其专攻。又主癥积结气，饮食寒热，暴中风热，痱痒，疗肺痈上气，咳嗽，定喘促急，除胸中痰饮，乃苦寒泄火，辛以散气兼治也。仲景葶苈大枣泻肺汤[①]用之。若久服虚人，以苦泄故耳。

治浮肿喘急等候，用此为单方，见水肿症门内。榆白皮为使。恶僵蚕、石龙芮。凡使，以糯米相和，熯上微焙，米熟去米，捣用。

牵牛子

下品下，佐使。药名非出《神农经》，《续本草》云：气寒，味苦。有毒。

发明曰：罗谦甫云：牵牛感南方火热之化，得辛辣之味，久嚼猛烈、雄壮。云味苦寒，非也。辛以入肺，但泻气中湿热，不泻血中湿热，故本草主下气，疗脚满，水气肿，利二便，除风毒。又治痃癖气块，落胎，利水道。盖病湿胜气不得施化，致二便不通，宜用之，湿去则气得施化周流。所谓五脏有邪更相平，一脏不平，所胜平之，火能平金而泻肺，即此也。钱氏泻黄散中独用防风过于他药，以防风辛温，能于土中为其金子使，勿助母气，谓子令母实，故以所胜平之也。仲景治七种湿症、小便不利，无一犯牵牛者，岂不知其泻湿、利小便？为湿病之根在下焦，是血分中气病，不可用辛辣气药，反泻上焦太阴之气故也。若肺先受湿，用之则可。张文懿云：人有酒食病痞，多服神芎丸，犯牵牛。初服即快，药过复痞，仍前又服，随药而效，至久暗脱元气

---

① 葶苈大枣泻肺汤：原作“葶苈大枣泻肠汤”，仲景著作无此方，有“葶苈大枣泻肺汤”，据改。

也。惟当益脾健胃，自然消腐水谷可也。况饮食劳倦所伤，胃气不行，心火乘胃，名曰热中。且脾胃主血所生，病当血中泻火润燥，破恶血，泻胃中湿热也。胃火上炎，肺受火邪，当用黄芩苦寒以泻火，当归辛温泻血结，桃仁辛甘油腻，破血兼除燥、润大便，且不可专用，须于参、芪、甘草，甘温甘寒，补元气，荡阴火，正药内兼用之。盖上焦元气虚，津液不足，口燥舌干，反用牵牛，重泻其已虚之元气，耗津液，利小水，阴火愈甚，岂不危殆？《文公语录》云：秋食姜，令人泻气，夭天年。可见辛味物皆有宜禁之时，况牵牛乎？

海金沙

下品下，佐使。《本经》不言气味。

发明曰：海金沙为丸散，专利小肠。得栀子、牙硝、蓬砂，共疗伤寒狂热，想其性亦寒苦。下焦肾气虚不能化膀胱水，而非热秘不通者，恐未可用。又云：小便不通，脐下满闷，用一两，腊茶五钱，为末，生姜甘草汤下三钱。不通再服，旋效。

生黔中山谷，作小株。七月采取，日曝干，纸衬杖击，取其沙落纸上，且曝且击，沙尽为度。

常山

下品上，佐使。气寒，味苦、辛。有毒。

发明曰：常山属金，有火与水，性暴悍，善驱逐，伤人真气。病者虚怯，勿轻用。惟截疟为专，故本草主温疟鬼疰，胸中痰结，吐逆，伤寒寒热，逐水胀，鬼蛊鼠瘘。又云：治诸疟，吐痰涎，治项下瘤瘿。用之截疟，必露冷过宿，勿热服及多服。

忌菘菜、鸡肉、葱，畏玉札。勿令犯。服此忌茶茗。形如鸡骨者，入药方灵。

大青

中品上，臣。气大寒，味苦。无毒。

发明曰：大青苦寒泻热，故本草主疗时气头痛，大热，口疮，热毒风，心烦闷，渴疾，小儿身热，风疹，天行热疾及金石药毒。涂罯肿毒，疗伤寒时疾方多用之，故仲景治伤寒热毒发斑有大青四物汤，伤寒身强，脊痛，有大青葛根汤。又单味煎汤，治伤寒黄汗，黄疸，天行时疫。

小青：异种，产福州。土人用之治痈疮，取叶生捣敷上。

使君子

中品下，臣。气温，味甘。无毒。

发明曰：此专治小儿疳积、虫积，故本草主小儿五疳，小便白浊如泔，杀虫，治泻痢。郭使君用此疗小儿积，人号使君子。用肉与仁或兼壳用。

海藻

中品下，臣。气寒，味苦、咸。无毒。一云有小毒。

发明曰：海藻咸能软坚，故本草主消项颈瘰疬，瘿瘤结气，暴溃，留气热结及痈肿癥瘕，坚气，腹中上下鸣，皮间积聚。又兼疗气疾急满，疝气下坠痛肿及胀满肿，通癃闭，利水道，无非软坚润下之性也。生东海，叶类萍藻，茎如乱发而乌。

昆布

系海菜，与海藻相近，同功。

海带：比海藻粗长柔韧，下水气速于海藻，主催生，疗风淫。要之，上三味皆咸，能溃坚，散结消肿，盖荣气不从，外为痈肿故耳。俱反甘草。

庵闾子

上品上，君。气微寒、微温，味苦。无毒。

发明曰：庵闾子，亦散风活血而除湿为长，故本草主五脏腹中水气，胪胀留热，风寒湿痹，身体诸痛，腰脚重痛，膀胱痛，骨节烦疼，心下坚，膈中寒热周痹。又散瘀血，妇人月闭，消食明目，益气，男子阳痿不起，久服轻身，其除湿兼散风活血可知矣。春生苗，叶如艾蒿，处处丛生，十月采实，阴干。人家种此辟蛇。古方不见用此，《千金方》主踠折瘀血，单用此一味煮汁服。今人治打扑损，亦用此法饮，散皆通，其效亦速。

苍耳实

中品下，臣。名葈耳，气温，味苦、甘。叶微寒。味苦、辛。有小毒。

发明曰：苍耳实苦甘而温，活血祛风湿居多；叶苦辛微寒，解热毒疮疡为最，故本草主风头寒痛，风湿周痹，四肢拘挛痛，恶肉死肌疼痛，祛风湿、活血可知。久服益气，开聪明，强志轻身，即其效也。

叶：散疥癣疮，遍身瘙痒，溪毒，追风湿毒在骨髓，杀疳虫湿䘌，其解热毒疮疡概见矣。然虽有叶、实之分，其解热毒、祛风湿、活血兼见矣。端午收根叶入人家，辟恶。取叶洗，晒为末，蜜丸桐子大。治诸风、风疮瘾疹、紫白癜风，每服十丸，日三服。若身体有风处，或如麻豆粒，此为风毒出也。针刺，黄水出乃止。忌食猪肉。米泔捣，搀小便同饮，去疔肿，治目黄。若犬咬，急服之。痔发肛门，煎汤熏之。妇人血风攻脑，头旋倒不知人事，取嫩心，不拘多少，阴干为末，酒服二钱。

豨莶

下品下，佐使。气寒，味苦。有小毒。

发明曰：豨莶苦寒，除风湿热妙药，故《图经》与世用方修制丸主中风邪，口眼㖞斜，久湿痹，腰脚酸疼。但《本经》只主热䘌，烦满不能食，生捣汁，服三四合。多服令人吐。此草金棱银线，素根紫荄①，对节生枝梗，圆叶，五月五、六月六、七月七日采叶，洗，晒干入甑中，层层洒洒和蜜②，九蒸九晒，气味香美。细末，蜜丸服，治肝肾风气，四肢麻痹，骨间疼，腰膝无力，亦能行大肠气。诸州皆云性寒，与《本经》意同，惟文州高邮军言性热无毒，补虚安五脏，生毛发，兼主风湿。愚按：前说为长，且今时用之追风逐湿热多效，而谓之能温补，恐未然。抑或生用，则性苦寒而惟除热。酒、蜜蒸炼，气味稍温，甘美，除风湿中兼补益，不致发吐耳。

泽兰

中品下，臣。气微温，味苦、甘。无毒。一云苦、辛。

发明曰：泽兰调气血，利关窍，尤宜女人，胎产前后诸症要药，故本草主乳妇内衄，中风余疾，产后腹痛及血晕频产，血气衰冷成劳，羸瘦，血沥腰痛，破宿血，去癥瘕，此为专攻。兼主大腹水肿，身体面四肢浮肿，骨节中水，追痈肿疮脓，金疮内塞，通小肠，长肉生肌，消跌扑瘀血，鼻血吐血，头风目痛，其调气血、利关脉、通窍之功概见矣。生水泽家园，高二三尺，紫节方茎，有四棱，叶尖对生，有毛不光润，八月花开白色，状类薄荷，花初采，微辛，此真泽兰也。大泽兰形叶皆圆，根青黄，能生血调气，与荣合。小泽兰叶上斑，根须尖，破血通久积，须别之。防己为使。**泽兰根名地笋。**紫色，性温无毒。**凡血症俱治，利九窍，通血脉，排脓，止吐衄血，产后心腹痛。肥白人、产妇可**

---

① 素根紫荄（gāi 该）：原无“素”字。《本草蒙荃》作“素根紫荄”，据补。

② 层层洒洒和蜜：《本草蒙荃》作“蜜洒层层和洒”，《本草纲目》载“颂曰”中，谈到豨莶的炮制法曰：“五月五日、六月六日、九月九日采叶，去根茎花实，净洗暴干。入甑中，层层洒酒与蜜蒸之。”据此，第二个“洒”字当为“酒”之误字。

作蔬菜佳。

益奶草：类泽兰，叶如泽兰，茎赤高二三尺，味苦平。主脱肛，止血，仍去痔。又续断乳神效，炙香，酒浸服。生永嘉山谷，须细认之。

刘寄奴

中品下，臣。气温，味苦。

发明曰：刘寄奴，活血行气之药，故《本草》主破血下血，下气，止心腹急痛，通经脉，散癥结，却产后余疾，消焮肿痈毒，灭汤火疮，多服令人痢疾。

子：研，泡热水下咽，肠泻无度者即已。因刘裕小名寄奴，用此治金疮见效，竟名曰刘寄奴草也。

防葵

上品上，君。气寒，味辛、甘、苦。无毒。

发明曰：防葵散热邪，利水道，故主疝瘕肠泄，膀胱热结，溺闭，咳逆，温疟，癫痫，惊邪狂走，小腹支满，肤胀口干，除肾邪，强志，疗五脏虚气。久服坚骨髓，益气。中火者勿服，令人恍惚见鬼。血气瘤大如碗，醋摩涂即消。多生襄阳，一本三茎，一茎三叶，青如葵，叶香似防风，故名防葵，依时采者，亦沉水，似狼毒，但二物善恶不同，须辨之。勿误用狼毒。

狗脊

上品上，臣。气平、微温，味苦、甘。无毒。

发明曰：狗脊，温经活血之药，故本草主腰背强，关节缓急，周痹，寒湿膝痛，坚脊利俯仰，颇利老人。疗失溺不节，男子脚弱，腰痛风邪，女子伤中，关节重，淋露，少气目暗。又主肾气虚弱，益男子，续筋骨。

熬膏药中用之更妙。凡用，细锉，酒拌蒸三伏时。萆薢为之使。恶败酱。根长多岐似狗脊，今用金毛者。

鳢肠

中品下。气平，味甘、酸。无毒。即旱莲草。

发明曰：鳢肠，血分中收敛之药，故本草主血痢。针灸火疮，发洪血流不止，傅之立已。汁涂须发能黑，可望速生而繁。又云排脓止血，通小肠。或煎酒服，或熬膏敷，乌须固齿药中多用之。湿地多生，摘断枝茎，汁出渐黑。

山豆根

下品下，佐使。气寒，味苦。无毒。

发明曰：山豆根苦寒，解毒热、止咽喉肿痛之要药也。取汁服之。本草主解诸热毒，消疮肿毒，痔漏，去血气腹痛。敷蛇虫咬伤。除人马急黄，发热咳嗽，俱水调末服。杀小虫，酒调服。疗病惟取根，口嚼吞汁，水调末。治秃疮癣，腊脂油调涂。

蒲公英

下品下，佐使。气平，味甘、苦，平。无毒。入阳明经、太阴经。即名黄花地丁。

发明曰：蒲公英攻坚散滞，故本草主妇人乳痈肿，煮汁饮及封之，立消。煎汁同忍冬加醇酒服，溃坚肿结核，解食毒，散滞气。捣汁敷疮，又治恶刺、狐尿刺，并手触水肿痛，疮色恶者，取根、茎白汁，多涂之，立差。

蛇床子

上品下，君。气平，味辛，平。无毒。

发明曰：蛇床子苦而辛甘，阴中之阳，益阴分中阳道，故主男子阴痿不起，妇人阴中肿痛，令子脏热，敛阴汗，阴间湿痒，温中下气，除痹气，利关节，癫痫，恶疮。浴男女阴，去风冷，益阳事。大风身痒，煎汤浴妙。又疗齿痛，小儿惊痫，扑损瘀血，腰胯疼，四肢顽痹，赤白带下，缩小便。治产后阴下脱不起，床子绢袋盛，蒸熨之。

凡合药服，挼去壳，取仁微炒，杀毒，不辣。作汤洗病，生用之。

艾叶

中品下，臣。气温，味苦。无毒。又云：生寒，干温。

发明曰：艾叶性走窜，能温脏腑经络，通利关窍，灸诸经穴病为专，入药次之，故本草主灸百病。作汤止下痢吐血，下䘌疮，妇人漏血，利阴气，生肌肉，辟风寒。揉入四物汤安胎漏腹痛。同香附醋煮和丸，开郁调经，调子宫有子。同干姜蜜丸，驱冷气、恶气、邪气。捣汁搀四生饮，止吐衄唾红。和研细雄黄，熏下部䘌疰湿痹及疥癣。又云止霍乱转筋。和蜡片、诃子熏，痢后寒热急痛并带漏凿窍，拔风湿毒尤验。

艾实：壮阳，助水脏，暖子宫。煎服宜新鲜，则气上达；灸火宜陈久，气乃下行。按：《本经》及注释云：艾生野田，惟复道者佳。苗茎类蒿叶，背白苗短者胜。世俗反指为野艾，必求蕲州所产，茎圆，叶背白有芒者，形状类九牛草，人多以艾精称之。经明注云：气虽艾香，实非艾种，用灸风湿痹痛、痨瘵积聚，取其通利关窍而已。未必全真。

谷精草

下品下，佐使。气温，味辛。无毒。一名戴星草，花白而小圆，似星故名。叶细，二三月田中采之。

发明曰：此辛温轻散、行上部之药，故本草主疗喉痹，牙风痛，口齿诸疮及诸疥，立效。又饲马肥，杀颡内虫，长毛生鬃益力。治偏正头痛用之，为末，以白面调，摊纸花子上，贴痛处，干又换。又治眼目翳膜。

草蒿

上品下，佐使。气寒，味苦。无毒。一名青蒿，诸蒿中惟青、白蒿为最。

发明曰：青蒿苦寒，除血分骨间热，故本草主留热在骨节间，止虚烦盗汗，明目。治疥瘙痂痒，恶疮，杀虫，煎洗。入童便，捣叶取汁，煎膏，治骨蒸劳热。又云补中益气，补劳，长毛发。生捣绞汁，却心痛热黄。烧灰，和石灰煎，治恶毒疮及息肉痈肿。烧灰淋浓汤，点泄痢。鬼疰，研末，调米饮服。凡使子，勿使叶，使根，勿使茎，四者共用使，反成痼疾。常蒿色淡青，此蒿色深青。

白蒿

上品上，君。甘平。无毒。

主五脏邪气，风寒湿痹，补中益气，长毛发黑，疗心悬，少食常饥。久服轻身，耳目聪明。春初最先诸草而生，似青蒿，叶粗涩白毛，初生至枯，白于众蒿，似艾细。蒿类，多不闻识白蒿者，方家亦不知用，惜哉。

邪蒿：似青蒿细软。利肠胃，通血脉，续不足。

牡蒿：叶长齐，头华紫赤，八月为角，似豆角锐长，名齐头蒿。能光皮肤，令人暴肥，勿久服，血脉满盛。

角蒿：味辛苦有小毒，叶似白蒿，花如瞿麦红赤，子黑色作角。主口齿疳蚀，诸恶疮有虫者。

廪蒿：味辛温，似小蓟，生高宿，根先百草，一名莪蒿。下气破血。

茼蒿：与黄菊近似。安心养脾①。

马先蒿：味苦平，类益母叶，花红白色，俗名虎麻，一名马新蒿。主中风湿痹，女子带下病，无子，理风湿癞疡为专。

甘松香

中品下，臣。气温，味甘、辛。无毒。

发明曰：甘松气辛温香窜，故本草主恶气，卒心腹痛满，能散之，用合香料为宜。又云：下气，治心腹胀。作浴汤令人身香。得白芷、白附子良。又主黑皮䵟𪒠，风疳齿䘌，野鸡痔。

零陵香

中品下，臣。气平，味甘。无毒。

发明曰：此香能辟秽恶，故本草主恶风气疰，心腹痛，下气，以其香散而走。令体香，和诸香作汤丸，得酒良。血气腹胀，酒煎服。茎、叶，味辛温，主风邪冲心，牙车肿痛，疳䘌齿痛，煎含良。得升麻、细辛善，不宜多服。《山海经》云：可止疠。

艾纳香

中品下，臣。气温，味甘、辛。无毒。

发明曰：此甘温逐寒，辛散邪气，故主去恶气，杀虫，腹冷泄利。又主癣瘑蛀。又云：伤寒五泄，心腹注气，下寸白，止肠鸣。烧之，辟瘟疫；合鳖窠，浴脚气良，合香料尤宜。出西国，似细艾。又有松树皮绿衣，亦名艾纳，可用和合诸香，烧之能聚其烟，青白不散，而实与此不同也。

---

① 脾：原作“痹”，于义不通。《本草蒙荃》作“脾”，义胜，据医理及《本草蒙荃》改。

茅香花

中品下，臣。气温，味苦。无毒。一云茅香，味甘。

发明曰：茅香花能温胃逐邪，故主中恶，止吐呕，心腹冷痛。苗叶煮作浴汤，辟邪气，令人身香。又云：主小儿遍身疮疱，以桃叶同煎浴之。其茎、叶黑褐色，花白，即非白茅香也。生蓟南、剑道诸州。

白茅香花塞鼻洪①；傅久不合灸疮；罯刀箭疮，止血并痛；煎汤止吐血、衄血。

灯芯草

下品下，佐使。气寒，味甘。无毒。

发明曰：灯芯草属金与火，能利水清热，故本草主五淋，通阴窍，利小便，消水肿。采根及苗煎服之，功力更优。

灯花：止小儿夜啼，乳上吃。治大人喉痹，敷金疮，禁血生肌。又方：破伤风，用灯芯烂嚼，和唾贴用，帛裹血立止。灯芯取新剥者良。揉碎煎汤液。用钵擂乳香，去油润用之，拌冰片，藏之不耗。

续随子

下品下，佐使。气温，味辛。有毒。一名千金子。

发明曰：此辛散宣泄药，主宣一切宿滞积癖，故本草主妇人血结，月闭癥瘕，痃癖瘀血，蛊毒鬼疰，心腹痛，冷气胀满，利大小肠，痰饮积聚，不下食，呕逆及腹内诸疾，研酒服，不过三颗，当下恶滞物。有毒损人，勿过服。茎中白汁，敷白癜面皯即去。

① 鼻洪：鼻出血。

预知子

下品下，佐使。气寒，味苦。无毒。

发明曰：预知子无他能，苦能杀虫，疗蛊诸毒有效。去皮壳，研服。取二枚缀衣领上，遇蛊毒物有声，能先知，故名预知。如皂角子，褐斑似蛾虫光润，极贵，难得真者。根味苦，极冷，其效愈于子。石臼内捣筛，蛊毒，水煎服效。

蓖麻子

气平，味甘、辛。有小毒。

发明曰：蓖麻子属阴善收，主吸出有形之滞物，敷无名毒疽，刺骨立起，脓血尽追。本草主水癥胀满。年壮人水研二十粒服，吐恶沫，加至三十粒，三日一服，差即止服。又主风虚寒热，身体疮痒，浮肿，尸疰，恶气，笮①油涂之。

荜茇

中品下，臣。气大温，味辛。无毒。

发明曰：荜茇辛烈大温，走泄冷气，故本草主温中，除胃冷，痃癖，阴疝痛，补腰脚，消食下气，杀腥气，治霍乱冷气，心痛血气。又云：治呕逆醋心，水泻虚痢，产后泄利。得诃子、人参、桂心、干姜为丸，治脏腑虚冷，肠鸣泄利。与阿魏和合，亦滋食味。多服走泄真阳，令人肠虚下重，以其辛烈故也。凡使，醋浸一宿，焙干，刮去皮粟净方用，免伤人肺，令人上气。

王不留行

上品下，君。俗名剪金花。气平，味甘。无毒。阳中之阴。

---

① 笮：榨，挤。《后汉书·耿恭传》："吏士渴乏，笮马粪汁而饮之。"

发明曰：此能治风毒，通血脉，故本草主金疮止血，逐痛出刺，止鼻衄，除心烦，风痹，风痉内寒，消痈疽、乳痈、恶疮、外肿。又治女科，催产调经，其治风毒、通血脉之功见矣。凡用，酒蒸，仍使浆水浸一宵，焙干用。叶尖如小匙头，子如黍壳，黑圆。三月采根、茎，五月取花、子。

鬼督邮

上品下，君。气平，味辛、苦。无毒。徐长卿、赤箭、鬼箭皆有鬼督邮之别名，而治功各异，须辨真的。

发明曰：鬼督邮专散邪解毒，故本草主鬼疰，卒忤中恶，心腹邪气，百精毒，去温疟，时行疫疠，强腰脚，益膂力，腰腿诸疾。狗脊散中用之，取其强悍，宜腰脚。用根，甘草水煮一伏时，晒干用。苗一茎，似箭干，花开黄白。

徐长卿

上品下，君。气温，味辛。无毒。

发明曰：此类鬼督邮，而辛温过之，惟解散邪毒，故本草主鬼物，杀百精蛊毒，疫疾邪恶气，温疟。久服强悍、益气。生卑湿川泽，叶如柳叶，两两相当。根类细辛，扁扁短小。气臭亦似鬼督邮，实非也。

兰草

上品下，君。气平，寒，味辛、甘。无毒。即幽兰，花开满室幽香。

发明曰：兰叶禀金水，清气而似有火，人知花之香，不知叶之妙也。本草主利水道，劫胸中痰癖，益气生津，治消渴，杀蛊毒，辟百祥，润肤逐痹，胆瘅必用，散久陈郁之气。经曰：治之以兰，陈气也。又云：消渴治以兰是也。久服轻身通神。

忍冬

上品下，君。气温，味甘。无毒。名金银花，一名鹭鹚藤，一名金钗股。

发明曰：忍冬，时方专治痈疽要药，未成毒则散，已成毒则溃，或捣汁搀酒顿饮，或捣烂拌酒厚敷，或和别药煎汤。但本草只主寒热身肿。想必热毒将发而作寒热，或热毒将成而作肿。又云：主热毒，血痢水痢，浓煎服。性小寒，亦可单用。味辛，主腹胀满，止气下澼。又云：取汁酿酒，补虚，疗风及痈疽。大抵辛温能散，解热毒，故以前诸症能通治欤。此草藤生，凌冬不凋，故名忍冬。茎梗方小微紫，叶如薜荔而青，四月开花甚香，初开白色，经久变黄，春秋采花，秋冬采根、茎。

景天

上品下，君。气平，味苦、酸。无毒。俗名挂壁青，无土养不瘁，养屋上能避火，园亭多植之。

发明曰：景天清热消毒，故主大热火疮，身热烦，邪恶气，诸蛊毒金疮痂疮，寒热风痹，诸不足。

花：主女人漏下赤白，轻身明目，久服通神。又疗金疮止血，风疹恶痒。煎汤浴小儿热刺痱疮，捣烂傅赤游丹毒。茎叶坚厚，四七月采花、苗、叶。

络石

上品下，君。气微寒，味苦，温。无毒。

发明曰：络石除风热，利水脏，故本草主风热痈伤，痈肿不消，死肌，喉舌肿不通水饮，煎汤服愈。口舌焦，大惊入腹，除邪气，养肾，腰髋痛，坚筋骨，利关节，久服明目，润颜。

又散蛇毒心闷，封刀疮痈肿延开，蜜和汁服即效。生山岩官寺、人家亭园石间，叶如细橘，冬夏不凋，茎蔓着处生根，包络石上，花白子黑，石上生者良。在木土生者，随木性移，如薜荔、木莲、石锦、血石皆类也。杜仲、牡丹为使。畏贝母、菖蒲，恶铁落，用粗布揩茎、叶上毛，甘草汤浸一伏时，晒干用。

薜荔：类络石，但茎叶粗大如藤。近人治背痈，采取叶，煎酒饮之，服下利即愈。

木莲：味苦，附木生，苗藤如络石、薜荔更大，叶如石韦，厚而圆，子似莲房。或采煎汤，或浸酒服，极壮阳却病，久服延年。藤汁：取敷风毒，去白癜风疹、瘰疬。房：破血。

地锦：味甘温。叶如鸭掌，藤蔓着地节处有根，缘木石，冬月不死。主破老血，产后血结血瘕。妇人瘦损不能食，腹中有块，淋沥，赤白带，天行心闷，煎服，亦宜酒浸。

血石：此与地锦、木莲之类相似，但其叶尖，一头赤。大略皆主风血，暖腰脚，变白不衰。

蓍实

上品上，君。气平，味甘、酸。无毒。

发明曰：**蓍草实，真神物也。主益气血，充肌肤，明目聪慧先知，久服不饥不老，轻身。**《说苑》曰：圣君在位，天下和平，其茎丈长，一根百茎，下守灵龟，上罩云气，山无毒螫、虎狼，用之卜筮，通天根月窟，诚为神物，真妙难得。方罕用。今此不过出蔡州，寻常而已。

芝草

上品上，君。有六色，味各不同。

发明曰：**灵芝，仙品也。久服轻身，延年不老，神仙。世所罕有，纵有色，未能备。如紫黄白者间有，未必真灵。若黑**

青色者绝无，姑录之以备名物云。

按：赤芝：味苦，平。主益心气，除胸中结，补中，增智慧，不忘。盖赤色像心，苦入心故耳。一名丹芝，多生霍山，即南岳衡山。

青芝：味辛平。主补养肝气，明目，安精魂，仁恕。盖青象肝，酸入肝故耳。一名龙芝，生泰山，即东岳，一名岱山。

黑芝：味咸，平。主益肾气，利水道，通癃闭，宣九窍，能聪察。盖黑象肾，咸入肾故耳。一名玄芝，生北岳恒山。

白芝：味辛，平。主益肺气，咳逆上气，通和口鼻，强志意，勇悍安魄。盖白象肺，辛入肺故耳。一名玉芝，多生西岳华山。

黄芝：味甘，平。主益脾气，心腹五邪，安神忠信，和乐。盖黄象脾，甘入脾故耳。一名金芝，多生中岳嵩山。

紫芝：味甘，温。主保神，益精气，坚筋骨，利关节，聪耳，好颜色。盖紫，南北之间色也。属心肾二经，甘温能补，故益心肾。一名木芝①，生山谷深处，不拘于方所。要之，六芝所产，必于灵地，亦不拘拘于方色也。

茜根

上品下，君。气寒，味苦。无毒。阴中微阳。一名地血。

发明曰：茜根，血分中气药，然治蛊为最。本草主止血崩，中蛊毒，吐衄下血，跌损伤，瘀血，经带不止，产后血晕，乳结，肠风痔漏，排脓及尿血，酒煎服。又主寒湿风痹，黄疸，理膀胱不足，补中。久服益精气。又云味甘，治六极，伤心肺，

---

① 木芝：原作"本芝"。按紫芝，一名木芝。《本草蒙荃》等本草著作亦作"木芝"。"本""木"二字当为形近而误，故改。

吐血泻血用之。陈藏器以蘘荷与茜根主蛊为最。一方治中蛊毒，吐下血如烂肝，茜草根、蘘荷叶等分，水煮服。又治心痹心烦，必中热，茜根主之。

其茜牵长蔓延，根紫色，二三月采，可染绛红。勿用赤脚草，根似茜根，但味酸涩不入药，误服令人目内障，用甘草水解之，忌犯铁。

淫羊藿

中品上，臣。气寒，味辛。无毒。俗名仙灵脾。

发明曰：淫羊藿助阳，利水脏，致人淫欲，故本草主阴痿绝伤，茎中痛，妇人绝阴无子，利小便，益气力，补腰膝，强志，坚筋骨，四肢拘急不仁，老人昏耗健忘，一切冷风，下部疮，洗出虫，消瘰疬赤痈。丈夫久服无子，得非助人淫欲，多走泄真元欤？偏风手足不随，皮肤不仁，用仙灵脾浸酒，封瓶口，常服自验。益阳，理腰膝，冷饮之，常令醺醺，勿大醉。忌鸡犬见。

山药为使。服之使人好为阴阳。茎尖叶圆薄，凌冬不凋，俗呼为三凌九叶草，生处不闻水声者佳。羊食此一日可百度，故名淫羊藿。得酒良，酒浸晒干，每斤用羊脂四两，炒脂尽为度。

天名精

上品下，君，气寒，味甘、辛，无毒。味带辛似姜，云麦句姜香气如兰，又名虾蟆兰。

发明曰：天名精除热，散结利水，故主瘀血、血瘕欲死，去痹，除胸中热结烦渴，止血，利小便，去小虫，逐水，大吐下。久服轻身耐老，抑推陈致新之说欤？又破血生肌，拔肿毒、恶疔，痿痔、金疮内射、身痒瘾疹不止者，揩之立已，除热散结可知矣。状似薄荷，夏秋抽条，花紫白相兼，五月采。垣衣为之使。

酸浆实

中品上，臣。气平，味酸。无毒。

发明曰：酸浆根、苗、实主治不同。其实主产难，吞下立产。治热烦满，定志益气，利水道。采叶阴干，用根捣汁，极苦，治黄疸效。实亦主黄病。生园圃，苗如天茄，白花青壳，内子如樱珠，红熟，小儿食，可除热。

败酱

中品上，臣。气微寒，味苦、咸，平。无毒。入足少阴及手厥阴胞络。

发明曰：败酱苦入心包而清热，咸能软坚而散毒，故主暴热火疮，赤气丹毒，痈肿热结，癥结疮癣，疥瘙疽痔，马鞍热气，风痹，痿腓不足，及血气心腹痛，产后诸疾，催生落胎，血晕，赤白带，鼻洪吐血，治赤眼障膜，努肉及聤耳。又云：味苦、辛，更主多年凝血化脓如水。叶如豨莶，根如柴胡，八月采根，暴干，入甘草拌蒸如败酱气，故名之。

仲景之腹痈有脓者，薏苡仁附子败酱汤。

扁蓄

下品下，佐使。气平，味苦。无毒。

发明曰：此解毒杀虫，亦外科药，故主浸淫疥瘙疽痔，杀三虫，女子阴蚀，小儿虫咬心痛，甚至面青沫出临死者，取茎叶煎浓膏，空心服，虫下痛止。痔疾，取叶捣汁服。热黄，取汁顿服。多年者再服。丹石毒发，冲目肿痛，又傅热肿，效。春中布地生道旁，苗似瞿麦，根如蒿，茎如钗股，节间花出甚细微，青黄色，四五月采苗，阴干。

羊蹄根

下品下，佐使。气寒，味苦。无毒。一云味甘，属水。一名秃莱，一名蓄。《诗》云言采其蓄是也。

发明曰：羊蹄根苦寒，凉血驱风。本草主头秃疥瘙，除热。用醋磨。

根：治妇人阴蚀浸淫，杀虫，去痔疽风癣，采熬膏加蜜用。防风研末和丸，瓜蒌、甘草酒吞，治前诸症妙。

叶：作茹，小儿疳虫，立追。食多滑肠作泻。

实：苦涩，赤白杂痢能除。又一种极似羊蹄，味酸，呼为酸模。治小儿壮热腹胀，生捣汁服。下痢，杀皮肤虫，亦疗疥。

夏枯草

下品下，佐使。气寒，味苦、辛。无毒。冬至生叶，夏结子，夏至即枯。

发明曰：夏枯草禀阳气，得阴气即枯。能益阴，攻坚活血，故主破癥坚、瘿瘤结气，散瘰疬、鼠瘘头疮，主寒热脚肿、湿痹，轻身。丹溪曰：善补养厥阴血脉。治肝虚目痛，冷泪不止，羞明。久之昏花，用夏枯草五钱，香附一两为散，茶调服，神效。惜乎《本经》未之及。

马兰

中品下，臣。气平，味辛。无毒。

发明曰：马兰活血凉血，故本草主破宿血，养新血，断血痢，止鼻衄、吐血，合金疮，解蛊毒、酒疸、诸菌毒。生捣傅蛇咬。生泽旁，似泽兰，气臭。《楚辞》以恶草喻恶人，北人呼为紫菊，以其花似菊而紫色也。

藜芦

下品下，佐使。气微寒，味辛、苦。有毒。

发明曰：藜芦专能发吐，兼消毒，故本草主蛊毒及喉痹不通，风痰上壅，皆能吐之。又主泄利肠澼，头疮疮疥，杀诸虫，疗恶疮痈，去死肌、鼻中息肉、马刀烂疮。不入汤药，惟作散用。亦能医马涂癣。反芍药、细辛、五参，恶大黄。使，黄连。

漏芦

上品下，君。气寒，味苦、咸。无毒。连翘为使。行足阳明经，有独芦似之，但味甘、苦、酸，误服令吐不止，须细验之。

发明曰：漏芦苦寒，治风热，活血滋阴，故本草主皮肤热，恶疮疽疮疡如麻豆，可作浴汤。乳痈发背，排脓补血，扑损，续筋骨伤，止金疮红。又治小儿壮热，通小肠泄精、尿血，通经脉，疗风赤眼。久服轻身益气，耳目聪明。叶似白蒿，茎若筯，大根如蔓菁，花黄色，生荚端，子结细麻。凡用，锉生甘草，相对蒸半日，去甘草用之。

石龙刍

上品下。气微寒、微温，味苦。无毒。一名龙须，堪用织席，九节多味者良。

发明曰：石龙刍利水脏，养阴除热，故本草主心腹邪气，小便不利，淋闭风湿，除茎中热痛，杀鬼疰恶毒，瘖满，身无润泽，出汗。久服补内虚羸，明目聪耳，轻身。五七九月采茎，阴干。

羊踯躅

下品上，佐使。气温，味辛。大毒。俗呼黄杜鹃，羊误食，踯躅而死，故名。叶如桃，花似瓜花。三月采花，阴干。

发明曰：此辛温能驱风邪，故主贼风在皮肤淫淫掣痛，湿疟诸痹，恶毒鬼疰邪气，蛊毒风湿并驱之。恶诸石及面，不入汤药，古方多用。如《胡洽》治时行赤散及五嗽四满丸及治风湿诸酒方，皆杂用。鲁王酒治蛊毒下血，踯躅花散妙。

商陆

下品下。气温，味辛、酸。有毒。白者入药，人形者有神，术家云樟柳神是也。

发明曰：**白商陆功专利水，故主水胀、疝瘕、痹，熨除水肿，胸中邪气，痿痹，腹满，杀鬼精物，疏五脏，散水气，虚弱人慎用。**《赞》云：其味酸、辛，其形类人，疗水贴肿，其效如神。

或取根杂鲤鱼熬汤，或咀粒搀粟米煮粥，或生捣汁调酒，或和诸药为丸，随宜制用，皆能去尸虫，见鬼神。赤者不入药，甚有毒，见鬼神，但可贴肿毒，误服必痢，血痢丧命。如喉痹窒塞不通者，用醋煮，敷外肿处，如痈坚如石，捣擦取软成脓，或捣烂加盐，总敷无名肿毒。花名葍，花尤良，阴干，捣末水吞，治人健忘，善悟，服后卧思所事，开心强记。孕妇忌之。

鬼臼

下品下，佐使。气微温，味辛。有毒。不入汤煎，可作散。

发明曰：**鬼臼散毒，逐邪气，亦以毒攻毒之药，故主杀蛊毒，鬼疰精物，辟恶气不祥，瘟疫，解百毒，疗喉结风邪，咳嗽，烦惑，失魄妄见，去目中肤翳。**茎如伞盖，旦东向，暮西向，随日出没。枯一茎为一臼，逐岁增添，一名九臼。似射干而味甘，但射干根多，须黑黄色，须审用之。畏垣衣，二八月采根。

贯众

下品上，佐使。气微寒，味辛、苦。有毒。

发明曰：**贯众苦寒，除热消毒。本草主腹中邪热气，诸毒，杀三虫，寸白蛔虫，止金疮，破癥瘕，除头风。**

花：治恶疮，令人泄。生阴湿地，根紫色，似老鸱头，故俗云老鸱头。小赤豆、藿菌为之使。

地肤子

上品下，君。气寒，味苦，无毒。

发明曰：地肤子利水道，除湿热，故主膀胱热，通小便，益精气，补中，散恶疮疝瘕、皮肤瘙痒热疹。久服明目聪耳，强阴。合阳起石服，主阴痿不起，补气力。治阴卵㿉疾，去风热，可作浴汤。捣取汁，主赤白痢，洗目去热暗、雀盲、涩痛。形如蒿，茎赤叶青如荆芥，子类蚕沙，俗名落帚子。八月、十月，采实阴干。

佛耳草

气热，味酸。无毒。春生苗，夏开黄花，叶细小，类马齿苋，有白毛。

发明曰：此热能温肺寒，故本草主寒嗽及痰，除肺中寒。款冬花为使。大升肺气，过服损目。采捣烂，和粉作粿，香软可尝，入药晒干用。

灯笼草

上品下，君。气大寒，味苦。无毒。花红似灯笼，内有子红色。根、茎、花、实并入药使。

发明曰：此草苦寒而除燥热，能治上焦，故本草专主上气咳嗽、风热，明目。丹溪云：此治热痰嗽，佛耳治寒痰嗽。

闾茹

下品下，佐使。气寒，味辛、酸。有小毒。取头黑者良。

发明曰：闾茹专除热毒，故主蚀恶肉败疮，死肌，息肉，破癥瘕，杀疥，排脓，散恶血，除大风热气，热痹，善忘，不乐。又有一种色白者，名草闾茹。古方治痈疽生臭恶肉，以白闾茹散傅之，看肉尽即止。但傅诸膏及黄芪散，恶肉未尽者，仍以赤皮间茹为散半钱，和白间茹散三钱，合敷之，效。甘草为使。恶麦门冬。

山慈菇根

下品下。味辛、苦。小毒。俗名金灯花，与老鸦蒜相似。又有圆慈菇根，似小蒜，与此略同。

发明曰：山慈菇根消毒解热。本草惟主痈疽疔肿，消瘰疬结核，醋摩敷之。亦剥人面皮，除皯。花如灯笼，色白，瓣有黑点，子结三棱，立夏即枯。又云叶如车前，根如慈菇。凡使去皮，生焙任用。生捣为拔毒，敷药焙研，合玉枢神。

甘蕉根

下品下。气大寒，味甘。无毒。有花有实者胜。

发明曰：甘蕉根甘寒，能解热毒，故本草主痈肿结热，天行狂热，烦闷消渴。患痈毒，误服金石，燥渴，并取汁服。又产后血胀闷，小儿赤游丹，大人痈疽，风疹肿毒，头疮，并取汁敷。

蕉油：性冷，皮内竹筒插入吸之，解烦渴，黑发须。暗风痫闷，病涎晕欲倒，急饮之，吐立苏。

蕉子：性冷，不益人。生青熟黄，可晒干食。蒸熟取仁，润心肺，生津，通血脉，填髓。

苎根

下品下。气寒，味甘。无毒。

发明曰：苎根甘寒，解热毒，润烦燥，故主捣敷小儿赤游丹毒，贴痈疽、发背乳房。清苎汁疗渴，解时疫狂热，金石燥热，消热及产前后发热、烦闷，安胎。塞胎漏血，罯箭毒，蛇蚕咬中毒，饮之安。近蚕室种之，蚕不产。

苎皮：藏，产妇作枕眠，止血晕。安脐上，去腹中痛。

芦根

下品下。气寒，味甘。无毒。秋冬取洲渚中，掘土，择其美者佳，露根与浮水者损人。

发明曰：芦根甘寒，除阳明燥热，故主消渴客热、大热，止小便，利呕逆噎哕，开胃下食，解鱼蟹毒。

花：白名蓬茸，主卒霍乱。气危急，煮汁顿饮可安。食犬肉不消，心下坚，或腹胀，口干，发热妄语，食马肉中毒，痒痛，俱用芦根煮饮。五噎心膈气滞烦闷，吐逆不下食。根煎汁顿服之。

芦笋：味小苦，性冷。

菰根

下品下。气大寒，味甘。无毒。

发明曰：菰根甘寒清热，故主肠胃痼热，解渴，止小便。岁久浮水面者，烧灰，鸡子清调，敷火疮即愈。

菰菜：即茭笋，名茭白，味甘。煮食治心腹卒痛，去烦热，除目黄，止渴，利大小便，治热痢。同鲫鱼作羹，解酒毒，开胃口，除丹石发热。多食滑中。

菰首：系岁久中生白台，藕样，如小儿臂者，能止上部消渴，多食发气弱阳，下焦冷滑，同蜜食发痼疾。

台中有黑名茭郁，治小儿赤痢。

叶：利五脏，食巴豆人忌之。大抵菰种冷利，勿过食。服金石人相宜。

荭草

中品下。气微寒，味咸。无毒。一云味辛。有毒。即水红也，原在菜部。

发明曰：荭草能清热去湿，故主解消渴，去热明目，益气，除恶疮肿、脚气，浓汁渍之差。又下水气。似马蓼，茎更高大，叶小，取子微炒，为细末，酒调二三钱服，治瘰疬，久则效。

马蓼：叶大同前，俱夏收，晒干用。主肠中虫蛭，轻身。

水蓼：生浅水旁，性冷，味辛。大叶上有黑点。采根茎煎汤，捋脚，止霍乱转筋，消脚气肿满。服之止蛇毒内攻，亦捣根、茎敷用，去痃癖胀冷、水蛊、黄肿腹膨，用蒸汗出愈。二月勿食，伤肾弱阳。合鱼鲊食，阴冷痛刺。

毛蓼：冬根不死，叶有毛。主瘰疬痈疽，引脓，长肉。

白蓼、红蓼：辣，造酒为曲佳。

蓼实：味辛温，无毒。主明目温中，耐风寒，下水气，面目浮，痈肿。

一种青蓼，叶有圆者、尖者，以圆者为胜。干之，以酿酒，主风冷。

金星草

下品下。气寒，味苦。无毒。

发明曰：金星草专主外科，解毒消肿，故本草主初起恶疮，未溃汤毒①，瘰疬，痈疽发背，大解硫磺及丹石毒，用根、叶。或研末调水服，或煎汁淋洗，或捣烂敷，涂诸毒肿立解。捣浸真麻油，搽头，生毛发。生阴湿石，或竹箐中不见日处，凌冬不凋，叶背生黄星点，两行相对如金星，因此得名。根盘屈如竹根，无花、实，五月采根、叶，风干用。

---

① 初起恶疮，未溃汤毒：《本草蒙荃》作“初起恶疮，但诸未溃阳毒”。“汤”通“阳”，《山海经·西山经》“北流注于汤水。”郭璞注：“汤，或作阳。”

蛇含草

下品下。气微寒，味苦。无毒。一云有毒。昔田夫见蛇伤，含之即活，采治痈毒，故名之。

发明曰：此草除热解毒，外科专用，故主痈肿，去内恶毒，除湿痹，疽痔鼠瘘，丹石燥毒，蛇蝎蜂伤及惊痫寒热，心腹邪气。

根：名女青，带之除疫疠，主蛊毒，逐邪恶鬼魅。一茎五叶、七叶，细叶黄花者妙。勿用蘖。尖叶者号竟命草，味酸涩，毒人，服知时子解之。凡用，只取叶，晒干用。

五毒草

下品下。酸，平。无毒。

发明曰：五毒草，外科所用。本草主痈疽，恶疮肿毒，赤白游疹，蛊蚕蛇犬咬，并醋摩根服之，亦捣茎、叶傅之。恐毒入腹中，亦煮汁服之。生江东平地，叶、花如荞麦，根紧硬似狗脊，一名五蕺。

三白草

下品下。气寒，味甘、辛。有小毒。初夏叶端白如霜，农人候以莳田①，三叶白，草便秀，故此为之言。

发明曰：三白草宣利攻坚。本草主利大小便，逐水肿脚气，消痰癖，除积聚痞满，消疔肿。用惟取根。

萱草根

下品下，气凉，无毒。一名鹿葱花。

发明曰：萱草利下，走阴分，故主沙淋，下水气，酒疸身

---

① 莳田：种田。

黄，捣汁服。亦取嫩苗食，主小便赤涩，身烦热。咀，和酒煎服，破伤风要药。捣搀姜汁，治大热衄血，安五脏，利胸膈，明目，久饵欢乐。嵇康云：合欢触怒，萱草忘忧是也。

花：名宜男。孕妇佩之生男，以其性走阴分，宜男，其微意乎？

水萍

中品下。气味寒，辛、酸。无毒。系柳絮随风入水生成。

发明曰：水萍散风邪，除暴热，故主身热暴热，时行热气，发汗驱风，身痒，消水肿，下水气，胜酒，利小便，去暴燥消渴。七月半采，竹筛摊开水盆架，烈日曝干，盆无水则不燥，研细蜜丸弹大，豆淋酒化，空心服三丸，顿服发汗。又治风瘫等症，生采，煎汤，洗身痒疮；又长毛发；夏夜烧烟除蚊蠓。

小萍有三种，大曰蘋，叶圆阔寸许，背紫色，一名芣菜；中者曰荇菜，即凫葵；小者水上浮萍，即水萍。凫葵即芣菜，味甘冷，主消渴，去热淋，利小便。

干苔

中品下。气寒，味咸。无毒。即地面青苔，渗湿、背阴生苔一也，以所附不同，故主名、主治亦异。

发明曰：苔类咸寒，得阴而生，大约清热解毒，故本草主疗心腹闷烦。研，调水饮，主痔杀虫及霍乱呕吐；煎汁，发诸疮疥痒，下一切丹石诸药毒。多服令人少血痿黄，以味咸故也。

背阴生古墙上，名土马鬃，治骨蒸热，消毒，止鼻衄。

生古墙侧名垣衣：主黄疸，心烦咳逆，血气暴热攻肠胃，金疮内塞。久服益气长肌，好颜。

生老屋上名屋游：利膀胱吊气及浮热在皮肤，往来寒热。

生水中石上绿毛色名陟釐，味甘，大温，主心腹大寒，止泄痢清谷，强胃温中。

生井中名井苔及井中蘋：大寒，疗水肿漆疮。

井中蓝：杀野葛、巴豆诸毒。

生山石名昔邪：去小儿时热惊痫。

生船底名船苔：性冷，治鼻衄、吐血、淋疾，甘草水并豉汁浓煎，旋呷。主五淋，取鸭卵大块，水煮服。

水中细苔：主天行病心闷，捣绞汁服。

生瓦沟名瓦苔：通女人经络闭涩。

又一种昨叶何草：生年久瓦屋上，叶似蓬，望之如松，一名瓦松。味酸平，无毒，主口中干痛，水谷血痢，止血。治头风白屑用，曝干，烧灰淋汁，洗头，生眉发膏为要。瓦松异种，非瓦苔之类，亦由渗湿而生，故附诸此。

薇衔

上品下，君。气平，微寒，味苦、甘。无毒。又名鹿御，鹿病御之差。

发明曰：薇衔除风热之剂，故本草主风湿痹，历节痛，惊痫，吐舌，悸气，贼风鼠瘘肿，暴癥，逐水，疗痿蹶，久服轻身明目，妇人服之，绝产无子。根、茎赤色，花浅黄，叶丛生似茺蔚子。七月采叶，阴干。

蠡实

中品上，臣。气温，味甘，平。无毒。即马蔺子，一名马蔺。花、实皆入药用。

发明曰：蠡实甘温，益脾利水，故本草主皮肤寒热，胃中热气，风寒湿痹，止心烦满，令人嗜食，坚筋骨，利大小便，长肌肤，肥大。花、叶去白虫，疗喉痹。多服令人溏泄。

辟虺雷

上品上，君。一名辟蛇雷。

发明曰：味苦大寒，专治热毒疫疠，故本草主驱大热，疗头痛，辟瘟疫毒疠，解诸毒，消痰。状如粗块苍术，节中有眼。

白菟藿

上品下，君。味苦，平。无毒。一名白葛。

发明曰：白菟藿，解毒之用为最，故主蛇虺蜂虿，猘狗蛊毒，风疰食物，诸大毒皆除之。又去血，末之，着痛处立消。毒入腹，煮饮之即解。生交州山谷，蔓生，叶圆若莼，五六月采苗，阴干。

千岁

上品下，君。汁，味甘，平。无毒。此即葛虆是也。

发明曰：主补五脏，益气，续筋骨，长肌肉，去诸痹。久服轻身不饥，耐老。生泰山川谷，蔓延木上。叶如葡萄而小。四月摘茎。汁白而甘。八月采，子青黑微赤。

人肝藤

上品下，一名露仙。

发明曰：主解诸毒药，肿游风，脚手软痹，并研服或煮服之，亦傅患处。治虫蛊毒，清水磨之。岭南山谷间，蔓生，叶三桠，花紫色。

白药

中品下。气温，味辛。无毒。

发明曰：白药主疮生肌，其专治也。解野葛、巴豆毒，又兼消痰止嗽，金疮，止血痛，干末傅之。又治喉中热塞，肿痛不通。又云：妊娠伤寒，护胎，以白药子为末，鸡子清调纸上，贴在脐下，能安胎，干即以温水润之。

剪草

中品下，臣。性凉，味苦。无毒。

发明曰：此惟性凉而散，故主恶疮疥癣，风瘙，酒浸服，及治牛马诸疮。根名白药，治牛马诸气。《本经》另分白药条，与此气味、主治各异，恐非上条白药也。

蜀羊泉

中品下，臣。气微寒，味苦，寒。无毒。

发明曰：此苦寒凉血，活血消毒。本草主头痜恶疮，毒热气，疥瘙痂癣，虫齿，女子阴中内伤，皮间实积。又兼疗漆疮，生毛发，小儿惊。叶似菊花，紫色，三四月采苗、叶，阴干。

杜若

上品下，君。气微温，味辛。无毒。

发明曰：杜若入肝胃，驱风，故主胸胁下逆气，温中，风入脑户，头肿痛，多涕泪眩，目䀮䀮，止痛，除口臭。久服益精，明目，令人不忘。得辛夷、细辛良。恶前胡、柴胡。叶似姜，根似高姜良，子如豆蔻，二三月采根暴干。

荠

中品下，臣。气寒，味甘。无毒。

发明曰：荠苨甘寒，解百毒，故主杀蛊毒，治蛇虫咬，热狂瘟疾，解五石毒，罯箭毒。根、茎都似人参而叶小。又根似桔梗，以无心为异。

石香葇

中品上，臣。味辛香，温。无毒。

发明曰：石香葇辛，能散邪，调中温胃之剂，故止霍乱吐泻，心腹胀，脐腹痛，肠鸣。二八月采苗，茎、花、实俱用，九十月尚有花。

钩吻

下品上，佐使。味辛，温。有大毒。一名野葛。中其毒者，用桂心、葱叶汁解之。

发明曰：钩吻以毒攻毒，能破坚散滞。本草主金疮乳痓，中恶风，咳逆上气，水肿，杀鬼疰蛊毒，破癥积，除脚膝痹痛、四肢拘挛、恶疮疥虫，杀禽兽。半夏为之使。恶黄芩、黄精苗。

乌韭

下品下，佐使。味甘，寒。无毒。

发明曰：此补而能宣，生皮肤，往来寒热，利小肠、膀胱气，治黄疸、金疮内寒。补中益气，好颜色。又云：垣衣为使，烧灰沐头，长毛发。生山谷石上不见日处，即石衣青翠，茸茸似苔非苔。

鼠曲草

下品下，佐使。味甘，平。无毒。新米粉作粿，食之甘美。

发明曰：此能补中除热，故调中益气，止泄，除痰，压[①]时气，去热嗽。叶有白毛，花黄，三月三日取汁，蜜和为粉，名龙舌。厌时气，花与樟皮染褐，至破，色犹鲜。

鼠尾草

下品下，佐使。味苦，微寒。无毒。

发明曰：主鼠瘘寒热，下痢脓血不止。白花主白、赤花主

---

① 压：其后有文曰“厌时气”。段玉裁注“厌”字曰：“此义今人字作压，乃古今字之殊。”

赤下。生平泽，所在有之。苗如蒿，茎端生四五穗，若车前，花有赤白二种，叶堪染色。

赤地利

下品下，佐使。味苦，平。无毒。八月采根，干用。

发明曰：此苦能消毒热化滞，故本草主赤白冷热痢，断血破血，带下赤白，生肌肉。采根，治火烧疮，灭瘢，方用赤地利捣末，油傅之。小儿面及身上疮如火烧，为粉敷之。

所在山谷有之，蔓生，绕草上，茎赤叶青，似荞麦，开白花，根如菝葜，皮紫黑，肉黄。

营实

上品下，君。气微寒，味酸，温。无毒。一名蔷薇，今蔷薇子也。花白，野出者良。冬取根，夏取茎、叶。

发明曰：此多主外科药，故主痈疽，恶疮结肉，跌筋，败疮热气，阴蚀，利关节。久服轻身益气，治头疮白秃，小儿疳虫肚疼。

根：止泄痢腹痛，五脏客热，除邪逆气、疽癞、诸恶疮、金疮伤挞，生肉复肌。

疮久不愈，捣汁服，稍稍咽，或含嗽之。八月采，阴干。

杜衡

中品上，臣。气温，味辛。无毒。

发明曰：杜衡辛温入肺，故专主风寒咳逆。又能香人衣体。《药性》云：止气奔喘促，消痰饮，破留血。又主项间瘿瘤之疾。叶似葵而香，形如马蹄，根似细辛，惟气小异，俗云马蹄香。

燕蓐草

下品下，佐使。胡燕者良。此燕窠中草也。

发明曰：此专主眠中遗溺不觉，烧令黑，研，水进方寸匕。亦主哕气。又主卒溺血，烧灰酒服之。又恶刺疮及浸淫疮，遍身至心者死，亦用之。

鸭跖草

下品下，佐使。大寒。无毒。北人呼为鸭舌草，一名碧竹子。花深碧，有角如乌嘴，好为色，叶如竹，高尺许。

发明曰：此能驱风湿，解热毒，故主寒瘴疟，痰饮，丁肿痈疽，肉癥热痢，小儿丹毒，发热强痫，大腹痞满，身面浮肿及蛇咬等毒。和赤小豆煮，下水气湿痹，利小便。生江淮平地。

鸡脚草

上品上，君。味苦，平。无毒。

发明曰：鸡脚草专疗赤白痢成疳。生泽畔，赤茎对叶，如百合苗。

败芒箔

下品下，佐使。无毒。

发明曰：此破血之用，主产妇血满腹胀，血渴，恶露不尽，闭止好血，下恶血，去鬼气疰癥结，酒煮服之。亦烧末酒下，弥久着烟者佳。今东人作箔。《尔雅》云：箔茅可以为索。

败船茹

下品下。

发明曰：此止血、止溺之用，故主妇人崩中吐痢血不止，妇人遗尿，不知出时，船故茹末之，调酒服二三钱。亦治无故遗尿血。此是大艑艎刮竹茹以桯①漏处者，取干煮，亦烧作屑服之。

---

① 桯：《证类本草》作“捏”。

甑带灰

下品下。

发明曰：甑带久被蒸气，故能散气通气。主腹胀痛，脱肛，煮汁服。又主反胃，小便失禁不通及淋，中恶尸疰，金疮刃不出，以灰封之。

马勃

下品下，佐使。味辛，平。无毒。

发明曰：此惟辛能散毒，主恶疮马疥。今呼为马屁勃，紫色，状①如狗肺，弹之粉出，傅诸疮，用之良。

王孙

下品下，味苦，平。无毒。生海西川谷及汝南城郭垣下。

发明曰：王孙能除风湿气，故主五脏邪气，寒湿痹，四肢酸疼，膝冷痛，疗百病，益气。又云：主金疮，破血，生肌肉，止痛，赤白痢，补虚益气，除脚肿。吴曰功草，楚曰王孙，齐曰长孙。

孟娘菜

下品下。苦，温，无毒。一名孟母菜。

男子阴囊湿痒，强阳道，令人肥健不睡，补虚，去痔瘘，瘰疬瘿瘤，作菜。生四明诸山，冬夏常有，山人取之为菜。

---

① 状：原作“收”。《证类本草》引陶隐居曰：“状如狗肺”，“收”“状”二字形近而误。据陶隐居及药物形状改。

卷之四

木 部 上

桂

上品，君。气大热，味辛。有小毒。阳中之阳也，入手少阴经。桂枝入足太阳。

发明曰：按：诸桂气味少差，而种类非一，其主治亦不同也。本草云：主温中，利肝肺气，心腹寒热，冷疾，霍乱转筋，头痛腰痛，出汗，止烦止唾，咳嗽鼻齆，能堕胎，坚骨节，通血脉，理疏不足，宣导百药，无所畏，久服不老，此概言之而无别也。然其名有官桂、肉桂、木桂、桂心、菌桂、牡桂、板柳桂、桂枝之分，要今时所常用者，惟肉桂、桂心、桂枝三者为最也。

木桂：皮厚，肉理粗。肉桂：至厚如脂肉，其辛辣过于木桂。二者气热味重，堪疗下焦寒冷，并秋冬腹内冷疼泄、奔豚，续筋骨，暖腰膝，破血通经，利水道，堕胎，经云味厚则发热是也。

桂心：乃取肉桂之厚，去皮裹，止用身中。性甘温带辛，略守。治多在中而益元阳，入手少阴心经。又云：治九种心痛，杀三虫，补劳伤。用二三分于补阴药中，行地黄之滞，平知柏之寒而补肾。盖味辛入肺，滋肾水之化源，性温行血而能通滞故耳。

官桂：出观宾，品类最高，故以官名①，亦取其音同也。大略同木桂、肉桂、桂心而味稍薄。今治沉寒痼冷之候同肉桂、桂心，以其味厚而辛且甘温也。

菌桂：形类竹，正圆无骨。

筒桂：如筒卷束。二者味辛温，同养精神、和颜色，为诸药通使，耐老轻身。

牡桂：扁阔皮薄。板桂：皮老平坦。二者相类，味稍淡，主上气咳逆，结气，喉痹心痛，胁风痛，温经，通血脉，出汗，补中益气，堕胎。以上四者性并辛温，不治风寒及痼冷之病。

柳桂：皮薄而嫩。桂枝：皮条细软。二者气薄味淡，能治上焦头目，兼行手臂肢节，调荣血，和肌表，止烦出汗，疏邪散风。经云气薄则发泄是也，故入足太阳之腑。忌生葱。

注云：桂辛热，小毒，然亦从类化。若与芩、连为使，小毒何施？与乌附为使，全得热性；与参、麦、甘草同用，能调中益气，实卫护荣；与柴胡、紫石英、干地黄同用，却主吐逆；与巴豆、干漆、穿山甲、水蛭、虻虫毒类用，则小毒化为大毒。春夏禁用，秋末与冬宜服。治寒月下部腹痛，非此不止。按：桂性一也。《本经》谓桂能止烦出汗。仲景治伤寒，乃曰：无汗不得用桂枝。又云：汗过多者桂枝甘草汤，是。又用之闭汗，与经义相反，岂一药二用欤？此正所谓一阖②一辟③之妙用而殊途同归也。盖桂能通血脉，经言桂止烦出汗者，非谓开腠理而发出汗也。以之调其荣血则卫气自和，邪无客地，遂自汗出而解已。仲景言汗多用桂枝者，非

---

① 官名：寇氏《本草衍义》言：因桂出观、宾、宜诸州者佳，世人以观字画多，故写作官。李时珍则否定以上观点，认为“曰官桂者，乃上等供官之桂也。”

② 阖：通“合”。《战国策·秦策三》：“意者臣愚而不阖于王心邪？”

③ 辟：打开。《左传·宣公二年》：“寝门辟矣。”

谓闭腠理而止住汗也，盖卫有风邪，故病自汗，以之调和荣卫则邪从汗出，邪去则表密而汗自敛，非桂枝能收汗而用之也。若不明出汗、止汗之意，凡病伤寒便用桂枝汤，幸遇太阳伤风自汗者固效，倘系太阳伤寒无汗及夏月温热病亦用之，为害岂小，犹有谓仲景之治表虚而一概用敛汗者，此又大失经旨矣。

茯苓

上品，君。气平，味甘、淡。属金，降也，阳中阴也。无毒。白者入手太阴、足太阳少阳，赤者入足太阴、手太阳少阴。

发明曰：茯苓淡而能渗，甘而能补，除湿圣药也。惟能渗，故能行水利小便；惟能补，故能和中益脾。自其渗中焦之水，本草所谓胸胁逆气，忧恚惊悸，心下结痛，寒热烦满，咳逆，膈中痰水，皆水饮停心下湿热所致也。能渗泄之，则以上诸症悉除，中气自和，脾脏自益而津液亦生矣，又何口焦舌干烦渴之有哉？自其渗下焦之水，本草所云：大腹淋沥，水肿淋结，溺黄赤，腰脐不利，皆由邪水停下部湿淫所胜也。此渗利之则以上诸症悉除，邪水去，肾家真水得养，腰脐血亦利，津道自行，所谓长阴益气力，保神守中，开心益智，安胎安魂魄延年者，安之、渗之，即所以补之也。赤者清心热而泻小肠之火，能制水，白者润肺，助阳长阴，生津而能分利也。上古无赤泻白补之说，今补剂中多用白者。

《衍义补遗》以为阴虚者未宜，汗多阴虚禁用。然味淡中有甘，若与参、芪、归、芍等兼用何妨？又云：小便素利者，过服助燥损明。若兼补阴之剂，所谓小便多而能止也，但不宜入燥剂中用耳。非比猪苓一味，诚为淡渗，阴虚者当忌之。

茯神

气味与茯苓同，而功用稍异，专理心经，补心气，安神定志，开心益智，安魂魄，养精神，止恍惚、惊悸，除忿恚、健忘。又辟不祥，疗风眩，风湿，五劳，口干，心下急痛坚满等。茯苓、茯神忌醋及酸物，恶白敛、畏牡蒙、地榆、雄黄、秦艽、龟甲。

产云贵者佳。生深谷中枯松底，枝叶不复上升，津气向下，沾土气凝结，块沉重坚实，三五斤一块，如人形、龟形者佳妙。中有赤筋最损目。为丸散，须研细末，入细夏布袋中，以冷水揉摆，澄取粉尽出水中，筋滓在袋中者去之不用。若汤药中煎服，不须如此制。

琥珀

上品，君。气平，味甘。无毒。属金，阳也。

发明曰：琥珀治荣而安神利水，故本草云：安五脏，定魂魄，杀精魅邪鬼。又疗蛊毒，止心痛癫邪，壮心，皆安神之用也；消瘀血，治产后血晕，止血，明目磨翳，破癥结，疗延烂金疮，此皆治荣用之也；通五淋，利小便，以燥脾土而清肺，皆利水之功也。按：古方用之利小便以燥脾土，盖脾能运化，肺气下降，故小便通。若血少小便不利，用之反致燥急之患。

茯苓、琥珀皆自松出，而所禀气不同。茯苓生成俱禀阴气，琥珀生于阳而成于阴，故皆治荣而安心利水，其效略同。松脂入土千年成琥珀，如桃胶久渐坚硬。产西戎者色淡澈光，产南郡者色深重浊。手摩热，可拾芥。汤煮软如饴糖粘物。今市家多煮鸡子及青鱼枕造成，摩呵亦粘芥，宜辨。

瑿①：松脂二千年结成，其状似玄玉而质轻。味甘，平。无毒。主安神补心，生肌破血。不堪造器，见风折开，小儿带之能

① 瑿（yī衣）：黑色的琥珀。《天工开物·珠玉·宝》："琥珀最贵者名曰瑿，红而微带黑，然昼则见黑，灯光下则红甚也。"

辟恶。

松脂

味苦、甘，平。温。

主疽恶疮，头疡白秃，疥疮风气，风痹死肌，作膏散用，乃其专功。又云：安五脏，除热，胃中伏热，咽干消渴，炼之令白色，炼法并在服食方中。

松叶：味苦，温。主风湿疮，生毛发，安五脏，守中不饥，延年，阴干，捣屑丸服。捣汁浸酒饮，治脚气风痹，历节风及口㖞。

松花：名松黄。似蒲黄，味差淡。酒服轻身，治产后壮热，头痛，颊赤口干，唇焦，多烦燥渴，昏闷不爽。用松花①、芎、归、石膏、蒲黄为末，每服二钱，红花少煎，细呷下。

松实：味苦温。主风痹寒气，虚羸少气，补不足。采，阴干，此必连皮壳者，八九月采。注云：松子仁味甘，与柏仁同治虚秘。松根白皮主辟谷不饥②。

黄松节：主百节久风虚，脚软弱，痹痛，偏风口㖞，燥血中之湿，浸酒服。

松萝：味苦、甘，平。一名女萝，生松上。《别说》③ 云：主嗔怒邪气，止虚汗头风，女子阴寒肿。煎浓汁可吐客痰热，截

① 松花：原作“榴花”。此方在“松花”条下，故方中当有“松花”，“榴”字当为误字，又《证类本草》：“衍义曰：……治产后壮热、头痛颊赤、口干唇焦、多烦燥渴、昏闷不爽。松花、川芎、当归、石膏、蒲黄五物等同为末。”亦可为证，据本书及《证类本草》改。

② 饥：原作“肌”，二字形近而误，据文义改。下同。

③ 别说：即宋代陈承《重广补注神农本草并图经》。《大观本草》收录了陈承的《重广补注神农本草并图经》有关内容，并冠以“别说”以为标记。

温疟，利水道，破血生肌。同琥珀同扫顶上疮痍，去项间瘿瘤。

松烟：味辛，无毒，松烟造成墨者。摩入药剂，止血及天行热毒，鼻衄下血，水摩滴入，产后血晕，崩中，卒暴来红，醋摩服之，游丝入眼中，摩鸡血点之，客忤中腹内，摩地浆吞下。又下死胎，逐胎衣，合金疮，生肤肉。真松烟细者才效，烟粗不灵。其桐油烟、石油烟并粟草灰伪为者，俱不可治病。

黄柏

上品，君。气寒，味苦，微辛。无毒。阴中之阳，降也。足太阳引经药，足少阴经之剂。

发明曰：黄柏苦寒，泻肾、膀之火，泻中有补，意非真补肾也。以肾家火旺，两尺脉盛，阴虚火动者。经云：肾苦燥，急食辛以润之。肾欲坚，急食苦以坚之耳。本草所谓主五脏肠胃中结热。诸注云：身热而为骨蒸，为消渴、惊气，在皮肤间热赤，目热赤痛，目眘，口疮，阴痿，阴阳蚀疮，喉痹，鼻洪，吐血下血，肠痔泄利，漏下赤白，遗浊黄疸，为膀胱结热，脐腹内痛属相火等候者，用以泻之，则肾亦坚固而无狂荡之患矣。岂真有补肾之说哉？故肾家无火，两尺脉弱，皆不宜用。经云：强肾之阴，热之犹可，此之谓欤？又能安蛔者，苦以降之也；治痿蹶者，苦以除湿也，故诸痿蹶，脚膝无力者，于黄芪汤中少加用之，使两膝中气力如涌出，痿即去矣。瘫痪必用之药也。男子茎疮，煎汁洗，屑末傅之。蜜炙为末，治口疮。又云：配细辛治口疮甚妙。恶干漆。

柏根：名檀桓，如苓结块。

疗心腹百病，主长生不饥、不渴，安魂魄。

柏子仁

上品，君。气平，味甘，微辛。无毒。

发明曰：柏子仁，润肾之药也。本草云：安五脏，益气，主惊悸恍惚，虚损吸吸，历节，除风湿痹，腰中重痛，益血敛汗。久服润颜色，耳目聪明，不饥轻身，不专于肾经也。《药性论》治腰肾中冷，膀胱冷脓宿水，兴阳道，去头风，此见润肾之药与本草相合，何也？本草有益血二字，又云：腰中重痛，乃是润肾之功也。盖肾苦燥，借此甘辛润之，自能生益精血，则五脏安和而汗自敛。凡虚损等症亦治。目得血而明，耳得血而聪，心神足，惊悸恍惚自定矣。气血益则风湿痹、历节痛、头风、腰痛等症悉除，颜色肌肤亦润泽矣。久服增寿耐老，柏仁润肾之功大矣。牡蛎、桂皮、瓜子为之使，恶菊花，畏羊蹄根、神曲、白面、一切石。

生太山及屋旁生者为宜，忌生冢上者。去壳取仁，先以醇酒浸，暴干，次取黄精汁和煮，把箸子连搅汁尽方休，研细成霜，入药剂方妙。

侧柏叶

上品，君。气微温，味苦涩，又云：寒。

发明曰：柏叶凉血燥湿，补阴之要药，故本草主吐衄，血尿，血痢，崩中赤白，轻身益气，令人耐寒暑，去湿痹，生肌①，生须发，眉黑润，皆凉血补阴之功也。合黄连煎服，小儿虫痢立止。与酒相宜，牡蛎、桂、瓜子为使。采取向月建方，春采东方，夏南、秋西、东北，得节候生气。

柏白皮：烧灰，敷火灼烂疮，长毛发。

枝节：酿酒，主历节风痹，更疗病疥。凡患疥疮及牛马产畜有疥，烧灰敷二三次，无不愈。

---

① 肌：原作“饥”，二字形近而误，据文义改，下同。

枸杞子

上品，君。气微寒，味甘、苦。

发明曰：枸杞子补肾之功大，故本草主五内邪气，热中消渴，补内伤大劳，强阴，健筋骨，利大小肠，又助阳益精，明目安神。疗周痹风湿，去骨节间风，肾家风，下胸胁气，客热头疼，风眼赤，痛痒瘴膜，下血腰痛。久服轻身不老，补肾故也。甘肃州产者佳，紫熟味甜，颗小膏润者有力；赤黯味淡，颗大枯燥者不堪。市家多用蜜拌。

叶：捣汁注目中，去风痒、去膜。作茶啜，解消渴，强阴。诸毒烦闷、面毒发热能却。

茎：名仙人仗，能追皮肤骨节风，消热毒，散疮肿。

叶上虫窠子：收曝，同地黄作丸，酒吞，能益阳事。

地骨皮

上品，君。气大寒，味苦。无毒。阴也。

发明曰：地骨皮苦寒，除热滋阴之要药，故本草主肾经而除自汗，骨蒸骨热，补内伤大劳嘘吸，坚筋骨，强阴益精。又入手少阳三焦，故内而五内邪热、血热、热中、消渴，外而肌热、周痹、风湿，上而除头痛，中而下胸胁气，下而利大小肠，通能治之。东垣云：疗在表无定之风邪。亦外主肌热，上主头痛之谓也。要之，除自汗骨蒸热为最，而滋阴之功多矣。

《衍义》云：地骨皮当用枸杞根皮。又云：根皮细锉，面拌熟煮吞下。主肾家风，益精气。

酸枣仁

上品，君。气平，味酸。无毒。

发明曰：枣仁安和五脏，大补心脾，然补心脾之功居多。

盖心主血，脾裹血，此惟大补心脾，则血归心脾而神志宁，五脏得血而养者亦安和矣，故本草主心烦不得眠者，血少故耳。若心脾血足而五脏安和，则睡卧自宁矣。又主心腹寒热，邪结气聚，四肢酸疼湿痹，脐上下痛，血转久泄，虚汗烦渴等症，皆发自心脾，五脏不安之候也。心脾血足，五脏气安，则诸症皆调矣。又云：平以补中，酸以益肝气，敛汗，坚筋骨，助阴气，令人肥健。久服延年轻身，安和五脏之功已验，要知大补心脾为多矣。方书云：胆实多睡，热也，枣仁生用末，茶、姜调服；胆虚不眠，寒也，枣仁砂①香，竹茹汤调服。《胡洽》治振悸不得眠，四君子同生姜、枣仁煮服为妙。核壳烧灰，水调，敷刺入肉中，恶防己。

杜仲

上品，君。气平，温，味辛、甘，气味俱薄。降也，阳也。无毒。《药性》云：味苦。

发明曰：杜仲益肾气、助下焦之要药也，故本草主腰脊痛，补中益精气，坚筋骨，强志，久服轻身耐老，皆益肾之功。又除阴下湿痒，小便余沥，脚中酸疼不欲践地，皆助下之力也。要皆益肾以助下焦居多矣。恶玄参、蛇蜕。凡用，厚润者，刮净粗皮，咀片，姜汁润透，慢火炒断丝为度。

山茱萸

中品，臣。气平，微温，味酸。入足少阴经、足厥阴经。

发明曰：山茱萸味酸入肝，为能益肝，以收滑固精、补肾经之本也，故本草云：强阴，益精明目，强力，安五脏，止小

---

① 砂：于义不通，当为“炒”之误字。《本草蒙荃》谈酸枣仁的用法时曰：“胆实有热，生研末……胆虚有寒，炒作散。”可参。

便利，疝瘕，目黄，去三虫。又云：与阳道，坚长阴茎，添精髓，暖腰膝，助水脏及老人尿不节，调匀女经等，由其入厥阴而益肝气、补肾经也。又主心下邪气，肠胃风邪，寒热温中，除寒湿痹，头风风气去来，鼻塞等候，岂非性温以逐寒欤？

八味丸中用之，取其收涩以固精耳。又谓能通九窍，未可尽信也。恶桔梗、防风、防己。蓼实为使。核滑精，其核八棱者名雀儿苏，不入药。

山栀子

中品，臣。气寒，味苦，大寒。气薄味厚，气浮味降，阴中阳也。无毒。入手太阴经。

发明曰：栀子气轻浮而苦寒，专主肺经至高之分，而泻肺中之火，故本草主五内邪气，胃中热气，心胸大热，烦闷。盖气余为火，上逆于肺，此能降之。又主面赤疱皶鼻、目热赤痛，皆肺之部也。又疗白癞、赤癞、疮疡者，以皮腠肺所主也。又治大小肠大热，利小便者，盖以辛与庚合泻肺火，而大肠之热自清，且辛与丙合，丙辛化水，故火泄则金气清而化膀胱之水，小水得此气化而出也。又治心胸烦热，故仲景用以治吐、治烦，以邪气干于至高之分，吐以越之，则邪散而肺清也。烦者，气也，肺主气，用此除烦而气宁也。大病后既亡津血，胃腑无润，内生虚热、客热、烦渴，非此不除。又能开郁，通五淋，治脐下血滞及治块中之火，以其屈曲下行降火甚速耳。

兼生姜、橘皮止呕哕，兼枳实、厚朴除腹满而烦，加茵陈治湿热发黄，加甘草治少气虚满，加香豉去烦躁、心中懊侬。烦属肺，栀子主之；躁属肾，香豉主之。加姜汁治心腹久痛，去皮治心胸热，留皮去肌表热。止血用炒黑色，去热用微炒或生。凡用，圆小如雀脑，须长七棱、九棱者良。肥大且长者号伏尸，宜染色，不入药。

枳实

中品，臣。气寒，味苦、酸。无毒。纯阳。

发明曰：枳实纯阴，主下而主血，治疗在心腹，以其性酷而速下，能消实痞，去坚结之功多，故本草主除胸胁痰癖，逐停水，破结实，消胀满，心下急痞痛，逆气胁风痛，坚积止痢，除寒热结及胃湿。又散气消宿食，去脾中积血，故主血。若脾无积血则不痞也。又主大风在皮肤中，如麻豆苦痒，盖以积血滞于中，不能荣于肌表故耳。大约消痞去结之用居多。若云益气，利五脏，安胃长肉，明目止溏泄者，非能补也，必主以参、术、枣、姜之类，斯能安胃益气。若佐以厚朴、硝、黄之类，则又破血而散结，要之，结散痞除则胃气得养，五脏亦利而血亦滋生矣。此亦拨乱反正之意，故心下痞，用枳实白术汤。肠中坚结，用之承气汤内，取其有冲墙倒壁之力，正以其性酷而速下也。若脾虚久泄者虽兼补剂，亦不可用。本草内方愈风疹，取枳实以醋渍令湿，火炙令熟，适寒温用，熨上即消。

枳壳

中品，臣。气微寒，味苦而酸，味薄气厚。无毒。阳也，阳中之阴也。

发明曰：枳壳大于枳实而性缓，主高而主气，治疗在胸膈，而疏膈气泻肺脏之功居多，故本草主散胸膈结气，除胀满，逐水气，消痰滞，消宿食，治翻胃霍乱及肺气水胀，皆其能疏导膈气而然也。又主遍身风痒疹，麻痹风痛，利关节，劳气咳嗽，背缚[①]闷倦等候，以其高主皮毛胸膈之病。又疗肠风，除结痢，

① 缚：《证类本草》作“膊”。

消痔，宽大肠者，以大肠肺之腑也，故脏腑同治。

配桔梗，消膈上之痞，佐白术能安胎，同甘草能瘦胎，和黄连能灭痔，但多用损至高之气。若虚怯劳伤者，虽佐他药，亦当禁用。

树皮：治中风身直，久不屈伸。

根皮：主痔瘘来红，肠风脏毒。

树茎并皮：收采，驱水胀风痛。枳壳取翻肚如盆口唇，枳实如鹅眼，俱黑色者良。剜去内瓤，麸炒用。二者本同一种，但枳实秋收，枳壳冬采，故形有大小而为用各异也。

厚朴

中品，臣。气温，味苦、辛。无毒。属土而有火，可升可降，阴中之阳也。

发明曰：厚朴，气分中药，辛温能散，苦而能泄，故泄胃中之实，兼散寒湿之邪。是以本草主消痰下气，腹痛胀满。又云：去结水，破宿血，消化水谷，呕吐酸水，除惊悸烦闷等候，由其苦能泄胃实也。又主中风，伤寒头痛，寒邪，霍乱转筋，胃中冷逆，呕不止，泄痢，淋露，血气痹，死肌，疗积年冷气，腹内雷鸣等候，以其兼散寒湿也。云温中下气，厚肠胃者，非真能补脾胃也，以能走冷气故耳。佐以陈皮、苍术，去湿满，不使胃太过而复其平，以致于和而已。与枳实、大黄同用，能泄实满。与解利药同用，则伤寒发汗。与泄痢药同用，则去秽而肠胃厚矣。大抵专治腹胀结气者，以辛温散苦泄耳。气虚弱人与胃中无实邪胀气者不宜，孕妇忌之。干姜为之使，恶泽泻、寒水石、硝石。又云：忌豆，食之动气。子名逐折，散结，疗鼠瘘，益气明目。

槟榔

中品，臣。气温，味辛、苦，温，味厚气轻。降也。纯阳，阴中之阳也。无毒。

发明曰：槟榔性沉，能坠气下行，尽其用矣，故本草主逐水谷，除痰癖，下三虫、寸白，去伏尸，治心痛，风血积聚，破滞气下行，里急后重，坠诸药于下极，亦取其坠也，非取其破气也。兼木香用之，然后可耳。又云：通关节，利九窍，除烦，破癥结，下五膈气。要之苦以破降，辛以散邪。久服损真气，多服泻至高之气，较之青皮、枳实尤甚。闽广人多服之，以其压瘴耳。苟非其地，若效而多服，冲和胃气，竟为耗折，可不戒哉！脚气冲心，取大者一枚，为末，童便、姜汁、温酒半盏调服。形类鸡心尖长，中实不虚，存坐正稳，破有锦纹方妙。若实矮，是大腹。又云：向阴生为大腹，向阳生为槟榔，种相似，茎、叶、根、干小异，今市家多以大腹代槟榔，不可不辨。

大腹子

中品，臣。气温，味辛、苦。降也。

发明曰：大腹子入疏气药，下一切气，故本草主冷热气攻心腹，此能下之；通大小肠及大肠壅毒，此能宣之；痰膈醋心，此能导之。又止霍乱吐逆，下气故也。并以姜、盐同煎，此疏泻气之药，虚者禁用。又云：能健脾开胃调中者，得非邪气散，壅滞去，则胸中气调，胃气开而脾气亦健欤？要之，非真补剂也。

大腹皮：性温。乃裹子外粗壳皮。下气疏脾胃有余之气，消腹胀满及浮肿。气虚者不可用。此树鸩鸟多栖，粪最毒。其皮壳须先以酒洗，后以豆汤洗之，方可用。

猪苓

中品，臣。气平味淡，微甘、苦。降也，阳也。入足太阳经、少阴经药也。

发明曰：猪苓一于淡渗，能利水而已，故本草主利水道，通淋消肿，除温，此其专功。又主痎疟，解毒蛊疰不祥，解伤寒瘟疫，大热发汗，盖取淡以利窍，气薄则发泄耳。诸药性皆曰甘能助阳，岂真味甘而有助益哉？又云止遗精者，以脾湿流于肾经，用以渗下焦邪水，而精气益固，非真能补肾也。然其利水除湿，不可主剂，但佐以泽泻。若多服、久服，大能燥亡津液，无湿症勿轻用。仲景猪苓治少阴消渴，若渴与肿属肾虚所致不可用，虚其虚也。久服损肾昏目，以其渗泄真水故耳。用去黑皮。

桑白皮

中品，臣。气寒，味甘带辛。可升可降，阳中之阴也。无毒。入手太阴肺经。

发明曰：桑白皮气寒能利水，甘能补虚，二说兼之，故本草主伤中，五劳六极，羸瘦，崩中脉绝，补虚益气，是甘能补虚也。除肺中水气，唾血，热渴，浮肿胪胀，利水道，去寸白，治肺气喘满，止咳嗽，是寒能利水也。既云除肺中水，又云泻肺气之有余，盖气余为火，是辛以泻肺火也。肺中有水则停湿而生痰，痰生热而伤肺，是以咳嗽、唾血、热渴、劳伤之候作矣。今言除水气，正所以泻火邪，火退而气得宁，补益自在其中，此治水火相因之妙用也。湿热生痰嗽而伤肺，此为要药。若夫劳极之咳，又当用润肺、补肺之剂，兼之如款冬花、紫菀、沙参之类也。续断、桂心为之使。恶铅忌铁。

凡取用家植向东行得生气者，冬月取之。根、皮出土外者杀人。

铜刀切之，用蜜炙。

桑皮中白汁：点唇皮裂，小儿吻疮，煎汁如糖，去老痰宿血。剥白皮带汁，敷金疮，消蛇咬毒。春夏取桑枝干向上者，秋冬取枝干向下者。刀刃伤，用桑皮作线缝之，热鸡血涂之即合。

桑叶：采经霜者，煮汤洗眼，去风泪，淋渫手足，去风痹殊胜。盐捣敷蛇虫、蜈蚣咬毒，蒸捣罯扑损瘀血凝滞，煎代茶消水肿、脚浮，下气，利关节，研散，汤调，止霍乱吐泻、出汗、风痹痛。

桑枝：煎汤常饮，耳目聪明，去手足拘挛，脚气痛，散润皮毛风痒，通阴管痛，退眼眶晕，利咳嗽气逆，消痈肿毒。

桑柴灰：淋汁洗，蚀恶肉、死肌。灭疵痣因疮而肿者，皆由中水及中风寒所致肿入腹，多杀人，以桑灰汁渍冷复易取愈。又治金疮止肿，用桑柴灰研细，傅疮上佳。

桑椹：晒干蜜丸服，开关利窍，通血脉，安神魄，聪耳明目，久之不饥。黑椹绞汁，熬稀膏，蜜调服，去火毒，解金石燥热，止消渴，染须发。取二七枚和胡桃肉脂研如泥，拔去白须，点汁于孔中即生黑。

桑耳：又名桑菌，味甘。有毒。醇酒煎，散血止血。黑者主女人癥瘕，崩漏带下赤白及乳肿；黄者治男子癖饮积聚痛，阴阳寒热无子，月水不调；若黄熟陈白者，止久泄，补益元阳；其色金者治癖饮积聚，腹痛金疮。

桑花：乃树上白藓，火炒入药，性缓。无毒。主健脾，涩肠寒，崩中漏带，鼻红吐血，肠风下血。

桑寄生

上品。味苦、甘，气平。无毒。

此除风湿、益血脉之剂，故本草主腰痛，去风痹，健筋骨，充肌肤，愈金疮，长须发，坚齿，女人安胎，下乳汁，崩中，内伤不足，产后余疾，小儿背强痈肿，大略除风湿以益血脉可见矣。寄生取海桑树，地暖不蚕，叶无捋采，桑上自然生出，节间叶厚，嫩如橘叶，茎肥脆，色深黄者，是真桑寄生也。别树生者不如桑，味气厚，忌见火。

藿香

上品，君。气微温，味甘、辛。阳也。又云：甘苦纯阳。无毒。入手足太阴经。

发明曰：藿香甘温，入脾而助脾开胃之功居多，兼之辛温入肺而补卫快气，故本草主呕吐逆，霍乱，心痛，温中及风水毒肿，去恶风，进食，其助脾开胃之功验矣。兼之补卫气而不使寒侵，快气以去上焦壅，及治口臭，煎汤漱之，为入肺耳。要之，“温中快气”四字，又足以该手足太阴之经矣，故入乌药顺气则助肺，入黄芪四君子则补脾，入香砂养胃、开胃等汤则益胃也。

蔓荆子

上品，君。气温，微寒，味苦、辛、甘。无毒。阳中之阴，太阳经药。

发明曰：蔓荆子辛温兼苦，寒能凉诸经血而散风邪之药也，故本草主太阳经头痛，头风脑鸣，目泪出，目痛目暗，头沉昏闷，能明目坚齿、益气。又主筋骨间寒热，湿痹拘挛，关节九窍不利，去寸白长虫。此等候皆诸经血热而风淫所致也，此能凉之、散之，则以上诸风悉去矣。要之，清头目风邪为的药也。云久服轻身，令人光泽脂嫩，皆由能去风湿热而然也。胃虚人禁服，恐生痰疾。恶乌头、石膏，烧研去衣用。《雷公》云：去白衣，酒浸一伏时，蒸二三伏时，晒干用。

金樱子

上品，君。气平，温，味甘、酸、涩。无毒。即今之刺梨子，色黄有刺。

发明曰：金樱子酸涩收敛之剂，故本草疗脾泄、休息痢，止小便，利遗尿，涩精滑及梦遗，久服耐寒轻身，房术多用之。制料熬膏，去净刺与核，服食家和芡实肉作水陆二仙丹，益气补真甚佳。膏调铁粉，可擣染须。

花：主冷热痢，杀虫，可染发。

根：煮，杀蛇。

皮：炒，治崩带下。

五加皮

上品，君。气温，微寒，味辛、苦。无毒。

发明曰：五加皮辛温，散风益血之剂，故本草主心腹疝气，腹痛，男子阴痿，阴痒囊湿，疽疮阴蚀，小便遗沥，补中益气，益精，坚筋骨，强志，久服轻身耐老。风弱五缓，腰膝痛，脚痹痛及小儿不能行，女人阴痒。又破逐恶风血，四肢不遂及多年瘀血在皮肤。酿酒饮治风痹，四肢挛急，其散风益血大略见矣。按：五加皮之名甚大，盖天有五车之星，精入五方，五神镇生，相转育成，服一年童颜，三年作仙。昔人云：宁得一把五加，不用金玉满车；宁得一斤地榆，不用明月宝珠。非长生之药乎？今五加树本是白楸，叶如蒲叶，叶三花是雄，五花是雌，雌者良，取皮用。生汉中。但今市卖恐无真者。吴中削野椿皮为五加，柔韧无味，不堪。江淮间所生乃真，类地骨皮，轻脱芬香是也。远志为之使。畏蛇皮、玄参。

楮实

上品。气寒，味甘。无毒。又名谷食。

发明曰：楮实甘寒，亦滋阴益气之药也，故本草主强阴痿，退水肿，益气力，充肌肤，明目轻身。又壮筋骨，助阳气，补虚劳，助腰膝。其补益并载经注，今补药中稀用，惜乎未之察耳。叶如葡萄叶，有瓣，皮斑，实如弹子，秋深红熟，摘取水浸去皮、瓤，取子赤而实者，曝干，酒浸一宿，蒸二伏时。若叶无瓣曰构。

叶：主小儿身热，食不生肌。又主恶疮，生食，可作浴汤。生可擦癣。

皮：煎，逐水利便。浸烂可作纸。

茎：煮，澡洗，除疹痒。

皮间白汁：疗癣，敷蛇咬。

楮皮：烧存性，调酒，止血晕。有印纸，烧，吞，断产。

干漆

上品，君。气温，味辛、咸。属金有火与水，降也，阴中阳也。无毒。一云有毒。

发明曰：干漆虽用为去积滞之药，然其性急而能飞补，盖积滞去后而补性内行，用之当中节耳，故本草主消痞结腰痛，女人疝瘕癥坚，月闭不通，利小肠，去蛔虫，血气心痛，消瘀血。主五缓六急、风寒湿痹，时作痛痒，以其消利积滞故也。主绝伤补中，续筋骨，填髓脑，安五脏，此又能补也，而不知消导后即有补意，非直谓之补剂也，当意得之。凡使炒去烟。半夏为之使。畏鸡血，忌油脂。

生漆：酒调下，去长虫，仕痛，性烈，人以鸡子和服之。去虫，若畏漆人不可服。畏蟹黄，见之化为水。服漆毒发，饮铁浆水并蟹黄及甘豆汤并可制。

乌药

中品，臣。气温，味辛。无毒。气厚于味，阳也。入足少阴、足阳明经。

发明曰：乌药疏气散寒之剂，味薄，无滋于人，但取其辛散凝滞而已。专治妇人一切诸气，用于风药则疏风，用于胀满则降气，用于气阻则能发散，且疏寒气冷痛，故本草主中恶，心腹痛，蛊毒，疰忤鬼气，天行疫瘴，宿食不消，膀胱肾间冷气攻冲背膂，妇人血气凝滞，去小儿积聚、蛔虫，其疏气散寒之用见矣。

叶：采作茶片，能补中益气，偏止小便滑数。乌药善去猫涎。

益智子

下品，佐使。气热，味辛，温。无毒。主君相二火。手、足太阴经，足少阴经，本是脾经药。

发明曰：益智子气热味辛，主君相二火不足，温脾肾虚寒。又辛入肺而调气，有母子相关之义，心、肺、肾、脾、三焦有寒邪及虚寒者用之为当也，故本草主遗精虚漏、小便余沥，是益肾之虚寒也。若肾经相火动而致遗沥等候禁用之。又云：益气安神，补不足，安三焦，是补元气虚寒、心火、相火不足也。若心经与三焦火动者，用之反耗元气。治脾胃中寒邪，故能和中益气，而多唾属寒者亦治之，是主足太阴经药也。而脾家有湿热痰火又不当用，至若能调诸气，是辛以散肺经之寒气，而肺热者又禁之。要之，君相二火，脾土之母也，益火之源，以消阴翳，则脾胃之寒邪悉去矣。脾者，肺金之母也，脾胃之寒邪去，而肺气自调矣。肺气调而滋水之化源，肾气自益矣。此母子相关之义，故云益智。凡用，去皮，用治虚寒之症，当于补药内兼用之，勿多服。夜多小便者，取二十四枚，碎之，入盐同煎，服之有神效。

诃黎勒

即诃子。下品，佐使。气温，味苦、酸。无毒。味厚，降也。阴也。

发明曰：诃黎勒苦以泻气，酸以收敛，故本草主冷气心腹胀满，下食。注云：开胃，通津液，消痰，破胸膈结气。由其苦能泄气也。止久痢赤白，肠风泻血，崩中带下，胎漏胎动，由酸以收敛也。又肺因火伤极，郁遏胀满，喘急咳嗽，用之以收敛降火之功。气虚人亦缓缓煨熟，少服此物。能涩肠，又泄气，其味苦涩故耳。痰嗽，咽喉不利，含二三枚殊胜。

其子未熟时，风摇堕者名堕风子，尤珍贵，小者益佳。凡用，只是六棱黑色为美，慢火煨去核子用之。

吴茱萸

中品，臣。气温，大热，味辛、苦。有小毒。气味俱厚，可升可降，阳中之阴也。入足太阴、厥阴经。

发明曰：吴茱萸辛热气猛，虽云温中，然下气甚速。本草云：温中下气。此其大略，故云：驱脾胃停寒、脐腹绞痛、胃中痰冷及寒湿血痹，逐风邪，开腠理。又治冷气吐泻，腹痛难忍，下痢不禁，霍乱转筋，胃中逆冷等候，能温中故也。胸膈冷气窒塞不利，止咳逆呕逆，利五脏及疰心痛，治寸白，以下气故也。惟温中，故主太阴脾经。能下气，又兼理肺气，或云逐膀胱受湿，阴囊作疝痛，入厥阴、少阴经也，故又能折肝木之性而治吞吐酸水。厥阴风邪头疼，用之为引。多食令人目瞪口开，久服耗损元气，肠虚尤忌之。脚气冲心，可和生姜汁饮之，良。

茱萸根：杀三虫。根白皮杀蛲虫，治喉痹咳逆，止泄注，食不消，女子经产余血，疗白癣。

食茱萸：功用与吴茱萸同，气味为少劣耳，俗作辣糊者。产吴地，故以吴名。凡用，汤泡去苦汁七次，烘干，杵碎才煎。恶紫石英、丹参、硝石。用蓼实为使。

丁香

上品，君。气温，味辛，纯阳。无毒。走手太阴，入足阳明、少阴经。长如钉者名雄，大如枣核名雌，主母者用多。

发明曰：丁香辛以发泄肺气，温能补胃暖肾。本草主壅胀风毒，除诸肿，能发诸香。注云：杀酒毒蛊毒，胀气，口舌气，止吃忒①，气属寒者，以能泄气也。又主温脾胃，呕吐霍乱，除心腹冷痛，消痃癖，肾气奔豚，阴痛，壮阳，暖腰膝，除冷劳，杀疳䘌，坚齿。其温补脾胃、暖肾之功多矣。妇人阴户常冷，用母丁香为末，实纱囊如指大，纳户中，能温。又疗奶头绽裂。

老人拔去白发，姜汁和涂孔中，重发黑。

丁皮：齿痛，堪合香料。

根：捣敷风热肿毒。

乳香

上品，君。气温，味辛、苦，阳也。无毒。

发明曰：乳香温经散气，定诸经之痛，疗诸恶疮而调血气，故本草去恶气瘾疹痒毒及风水肿毒。又云：止心腹痛，疰气霍乱，熬膏能止痛，长肉。又疗耳聋，中风口噤，善疗女人血气，更催生。若多服、久服，令人骨软成瘫患。出波斯国，赤松木脂垂滴缀木，香赤如桃胶，名滴乳，效速，盖熏陆之类。熔榻地面者，榻香。

---

① 吃忒：即呃逆。

今市家多以松脂伪造，不可不辨。

凡用，箬叶上烘燥，同灯草擂细，罗，合散丸。入汤药，临熟加调。如入油熬膏，酒熔化，研烂。

熏陆香：上品，微温。疗风水毒肿，去恶风伏尸。出天竺者多白，出邯郸者夹绿色，形如自胶者良，如桃胶者尤异。乳香亦其类也。今人无复辨之。

没药

中品，臣。味苦，平。无毒。又云：苦、辛，温。

发明曰：没药疏经络、行气血之药，故本草主破血止痛，疗金疮、杖疮，诸恶疮痔漏，卒下血，目中翳，晕痛，肤赤，大概通滞血。盖血滞则气壅瘀而经络满急，故痛且肿。凡打扑跌搕着肌肉，须肿胀者，经络伤，气血不行，壅瘀故也。皆用研烂，热酒调服。单用亦得，主打搕损，心腹血瘀，伤折踒跌，筋骨瘀痛，金刃伤痛难忍，血晕及脐腹疠刺痛，皆用研细，酒调服。又破癥结宿血，消肿毒。又治历节，诸风，骨节痛不可忍，以虎骨三两，酥炙，末之，没药五钱，研细，酒调服二钱，日三服效。

《海药》云：能推陈致新，生好血，堕胎，心腹痛，产后血气痛，并宜丸散中服之。

沉香

上品，君。气微温，味辛，阳也。无毒。

发明曰：沉香温，养诸气，保和卫气，助阳消阴之要药。凡诸阴寒湿滞，能散之、逐之，故本草主风水毒肿，去恶风。注云：除风湿，皮肤痒，癥癖及心腹痛、气痢，皆能消散之。冷气麻痹，骨节不任，能温散之。又云：主壮阳，暖腰膝，调吐泻转筋，止噤口痢痛，上而通天，下而彻地，用之为使，无所不宜。

若与乌药摩服，走散滞气，独行则势弱，与他药相佐取效缓。又云：降真气。出海南、交、广。择树之老者，砍仆，雨水渍之，使皮木朽残，独存心节，坚黑沉水，故名沉香。结鹧鸪斑者名黄沉，似牛角黑者名角沉，二者虽精，惟黄蜡沉，咀之柔软，削之自卷，尤精美难得，应病如神。作丸散忌日与火。又浮而不沉水名栈香，最粗；半浮半沉水，与水面平者名煎香，略次；形如鸡骨者名鸡骨香；虽沉水而空心、形如马蹄名马蹄香；如牛头名牛头，品类皆粗，不堪入药。

龙脑香

中品，臣。即冰片。又名片脑。气温，平，味辛、苦。一云微寒，无毒。

发明曰：龙脑属火，味辛性轻浮飞扬，能发热通利结气，故本草主明目，赤肤翳痛，用之点眼。又主心腹邪气，风温积聚，耳聋。用吹喉痹，肿胀立消。掺舌胀，出口自收，疗下疳热疮，消风气，通九窍，皆辛散通利之用也。东垣云：入肾治骨病。得非香气能透骨窍欤？《衍义》云：此物能大通利关膈热塞。清香为百药之先。大人、小儿风涎闭塞及暴得风惊热甚，以南星等分为末，研细，用一字至半钱，名开关散。

小儿痘疮，心烦，狂躁妄语，末之，猪心血丸榛子大，紫草汤下一丸，心神安定，疮毒透彻。

人欲死者吞之，气散尽。世人误以为寒，不知辛散，性窜似乎凉耳。凡诸香属阳，安有香之至者反寒乎？出波斯，木类杉，皮有甲错。香即木脂结成，如梅花细瓣，片片明净轻浮者真妙。一种香硝质重色苍，如细沙，不明净，市家多用此混搀，不可不细择也。加灯芯，瓷罐藏贮，不耗蚀。

苏合香

上品，君。气温，味甘。无毒。

发明曰：苏合香甘温而性走窜，故本草主辟诸恶，杀鬼精邪，除温疟蛊毒，痫痓，去三虫，令人无梦魇。久服通神明。若和药为丸，能开关透窍，逐寒中冷风。此为专攻，然走窜之性概见矣。肺胃风热盛者忌之。出西域。气极芬香，色紫，系诸香汁煎合成者。一说是狮子屎，非也。今市卖者多是膏油，难得真正者。

檀香

上品，君。气温，味辛，热，阳中微阴。无毒。入手太阴肺、足少阴肾，通行阳明经。

发明曰：檀香辛热，能温中气而调气上行，故本草主心腹痛，霍乱，中恶鬼气，杀虫，以辛能散寒而温中气也。又治肾气腹痛，消热肿，是辛以润肾、温而能散也。东垣云：清香调气，引芳香之物上行至高之分，最宜橙橘之属，佐以姜、枣，并葛根、豆蔻、缩砂、益智，通行阳明之经。在胸膈上、咽嗌之间，为理气药，故云能引胃气上升而进食也。愚谓：若寒气犯胃口及胃气下陷不食者，固宜用此，以疏快一时可也，胃热、肺热者又不可用。

紫真檀香：主恶毒风毒。

降真香

气温，平。

主天行时疫，狂热。小儿带之辟邪气，辟宅舍怪异响声。拌和诸香烧烟直上天，召鹤成群盘旋于上。但难得真正者，市多以海梅老者指为降真，非真也。

安息香

中品，臣。气平，味辛、苦。无毒。

发明曰：安息香主心腹恶气，邪气，鬼疰，鬼胎，蛊毒，入牛黄丸，疗中风惊痫等候为最。生海外。系木脂，因香能辟邪，土人名之辟邪树。倒其树，胶如饴出，凝结成黑块。烧烟，鬼惧神欢。但今市中难得真正者。

麒麟竭

中品，臣。一名血竭。气平，味辛、咸。一云甘、咸。有小毒。

发明曰：血竭能散毒邪，逐恶血，益新血，外科要药。本草主五脏邪气，带下，止痛，破积血，治金疮。一云治扑损跌伤损，疗恶毒疮痈，引脓生肌。若毒邪在内，酒调服为宜。毒邪外发者，作膏剂为当。产南番，麒麟树脂结成块，赤同血色，因名之。搞断光彩，摩之红透指甲。似栀子气，嚼之不烂如蜡为上。一种海母血似之，但咸而腥气。凡用，另研入药。

阿魏

辛，平，气温。无毒。钵中研细，热酒器上裛①过用。

发明曰：阿魏散邪气，消坚积，故本草主杀诸小虫，去臭气，除邪鬼蛊毒，破癥积，下恶气。又云：治传尸，破癥癖、冷气，辟温，治疟，兼主霍乱，心腹痛，肾气，温瘴，御一切蕈菜毒。注云：体性极臭而能止臭，亦奇物也。出西番及昆仑，是木膏液滴结成。旧说其苗、叶、根、茎似白芷，捣汁煎作饼者，今从木本，色黄者上，黑者不堪。今人煎蒜白为假者，但真者最臭。将半铢于熟铜器中一宿至明，沾阿魏处白如银色，永不赤。又将至柏树上，树立干，即真也。

---

① 裛：原字不清，日本抄本与《证类本草》均作“裛”，据改。

枫香脂

上品。一名白胶香。气平，味辛、苦。无毒。

发明曰：枫香脂性甚疏通，外科之要药。主风瘙瘾疹，退浮水气，搽齿龈，止齿痛。枫木连抱者甚多，并结球不结子。本注以大枫子内附，但载主治，余无一言。今市家皆言海舶贸来。别外番枫木，别有一种，存备参考。

枫树皮：性涩，止痢。

大枫子取仁，杀虫疮疥癣。《本草注》云：枫香子大如鸭卵。此大枫子恐另是一种。

枫菌：误食之，令人笑不休，惟饮地浆可解。

淡竹叶

中品，臣。气平，寒，味甘、淡，微阳。无毒。惟董竹、雷竹、水竹味淡兼甜，治病为最。笙竹、簕竹次之，余不堪用。

发明曰：淡竹叶凉心肺之要药，故本草主胸中痰热，咳逆上气，喘促，疗伤寒，解虚烦。又主吐血，热毒风，压丹石毒，止消渴，大略凉心肺之功多。一种草亦名淡竹叶，利小水，治喉痹等症并效。

董竹：味微苦，平，大寒，治疗与前大同。又除烦热，风痉筋急，恶疮喉痹，呕吐。

董竹根：作汤止消渴，散毒，补虚。汁止风痉。又云：淡竹及根治狂烦闷，中风失音，壮热，头风头疼并孕妇头旋倒地上，惊悸温疫，迷闷，小儿惊痫天吊。茎叶同力。

苦竹叶及沥：疗口疮目痛，明目，利九窍。又云：苦竹笋主不睡，去面目并舌热黄，消渴，明目，解酒毒，除热气。

竹茹

气微寒，味苦。

主胃热噎膈，呃逆哕呕，温气寒热，吐血，鼻衄，崩中，溢筋。苦竹茹：主下热壅。温胆汤中用竹茹，能宁神豁痰。

淡竹沥

气寒。

理暴中风，口噤不语，风痹，胸中大热，烦闷，阴虚发热，小儿天吊惊痫，妇人胎产闷晕，却痰涎。痰在经络及四肢皮里膜外，非此不达。《衍义》云：胎前不损子，产后不得虚，佐以姜汁服之不寒。苦竹沥：功用亦同。

仙人杖：笋成竹时立死①，色黑味咸，惟苦堇多生。主哕气呕逆，反胃，水煮服。小儿惊痫，夜啼，安身伴睡。烧末调，止痔血。五六月采。

天竺黄

味甘，寒。无毒。

主小儿惊风，天吊抽搐，痰壅失音，疗肥人卒暴中风，痰涎不语，镇心明目，解诸风热，疗金疮，止血，滋养五脏，小儿药最宜和缓故也。生天竺国。今诸竹内往往得之，旋飞沙结成老竹间，形类黄土。市者多烧诸骨及葛粉等杂之，咸，青黑色，不可不辨。

竹实：通神明，轻身益气。

竹笋：味甘，主消渴，利水道，益气，托痘疮。

竹肉：生苦笋枝上，如鸡子大，生啖戟人喉，血出，令爪甲黑。须灰汁煮三度，依常菜食之，杀三虫，破老血。此亦难得，不用也罢。

---

① 死：原作“多”，于义不通。《证类本草》仙人杖条曰：“此是笋欲成竹时立死者，色黑如漆。”“多”当为误字，据医理及《证类本草》改。

竹蓐：盛夏间系慈竹逢雨滋润，每滴汁着地发生，状如鹿角，色白，同姜汁煮食，治赤白痢。

钩藤

下品，佐使。气微寒，味甘、苦。无毒。

发明曰：钩藤专主幼科，故小儿寒热，十二惊痫，手足瘈疭，胎风，客忤，抽搐等候。茎长中虚，可钻隙盛酒，有刺类钓钩，故名。取皮曝干，入药用。

木部下

槐实

上品，君。气寒，味苦、酸。一云味苦、辛、酸。无毒。

发明曰：槐实苦咸寒，退五内邪热，益阴脏之药也，故本草主五内邪气热，五痔肿痛，肠风泻血，妇人子脏急痛，兼疗火疮，止涎唾，补绝伤，堕胎，久服明目益气，头不白。又云：治男女阴疮湿痒，消乳瘕痈肿。

《衍义》曰：槐实乃荚中子也。若捣荚作煎，当云荚也。荚与子其用各别，皆疏风热之用。十月收，粒大如豆，紫色而坚者，一荚两粒、三粒者良，单粒、五粒勿用。景天为之使。

槐胶：主一切风，化痰，治肝脏风，筋脉抽掣及急风口噤，四肢不收，顽痹毒风，周身如虫行，破伤风，口眼偏斜，腰背强硬，任作汤散丸煎。杂诸药用之亦可，水煮和诸药为丸，入作汤下药。

嫩荚：煎代茶，去头风，明目补脑。

老荚：疏风热，煎服。

槐白皮：煮酒治风，皮肤不仁；煮汁淋阴囊坠肿。

根：主喉痹寒热。枝：洗痒疮，煅揩齿，杀虫。

茎叶：总治疮毒，熬膏贴痈疽溃烂，煎汤洗小儿惊疳，壮热，疥癣丁疮，漱口齿。八月断槐大枝，使生嫩蘖，煮汁酿酒，疗大风痿痹，甚效。

槐花：炒黄用。凉大肠，去热，理肠风，泻血，止痔血并赤白痢，胃脘痛，亦杀虫及皮肤风。

槐耳：系菌树上生者，坚如桑耳者良。作细末，酒服，去妇人阴中疮痛，治痔瘘便血。

按：槐乃虚星之精，十月上巳日采子，新盆盛，合泥，百日烂为水，取核服之，脑满，发不白，长生。去百疾，恐未必然。

榆皮

上品，君。气平，味甘，性滑利，降也。无毒。

发明曰：榆皮滑润通利之性，故主大小便不通，利水道，通五淋，除邪气，肠胃邪热气，消肿利关节，压丹石。久服多睡，令人不饥。孕妇服滑胎。捣末，临月日三服。

皮涎：敷癣杀虫。取向里白皮，晒干入药，勿令中湿，湿则伤人。新剥捣烂如粘，粘瓦石甚固。

花：主小儿惊痫，亦利尿管闭涩。

榆实：生有荚，作酱甚香，因味微辛助肺气，杀诸虫，消心腹恶气并卒心痛，涂小儿头疮，痂疕及诸癣疥。小儿白头疮，捣皮，醋和涂之虫即灭。又和醋敷脸上，消赤肿。

秦皮

中品，臣。气寒，味苦，沉也，阴也。无毒。

发明曰：秦皮清热滋阴脏之药，而清肝益肾之功多，故本草主目中青翳，白膜，赤肿痛涩泪，肝中久热也。煎汁点洗之。小儿痫搐身热，肝经热也，可作汤浴身。疗男子少精、妇人带下，肾气虚也。此以苦坚之。又主风寒湿痹者，盖能清肝滋肾，则阴血滋生而痹痛自蠲矣。久服皮肤光泽，肥大有子者，良有以哉。《液[①]》云：热痢下重，下焦虚。用白头翁、黄柏、秦皮之苦以泄之，亦以坚肾气滋阴可知矣。脾胃虚寒者宜少服。大戟为之使。恶吴茱萸、瓠、葵。俗呼为白桪，木之名石檀树，以类檀木。叶如匙头，皮多白点，取皮渍水，浸出青蓝色者方真。

樗根白皮

下品，佐使。气寒，味涩。有小毒。俗呼臭椿树。

发明曰：樗根白皮亦滋阴脏之用，故本草主止女人月信过度，带漏崩中，此专功也。又禁男子遗精，肠风痔漏，久痢，缩小便，驱蛔虫，得地榆疗疳痢。

荚：曝干，止大便血。

椿白皮：主疳䘌，止血，女科任用。白者为良。椿木实而叶香无荚，樗木疏而气臭有荚，但椿木端直，无花不实，樗木干多矮小有花，控东引细根，刮外皮，取白皮，以蜜炙用。

密蒙花

中品，臣。气平、微寒，味甘。无毒。

发明曰：密蒙花清肝经之热，治眼科之药也，故主青盲肤翳，赤涩多眵泪，消目中赤脉，小儿麸豆及疳气攻眼。其叶冬青不凋，花瓣紫，千房一朵，故名密蒙。酒浸一宿，候干，蜜拌蒸过，日曝干用。

辛夷

上品，君。气温，味辛。无毒。一名木笔，又名近春花。

---

① 液：指《汤液经法》。

发明曰：辛夷辛温，入肺能散风邪，故本草主五脏，身体寒热，风邪脑痛，面肿，引齿痛，眩冒，身兀兀如在车船之上，去面皯，温中解肌，利九窍，通塞涕出。要之，利肺部之药也。又兼杀虫，生须发，久服明目，下气轻身。芎䓖为使。恶五石脂，畏菖蒲、黄连、蒲黄、石膏。宜未开花紫苞，蕊去心，不致人烦。去外毛，恐射人肺。《雷公》云：去毛、心，以芭蕉水浸一宿滤出，用浆水煮二个时①，焙干用。治眼目病，即一时去皮，用向里实者。

蕤仁

上品，君。气微寒，味甘，温。无毒。

发明曰：蕤仁治眼科为专，故主明目，赤痛伤眦，泪出目肿，眦烂努肉，益水生光。又兼主心腹邪结气，结痰，痞气。蕤子亦治鼻衄。状类乌头，但略圆而扁，外有文②，碎核壳，取仁，去皮尖，研烂用。

女贞实

上品，君。即冬青树子，气平，味苦、甘。无毒。

发明曰：女贞实甘平补血，苦能坚肾气，故主安五脏，补中气，除百病，养精神，酒浸多服，补血去风。久服肥健，轻身延年，用旱莲草熬膏合妙。捣碎渍酒，同生地煮能黑发须，强筋力，其补血坚肾见矣。须配入补血剂中为妙。冬至收，用布袋挼净衣皮，酒浸一宿，日曝干用。愚谓女名者，以其耐寒，凌霜雪

---

① 二个时：《证类本草》“辛夷”条引雷公云：“凡用之，去粗皮，拭上赤肉毛了，即以芭蕉水浸一宿漉出，用浆水煮，从巳至未，出，焙干用。”则二个时当为二个时辰，疑脱一“辰”字。

② 文：原为“绞”，于义不通。《证类本草》“蕤核”条引陶隐居云：“形如乌豆大，圆而扁，有文理”，据《证类本草》及药物外形改。

不凋，如女之贞洁，故名之。

树皮：凉。渍酒每日饮，亦益肌肤。

枝叶：可染绯，烧灰能治瘅①瘃②。

虫白蜡：附枝结成，系小虫食树汁化者，即白蜡。《本经》脱漏未录。丹溪云：此禀气收敛坚凝，为外科要药。生肌止血，定痛，接骨，续筋补虚。与合欢皮同煎，入长肉膏用。

白蜡尘：能治瘵虫。

五倍子

中品，臣。一名文蛤。气平，味苦、酸。无毒。属金与水。俗呼百虫仓，以内多小虫。

发明曰：五倍子苦能泄散，酸以收敛，故本草主齿宣疳䘌，肺脏风毒流溢皮肤，作风湿癣疮，瘙痒脓水，五痔下血，小儿面鼻疳疮。注云：治风上攻，目赤肿痛涩痒，或赤烂浮翳，瘀肉侵睛，以能泄散风热也。又止泻痢肠虚，消渴，以能收敛津液也。口疮以末掺之，效。

百药煎：即倍子造成者，治肺胀喘咳，噙化，能敛而降之。造法：用新鲜倍子十斤，舂捣烂，细瓷缸盛，稻草盖盦七昼夜，取出复捣，加桔梗、甘草末各二两。又盦倍子一匕，仍捣仍盦，务周七次，捏成饼子，晒干任用。如无新鲜者，用干倍子水渍为之。

皂荚

下品，佐使。气温，味辛、咸。有小毒。足厥阴引经药。

发明曰：皂荚疏气导痰之要药，而疏散之力居多，故本草

---

① 瘅（dàn 旦）：劳苦。

② 瘃（zhú 逐）：原作“豕”，《证类本草》“女贞实”条曰“其叶烧灰，面膏涂之。治瘅瘃殊效。”“豕”“瘃”二字形近而误。据医理及《证类本草》改。瘃：冻疮。

主风痹死肌，邪气，利九窍，通关节，消痰，破坚癥，搐鼻嚏以释风邪。又疗腹胀满，消谷，除咳嗽，囊结，杀精物，杀痨虫，堕胎，孕胞不下，明目，去头风泪出，皆其疏散之力。又阴毒正阳散用之，以能引入厥阴经也。

作膏敷肿痛，和生矾吐风痰，拌蜜堪为导箭。中风昏迷，鬼魇不悟，卒死，卒头痛，为末吹鼻中即苏。《戴氏方》云：中风口眼㖞斜，先烧皂荚，烟熏逐其外邪，次烧乳香，薰之，顺其血脉。

痈疽未破者能开窍，已破者能引药至排脓处，诸恶疮癣及疠风中之要药也。

投美酒中浸，取其精，熬膏涂帛，贴一切肿毒，兼止疼痛。凡用，猪牙荚为良。又云：长板荚理气疏风，牙荚治齿取积。凡用，去弦与子。

皂角刺：其质于中之尤锐者，治疮中用之，直达于疮所。用米醋煎嫩刺，浓汁敷癣疮，奇效。

巴豆

下品，佐使。气温，味辛，生温熟寒，气薄味重而降，性烈。有大毒。

发明曰：巴豆性烈，有荡涤攻击之能，诚斩关夺门之将。若急攻，为通利水谷之方。去皮、心膜、油，生用。若缓治，为消摩坚积之剂。炒令烟尽，黄黑，研用。古制如此，不如去心膜，煮五度，换水更煮，一沸为佳。若炒黑似为太过。本草主大腹水胀，荡涤脏腑，开通闭塞，利水谷道，去恶肉，除毒蛊，鬼疰邪物，杀虫及斑蝥毒，此系急治也。又主伤寒温疟，寒热，破癥瘕结聚，坚积，留饮，痃癖，女子月闭，烂胎，金疮脓血，不利丈夫阴。又消痰，消肿毒丁肿，排脓，治恶疮息肉及疥癞，此属缓治也。又云：可练①饵之，益血脉，令人好颜色，变化与鬼神通，除风补劳，健脾开胃，此岂真补剂哉。要之，能荡秽消积，则推陈致新而脾胃从此和，血脉亦自此益矣，此意也，故云可以通肠，可以止泄，世所不知也。丹溪云：去胃中寒湿积，若无寒积，勿用。亦不可轻用也。反牵牛，恶蘘草，忌芦笋、酱豉、冷水，畏大黄、藜芦、黄连。芫花为之使。得火良。中巴豆毒者，黄连汁、大豆汁解之。

木鳖子

下品，佐使。气温，味甘。无毒。乌头毗穗，亦名木鳖，名同而实无治病之能。

发明曰：木鳖子外科要药，故本草主消结肿恶疮，能生肌，两胯肿毒，妇人乳痈，肛门肿痛，止腰痛，折损伤，除粉刺鼾黯。又云：醋摩消酒毒。又能毒狗。木鳖子若瓜蒌，生青熟似鳖，故名之。

楝实

下品，佐使。气寒，味苦。有小毒。即金铃子。

发明曰：楝实苦寒，解热散结之药，故主湿疾，伤寒大热，烦狂，利小便水道，杀三虫疥疡。《珍》云：入心，主上下部腹痛、心痛，心暴痛，非此不除。旧方治小肠疝气、吊痛，蜀产者佳。取肉，去皮、核用。一说将核捣碎，浆水煮一伏时，漉，晒干入药。大抵用核莫用肉，用肉莫用核，此常理也。

根：利大小肠。微寒，味苦。有小毒。有二种，根白生子者为雌，宜用；若雄者无子，其根赤，有毒杀人。

---

① 练：通“鍊”。《文选》江文通诗“练药烛虚幌。”李注：“《说文》：‘鍊，化金也。’鍊与練，古字通。”

郁李仁

下品，佐使。气平，味酸。《蜀本》云：味甘，香，少涩。《药性》云：味苦、辛。降也，阴也，无毒。一名棣，《诗》云“常棣①”是也。

发明曰：郁李仁破血润燥利水之用，故本草主大腹水肿，面目四肢浮肿，利小便。《药性》治肠中结气，关格不通。又云：宣泄五脏，膀胱急痛，宣腰胯冷脓，消宿食下气。

根：主齿断肿、龋齿，坚齿，煎汁含漱之。及风蚛牙疼，缘性凉，去白虫。又治小儿发热，作汤浴之。

芜荑

中品，臣。气平，味辛。无毒。有大小二种。

发明曰：芜荑辛散，治风湿寒之用，故主五内邪气，散皮肤、骨节风湿，淫淫如虫行，去三虫、寸白，化食。又云：治痔瘘，肠风，疥癣，疮痍。《衍义》云：治大肠寒滑及逐冷气。又疗小儿疳泻，得诃子、豆蔻良。又脾胃有虫，食即痛，面黄无色，以石州芜荑仁二两，和面炒令黄色，为末，米饮调服。大芜荑比榆荚大，其气腥臭如犼，但市家多以盐渍，殊失气味，无效，必求腥臭②者良。宜陈者，务经火煅才用。小芜荑云即榆荚，味辛，醢酱堪用，不入药。

荜澄茄

中品，臣。气温，味辛。无毒。原载草部中，因系椒类，故附

---

① 常棣：亦作棠棣、唐棣，即郁李。花或红或白，果实像李子而较小。花两三朵为一缀，茎长而花下垂。诗人以常棣的花比兄弟。

② 腥臭：原作“醒臭”。据医理当作“腥”，二字形音皆近而误，据医理改。

木部。

发明曰：荜澄茄辛散快气，故本草主下逆气，消食，散皮肤风，心腹气胀，消痰癖，止呕哕、伤寒咳，疗鬼疰。又能染发及香身。系嫩胡椒青时摘取，一云向阳生者胡椒，向阴生者为澄茄。又山胡椒颜色黑，颗大。止痛，破滞气，似梧桐子及蔓荆子，微大。

胡椒

下品，佐使。气大热，味辛。无毒。属火有金。

发明曰：胡椒辛热，逐寒利气之用，故本草主下气温中，去痰，除脏腑中风冷。又云：调五脏，壮肾气，止霍乱，心腹冷痛，冷痢。又去胃中寒痰，吐水，食已即吐，甚验。大肠寒滑，亦须以他药佐之。多服损肺走气，调食用五味，辛辣快膈，杀一切鱼、肉、鳖、蕈毒。

蜀椒

下品，佐使。气温，味辛，大热。有毒。属火有金与水，浮也。阳中之阳。

发明曰：蜀椒辛能润肺肾而散寒邪，热以助心阳而温胃除湿，故本草主邪气咳逆，除六腑寒冷，伤寒温疟，大风汗不出，开腠理，通血脉，逐骨节皮肤死肌，寒湿痹痛①，下气，除齿痛，坚齿明目，女子自乳②余疾。又云：治冷风、顽头风，下泪，腰脚不遂，腹内冷痛，疗阴汗，缩小便泄，其润肾散寒邪

---

① 寒湿痹痛：原作"寒湿脾痛"，《证类本草》"蜀椒"条下引《神农本草经》曰"寒湿脾痛"。"脾""痹"二字音近而误，据《证类本草》及医理改。

② 自乳：于义不顺。《证类本草》作"字乳"。生育之意，义胜，可参。

概见矣。又主心腹留饮，宿食瘕结，噫气，肠澼，下痢水肿，黄疸，鬼疰蛊毒，鱼蛇毒，其助心阳、温胃除湿可知矣。多食乏气，十月勿食之，伤心，以其辛散故也。杏仁为之使。畏款花、雄黄。出西蜀，鲜红者良，闭口者杀人。凡用，去椒目及闭口者，炒微汗出，舂去内壳，取外红皮用。

椒目：味苦兼辛，行水利小便，治水蛊胀满，定痰喘，敛盗汗，炒之，研末调服。

椒叶：和艾、葱捣烂，少加酽醋拌匀，署内外肾吊痛，敷奔豚、伏梁气，俱敛，亦堪煮饮，味辛香。有人阴冷，渐渐冷气入阴囊，肿满，日夜痛闷，以净椒帛裹着丸囊，令厚半寸，须臾热气大通，日再易之，取消。

秦椒：气温，味苦、辛，生温熟寒。有毒。主风邪气，温中，除四肢寒痹，坚齿明目，疗喉痹，吐逆，消疝瘕，去老血，调产后余疾，腹痛，通月闭，灭瘢出汗，利五脏。久服悦颜，轻身，牙疼，醋调漱口。解水银毒。泰山川谷、秦岭、琅琊、明越皆有，似蜀椒而大，色黄黑，味亦有椒气，或呼为大椒。用之去闭口者。

海桐皮

中品，臣。气平，味苦。无毒。

发明曰：海桐治风湿之用。本草主霍乱中恶，赤白痢，除疳䘌疥癣，牙虫。渍水洗目，除肤赤。注云：渍酒治风蹶。又云：治血脉麻痹疼痛。《海药》云：主腰脚不遂，顽痹腿膝之痛，大率专治风湿。似桐皮而坚韧，皮白，堪作绳索，入水不烂。

紫葳

中品，臣。气微寒，味酸。无毒。即凌霄花。

发明曰：紫葳，女科要药，故本草主崩中带下，疝瘕，血闭，去产乳余疾，寒热羸瘦，养胎，补阴衰之要药。又治少女血热风毒，四肢皮肤生瘾疹，并行经脉。取花为末，温酒调服二钱。又兼治痿蹶，益气。注云：亦治风热、风痫，散酒皶，肠中结实，大小便不利。要之，疗女科为专。

茎叶：味苦，主痿蹶，益气，花叶同功。

根：治身痒，游风疹。初生蔓藤依木，岁久延引至杪梢，因名凌霄。花开黄赤色。畏咸卤。

苏木

下品，佐使。气平，味甘、咸兼酸，辛甘胜于酸辛，可升可降，阳中之阴也。无毒。

发明曰：苏方木行血散滞之用，故主破积血，产后血，胀闷欲死者，水煮、苦酒煮五两，取浓汁服之效。又主女人月信不通及血晕，口噤，散痈肿瘀血，排脓止痛，跌扑死血。凡女人行血药中俱宜酒煎。同防风散表里风气，调乳香，治口噤风邪。

梧桐泪

中品，臣。气大寒，味咸、苦。无毒。一名木律。

发明曰：梧桐泪苦、咸，寒，能清热毒，故本草主大毒热，心腹烦满，水和服取吐。又主马牛急黄，黑汗，水研灌之。古方治风疳、𧏾齿、牙疼要药。又消火毒、面毒及骨槽风劳。又疗瘰疬，能软一切物，为金银焊药。多服，令人吐不休。出甘肃咸卤地上。树甚高大，皮似白杨，津入地中与土石相着，状如黄矾，坚重，多夹烂木如硝石，密封，勿令化。

雷丸

下品，佐使。气寒，味苦、咸。有小毒。

发明曰：雷丸苦寒泄热之剂，故本草主杀三虫，逐毒气，除胃热，利丈夫，不利女人，疏利之利。除小儿百病，除皮肤中结热、积、蛊毒，逐邪风，汗出恶风及癫痫狂走。又作摩积膏。久服阴痿，以苦寒疏泄之过也。此系竹之苓，累累相连，状如丸。甘草汤浸一宿，杀毒，炮用。白者善，赤者杀人。恶扁蓄、葛根、厚朴、芫花，荔实为之使。

没食子

下品，佐使。气温，味苦。无毒。一名无食子。

发明曰：没食子益气滋阴之用多，故本草主赤白痢滑不禁，生肌肉。又主肠虚冷痢，益血生精，安神利气，乌须发，阴疮阴汗，小儿疳䘌。出西戎，结实类弹丸，初青熟渐黄白，虫食成孔眼，纹细，无枕①米者佳。浆浸沙盆中，石上研火焙，忌犯铜、铁、水湿。

茶茗

气微寒，味苦、甘。无毒。入手、足厥阴经，阴中之阳，可升可降。

发明曰：茶茗苦甘微寒，专上清头目。世医执证本草，以苦泄下行之说，如何头目得清？殊不知头目不清，由热气上熏，用苦以泄之，则热降而上清矣。茶茗体轻而气浮，芽萌得春生之气，味虽苦而气则薄，故《汤液》以清头为主，解烦渴，利小水，逐痰涎热，令人少睡。苦茶下气，消宿食，除热，治瘘疮②，皆苦以泄热之由也。饮之宜热，冷饮则聚痰，多饮则少

---

① 枕（cì 次）：原作“杭”，于义不通。《证类本草》“无食子”条作：“雷公云：……纹细，上无枕米者妙。”据《证类本草》及医理改。

② 瘘疮：指生于体表之急性化脓性疾病。《外科真诠》卷下：“瘘疮初起形如绿豆，色红，大如梅李，血不出，脓不生，痛不止，久则延及遍身。”

睡，久服则消脂，苦泄之故也。不宜空腹饮，尤忌点盐汤。《序》云：释滞消壅，一日之利暂佳，瘠气侵精，终身之累斯大。此可谓一生嗜茶者戒也。

同姜连煎，治赤白下痢；目痛，嚼贴两眦；香油调敷汤火毒。今按：早采为茗，晚采粗者曰茶，《本草注》以早采为茶，晚采为茗。一名荈①，蜀人名之苦茶，今通谓之茶。古人谓早采芽茶为雀舌、麦颗，言其至嫩也。又有新芽一发便长寸许，此为上品，其根干水土，力皆有余故也。其雀舌、麦颗又次之，前人未尽识，误为品题耳。

蒙山顶茶更佳。雅州蒙山有五顶，惟中顶人迹罕到，顶有茶园，俟春雷发声，构采之，三日而止，得一两，以本处水煎饮，驱宿疾，二两轻身，三两换骨，四两成地仙。斯言虽近迂，而其实奇妙。但今蒙山茶俱是石藓、白衣，非茶芽类。意者别有种芽茶，而人不能得也，详之。

棕榈子

下品，佐使。气平，味苦、涩。无毒。

发明曰：棕榈子苦涩能益血，故本草主涩肠，止泻痢、肠风、崩中带下而能养血。

其皮：取陈者烧灰存性，研汤调，止鼻洪吐血，塞肠风、崩带、赤白痢。

南藤

下品，佐使。气温，味辛。无毒。即丁公藤，生南山谷，依楠木，故名南藤。皮色紫褐。

发明曰：南藤辛温而益血祛风，专治风痛，故本草主血风，

---

① 荈：茶的老叶。即粗茶。也泛指茶。

补衰老，起阳强腰脚，除痹，逐冷气，排风邪。用酒渍服，亦煮汁服。性烈，亦可摩吞，令皓发变黑。叶如杏叶略尖，苗似马鞭无节。

石南：气平，味辛、苦。有毒。主养肾气，内伤，阴衰脚弱，利筋骨皮毛，风淫湿痹，女子久服令思男。又主除热，逐诸风，虽养肾，令阴痿。

实：杀虫毒，逐风痹积。生石上，冬不凋，秋结红子。恶大小蓟，加皮为使。

牡荆实

上品，君。气温，味苦。无毒。又名黄荆条，因茎劲，故以牡名。有青黄两般，取青者用。

发明曰：牡荆实主筋骨，节寒热，通胃气，下肺气，咳逆，通神见鬼。又云：得柏实、青葙疗头风。入药炒，研。防风为之使。恶石膏。

叶：主脚气肿满，下部疮湿䘌，薄①。又疗霍乱转筋、血淋、血痢。

根：解肌发汗，驱头、肢体诸风，水煮服。

荆沥：截荆条烧取沥。主风热，心烦闷，头风眩晕，心中漾漾欲吐，中风失音，疗小儿发热，惊痫抽搐，除痰，止消渴，令人不睡，痰盛气实宜服；气虚少食者，忌之。丹溪云：虚痰用竹沥，实痰用荆沥，俱开经络、行血气之要药也。

木槿

下品，佐使。气平，味苦。无毒。花、枝各用。

发明曰：木槿主肠风泻血，又主痢后热渴，作饮服之，令

① 薄：《证类本草》此后有“脚，主脚气肿满”六字，可参。

人得睡。绞汁度丝软滑易络。

花：凉。治赤白痢、肠风，止血。作汤代茗，治风痒。二者用之，并宜炒过。今人用编篱障。

合欢

中品，臣。气平，味甘。无毒。一名夜合，即交枝树。其枝互相交合，风来自解开。

主安五脏，利心志，明目长肌肉，续筋骨，补阴有捷功。又云：令欢乐无忧，事事遂欲。如萱草使人忘忧，恐未必然也。多产雍洛，每植庭除①，叶如槐叶而密繁，木似梧桐，但叶软。

皮：煎膏散肿痈，续断筋骨。

叶：捣汁，浣衣去黑垢。

南烛枝叶

下品，佐使。气平，味苦。无毒。一名草木王，一名乌板树叶，一名南天烛。

治大人一切风疾，止泄除睡，强筋，益气力。久服轻身不饥，变白发，悦颜色。小儿误吞铜铁，烧灰吞之。江右、江东最多，初生本矮，四五年仅与菘莱相似，三十年方成木株，叶类茶，圆厚，实若茱萸，取汁渍米炊饭，乌甘美。《上元宝经》云：服草木王气与神通。

接骨木

气平，味甘、苦。有小毒。下品。

专续筋骨折伤，渍酒服，作汤浴，可除风痒。又疗产后诸血，女科中常用。《产书》云：产后心闷，手脚烦热，气力欲绝，

---

① 庭除：庭院。唐·袁郊《甘泽谣·红线》：“时夜将传，辕门已闭。杖策庭除，唯红线从行。”

血晕连心，头硬及寒热不禁，接骨木破之。如筭[1]子一握，以水一升煎半升，分温两服。或小便数，恶血不止，服之即差。此水煮之三遍，此足起死人方。

根皮：主吐痰疟痰饮，下水肿，利水胀，又名木蒴藋。

柳华

下品，气寒，味苦。无毒。

主风水黄疸，面热黑痂疥，恶金疮。

絮：止血，贴灸疮。又主湿痹挛急。

叶：主恶疥痂疮，煎煮洗马疥，立愈。又主心腹内血，止痛。

枝：煎汤浴婴儿寒热疾及风毒瘾疹，去痒。

实：主溃痈，逐去脓血。

根：理齿痛，漱出痞涎。

子汁：除消渴。是柳胶结沙子。

水杨叶：味苦平。主久痢赤白，捣水和绞取汁。

白杨树皮：味苦。主毒风脚气肿，四肢缓弱不随，毒气游易在皮肤中，痰癖等。酒渍服之。凡使，铜刀刮去粗皮，蒸三伏时，用布袋盛于屋东，挂干用。

杉木

下品，佐使。气微温，味辛，属金有火，阳也。无毒。

杉叶附枝生，若刺针，凌冬不凋，采煎服，主疗漆疮。又主心腹胀痛及卒暴心痛，去恶气。淋洗疗风疹痒疮，并治霍乱。

节：煮浸捋脚气肿痛，须油杉良。

杉菌：煎吞，治心肺卒痛。生老杉木上者。

---

① 筭：古代用以计数的筹码。

白棘

中品。气寒，味辛。无毒。

主心腹痛，痈肿溃脓，止痛，决刺结，疗丈夫虚损，阴痿，精自出，补肾，益精髓。名棘针、棘刺。枝有皱薄白膜剥起者，故云白棘。

黄药根

下品，气平，味苦。无毒。

主诸恶肿疮瘘，喉闭，蛇犬咬毒，取根研服，且含且涂。又治马心肺热等疾。又治鼻红不止，以新汲水调，或摩服之。岭南藤生，高三四尺，根茎似小桑。

椰子皮

下品，气平，味苦。无毒。

止血，疗鼻衄，吐逆霍乱，煮汁服之。

壳中肉：益气去风。

浆：服之，主消渴，涂头益发令黑，饮浆能醉人。壳可为酒器，如酒中有毒则酒沸。

柘木

下品。气温，味甘。无毒。

取白皮及东行根白皮，煎汁酿酒，主风虚耳聋，劳损虚羸瘦。腰肾冷，梦遗者，取汁服之，无刺者良。

木：主妇人崩中，血结及疟，兼染黄。叶，可饲蚕。

钓樟根皮

下品。辛温。无毒。

俗呼乌樟，主金疮。刮根木屑，断血易合，又止血。又云：樟味辛温，主恶气中恶，心腹痛，鬼疰霍乱，腹胀，宿食不消，常吐酸臭水，酒煮服之，无药处用之。

黄栌

下品。味苦，寒。

除烦热，解酒疸目黄，煮服之。亦洗汤火漆疮及赤眼。堪染黄，叶圆木黄。川界多有之。

梓白皮

下品。气寒，味苦。无毒。

主热，去三虫，疗目中疾，煎汤洗小儿壮热、一切疥疮、皮肤瘙痒。

叶：煮傅猪疮，饲猪极肥大。

橡实

下品。气微温，味苦。无毒。

主下痢，厚肠胃，肥健人。其壳：为散及煮汁服，亦主痢。堪染色用。一名杼斗，俗呼酱豆子。蒸三个时辰，挫①作五片用之。

虎杖根

中品。微温。

主通月水，破留血癥结及扑损瘀血。又主风在骨节间，并酒渍根服之。

叶：捣傅蛇咬。处处有之，三月生苗，茎如竹笋，壮如荭草粗大。俗名斑杖，上有赤点。

千金藤

下品。

主一切血毒，诸气霍乱，中恶，天行疟瘴，虚劳，痰嗽不

---

① 挫：通“锉”。《老子》：“挫其锐。”汉帛书乙本“挫”作“锉”。

利，痈肿，蛇犬毒，药石，癫痫，悉主之。生北地者根大如指，色黑；生南土者黄赤，如细辛。

果　部

橘皮

上品。气温，味辛、苦，味厚，阴也。无毒。入药用陈久者良，故名陈皮。

发明曰：陈皮辛散苦泻，而气温兼补，顾监用之药何如。本草主除胸中痰热，逆气冲胸，消谷，止呕吐，咳逆霍乱，解酒毒，是其辛而能散也。利水谷，除膀胱留热停水，五淋，利小便，下气，去寸白，是其苦而能泄也。不去白则补胃和中，兼白术、甘草则补脾，佐甘草则补肺，与白术、半夏同用则渗湿健胃，是皆温而能补也。若去白则消痰泄滞。又云：去白性热，能除寒发表。与苍术、厚朴同用，去中脘以上至胸膈之邪而平胃气，加葱白、麻黄之类，能散肉分皮表有余之邪。若无白术、甘草而多用、独用，则泄肺损脾。加青皮减半，去滞气，推陈致新。大略能散、能滞[1]之用居多。同竹茹治呃逆因热，同干姜治呃逆因寒。

核：研仁，调酒，除腰痛、疝痛。

叶：引经以行肝气，散乳痈胁痈。

橘囊上筋膜：微炒，煎饮除醉、呕吐发渴。

肉：多食生痰。

柚：似橘而皮厚，不堪入药，与柑子不同。

---

① 能滞：本书言“陈皮辛散苦泻”，此处言陈皮“能滞”，前后矛盾，“滞”显系误字。“滞”字疑为“泄”字之误。

青皮

上品。气温，味辛、苦，性寒，味厚，沉也阴也，阴中之阳。无毒。足厥阴引经药。又入手少阳经。

发明曰：青皮破滞气而消癖积，故主气滞，下食，破积结及膈气，温疟热盛而结癖尤宜，厥阴肝经引经药，故除小腹痛及疝气痛。醋炒治胁下痛，疏肝气。又入少阳、三焦、胆腑，故伏胆家火，惊症，药用二三分可也。陈皮治高气，青皮治低气。有滞气用之，中病即止。无滞气及过服损真气也，气虚弱者忌用。此与橘皮同种，此未成熟落之，皮紧厚色青，去瓤用。

乳柑

大寒，味甘。

止利，肠胃中热毒，解丹石，止暴渴，利小便。多食令脾冷，发痼癖，大肠泄。又解酒毒、酒渴，发阴汗。有沙柑、青柑、山柑，体惟相类，惟山柑皮疗咽喉痛，余皮不堪用。

橙子皮

气温，味苦、辛。

散肠胃中恶气，消食，去胃中浮风气。其瓤味酸，去恶心。洗去酸汁，细切，和盐、蜜煎成食之，去胃中浮风。多食伤肝气。陈士良云：橙子行风气，发虚热，疗瘿气，发瘰疬，杀鱼虫毒，解宿酒。不可与猪肉食，发头旋、恶心。

覆盆子

上品。气平，微热，味甘。无毒。

发明曰：覆盆子甘平，能补，佐巴戟，能补肾，故主益气温中，补虚续绝，治肾伤精滑，阴痿，安和五脏，补肝明目，黑发润肌，亦疗中风，发热成惊。久服强阴，耐老轻身，女子多孕，大略补肾可知矣。有一种蓬藁，枝、茎与覆盆相似，但树粗长，结实百千颗，赤熟而擎，蒂中味酸，俗呼树莓，与覆盆子大异，用者辨之。

凡使，淘去黄叶及去蒂，东流水淘两遍，酒蒸晒用。

莲子

上品。气平，寒，味甘。无毒。

发明曰：莲子主补中养神，益气力，理或然也。如云除百病，久服轻身不饥，延年。注云：利十二经脉血气，安上下君相火，恐未尽然。若搀米煮粥，禁精泄，清心，治腰痛，止痢。磨作饭，令体肢轻健。入参苓散则补脾养胃，蜜丸服不饥，令人喜。生食微动气，蒸食养神。食之不去心，恐成卒暴霍乱。取心生研，亦止产后消渴。

石莲子：蓬中黑干，沉水，置盐卤中能浮者。清心黑发，治噤口痢。

莲藕：甘寒，生食主热毒，口渴烦闷及霍乱后虚渴烦闷，不能食。解酒毒消痰血，破产后血积，烦闷。捣，罯金疮热伤，散血止痛，生肌。煮食开胃，实下焦，补五脏。久服令人欢心。与蜜同食，令人腹脏肥，不生诸虫。

藕节：寒，捣汁止吐衄血，同生地汁更妙。入酒、童便效速。

荷叶：属木，化风热，主少阳经，清气，枳术丸用之。形类震卦为雷，故用治雷头风。又破血止渴，主食野菌毒，水煮服之。

荷鼻：即叶蒂也。主安胎，逐瘀血，留好血，止血痢，煮服。

莲蓬壳：烧灰止血，推胎下胎衣，并宜酒煎。

荷花瓣：镇心轻身，驻颜。忌地黄、蒜。

花心：名佛座。益肾涩精固髓。

鸡头实

上品。名芡实。气平，味甘，属土有水。无毒。

发明曰：芡实，脾肺二经药，故主湿痹，腰膝疼，益精气，补中强志，耳目聪明，除卒暴疾。又疗颈瘰疮。老人食之延寿，小儿食形体矮小，故能驻年，堪煮粥作糕饼。生食动风冷气。和金樱子丸名水陆二丹，固精补肾。

嫩根：名葰[①]菜，可作茹，疗小腹痛。

芰实

上品。一名水菱，味甘，平。

本草主安中，补五脏，不饥轻身。《图经》云：水果中此物最治病，解丹石毒。然性冷，不可多食。注云：不能治病，反有损人，令脏冷，损阳气、痿阴，饮热酒可解。啖多腹胀，亦用酒消，少食何伤？生煮任用。若煮食亦不冷也。

菰首：性冷。被霜后食之令阴弱，杂白蜜食令生虫。

大枣

上品。气温，味甘，平。气厚属土有火，阳也。无毒。即干枣。

发明曰：大枣甘温能补，故主安中养脾，平胃益气，助十二经，治心腹邪，和百药，通九窍，少气、少津液，身中不足，大惊，四肢重，强力，除烦闷，疗心下悬，肠澼。又云：干枣润心肺，止嗽，除肠胃癖气，补五脏，治虚劳，缓阴血，但中满及热疾、齿痛者俱忌食，以能滋湿助火耳。

---

① 葰：植物名，即芡。《方言》卷三：“葰，芡，鸡头也。北燕谓之葰。”

生枣：多食令人腹胀，注泻，多寒热，羸瘦者不可食。蒸熟食补肠胃，肥中益气。

苦枣：乃枣中味苦者。治寒邪外感，通二便，去狂荡烦满，煮研代蜜丸药更佳。

枣仁：燔用，主中恶，腹内痛，疰忤心悬。三年者良。

枣叶：治小儿壮热，煎汤浴。和葛粉裛痱子佳，及治热瘤。

葡萄

上品。味甘，平，酸，属土有木与水火。无毒。

发明曰：葡萄甘酸，入肝脾而走渗道，故能逐水气，利小便，主筋骨湿痹，益气力，强志肥体，耐饥，忍风寒。多食卒烦闷，眼昏，因性下走渗道故也。医家收其实，治时气发疮疹不出者，研酒饮甚效。

根：煮汁细饮，除妊娠子上冲心，止霍乱热呕。

藤茎：中空，俗呼木通，故通便与通草不异。

蘡薁：即山葡萄，取子汁酿酒香美，饮之久久益人。

梅实

中品。味酸，平，可升可降，阳也。无毒。

发明曰：乌梅酸能敛肺气，下气，除烦热，解渴涩肠，禁痢止泻，疗肢体痛，偏枯不仁，死肌，去青黑痣，去痰，却伤寒温疟，霍乱吐逆，虚劳骨蒸，同建茶、干姜为丸，治休息久痢及叶蛔下痢。烧灰杵末，傅恶肉立尽。

白梅：亦除痰药，擦中风，牙关紧急。杵烂，敷恶毒，妇人乳痈，拔肉中簇。去核用。

清水揉梅叶，洗蕉葛衣①，经夏不脆。又用叶煮浓汁服，止休息痢。

木瓜

中品。味酸，温。无毒，入手足太阴经。愚谓：又入足厥阴经。

发明曰：木瓜味得木之正，故行肝益筋与血。又风木能胜湿，故本草主湿痹邪气，霍乱吐泻转筋，皆湿之为病也。湿邪伤筋，又湿热伤肺，脾又恶湿，此能胜湿，则荣筋、和胃、滋脾，而肺气亦益，又何荣卫不调、谷气不助哉！故云入手足太阴经。腰肾脚膝无力，多因于湿，须此治脚气要药也。又气脱则能收，气滞则能和，良有以哉。宣州产者良。勿犯铁器，以铅霜涂之则失酸味，受金制之故耳。根、叶煎汤，淋足胫痿蹶。

栗

上品。味酸，温。无毒。

发明曰：栗味咸，属水与土，专走肾而补益肾气，故治肾病，健腰助力，厚肠胃，耐饥。筋折伤痛，嚼之。生涂消肿，去瘀血。暴干去其木气，食之下气，补益，风干更妙。蒸熟滞气恋膈；生食，发气患，风水人不宜多食，味咸故也，且生虫。

栗楔：系内三颗者，劈开，取中一粒是。敷瘰疬肿，散血，理筋骨止痛。

毛壳：烧灰，疗肿毒火丹。

赤壳：煮汁，止反胃消渴。

近肉薄衣：和蜜涂面冷急缩。

树白皮：煮汁，主沙虱溪毒。数种小者俱不入药。

---

① 蕉葛衣：蕉衣指用蕉布制成的衣服。蕉布，用芭蕉纤维制成的布。葛衣指用葛布制成的夏衣。

钩栗：俗呼甜槠。厚肠胃，肥体。

槠栗：俗呼苦槠。止泻健步，造粉亦佳，凉心益胃。

皮叶：入水煎汁，疗产血不止。

枇杷叶

中品。味苦、辛，平。无毒。

发明曰：枇杷叶偏理肺脏。本草主下气哕呕不止，主胃气冷。又主肺风热嗽有功。用叶须火炙，布拭，去毛，恐射人肺，令人咳不已。

肉：味酸甘。滋润五脏。少食，止吐血、止渴；多食发热发痰。

甘蔗

味甘，平。无毒。

发明曰：甘蔗味甘，助脾气，和中，主下气，利大小肠，解酒毒，止渴，除心烦热及天行热，定狂，绞汁服，甚凉。腊月窖诸粪坑，夏取汁服尤妙，共酒食发痰。

沙糖：甘蔗汁煎，甘寒。无毒。主心、肺、大肠热，凉心和中，助脾，小儿多食损齿，发疳䘌，生蛲虫。盖以甘滋湿生热也。与鲫鱼同食成疳虫，与葵菜同食生流澼，与笋同食不消成血瘕。

石蜜

即乳糖煎沙糖，和牛乳为之，可作饼块，黄白色。

味甘，寒。主心腹热胀，口干渴。性冷利也。

杏仁

下品。味甘、苦，温，冷利。有小毒。可升可降，阴中阳也，入手太阴经。双仁与独核者杀人，可毒犬，解锡毒。

发明曰：杏仁专入肺经，乃利下之剂，故本草主咳逆上气，雷鸣喘促，咳嗽，喉痹，下气，除肺燥，散肺风及热风燥在胸膈间，故风热嗽者用之。又坠痰，润大肠气闭难通。大肠，肺之腑也。下产乳，逐奔豚，消心下急，以能下气。除时行头痛，解肌，治疥痒、金疮，以肺主头表，行肌肤。烧烟未尽，研，纳女人阴户，治发痒虫疽。杏仁去皮、尖用，得火良。恶黄芩、黄芪、葛根。

杏实：味酸。多食伤筋骨，目瞀。

花：补不足，女子伤中，寒热痹，厥逆。

根：堕胎。端午日采叶煎汤洗眼，止泪。

按：东垣云：杏仁下喘，用治气；桃仁疗狂，用治血。俱治大便闭而有气血之分，昼则便难，行阳气也；夜则难便，行阴血也。年虚人便燥，不可过泄。脉浮在气，宜杏仁陈皮汤；脉沉在血，宜桃仁陈皮汤。然俱用陈皮者，以手阳明病，与手太阴相为表里。以贲门上主往来，魄门下主收闭也。言肺与大肠为通道，故用之为使。

桃仁

下品。味苦、甘，平，苦重于甘，阴中阳也。无毒。入手、足厥阴经。

发明曰：桃仁苦以破滞血，甘以生新血，苦重于甘，用破血为专也，故本草主瘀血血闭，大便血结，血秘，血燥，通润大便。又去血中之热，破血癥瘕，杀小虫邪气，止咳逐上气，消心下坚痞，心下痞，皆瘀血。除卒暴击，通月水，止痛。凡此皆所以破血滞也，何为？又生血，盖去滞，正所以生新，推陈致新之义也，当意得之。《衍义》云：老人虚秘，与柏仁、麻仁、松子仁同研，熔白蜜蜡丸，以少许黄丹汤下。用之去皮、尖，研如泥用。

花：三月三采，阴干，杀恶鬼疰，利大小便，除水肿，下三虫，好颜色。酒浸服，除百病。

叶：主尸虫、疮中虫，取汁饮。诸虫入耳，取叶挼熟，塞两耳即出。女子阴中疮疼，生捣，绵裹，内阴中，日三四易瘥。

桃枝：患卒心痛，取东向一把切碎，酒一升煎半升，顿服效。端午清晨取东向枝，作三寸木，人着衣带，令人不忘。天行疫疠，以东向枝细锉，煮浴佳。

桃凫：是实自干，着树上不落者。春正采之，辟恶杀邪，吐血用之，烧灰米汤调服。

桃胶：秋后树上刮取，下淋，破血中恶，炼之日服，主保中不饥。

桃上毛羽：更破坚癥。

树上白皮：主治齿䘌。东引桃白皮，同大戟主解蛊毒。方见《证类本草①》。

按：桃乃五木之精，故能辟恶，凡患尸疰、鬼疰，一切染祟，采枝击体，能杀邪气。新春家家门上作符板，乃辟邪气。

荔枝

中品。味甘、微酸，温。无毒。升也，阳也。

发明曰：荔枝甘温属阳，主散无形质滞气、瘤赘，多啖能消，故本草云：止烦渴，益人容颜。《食疗》云：食之宜智慧，健气通神。多食亦生虚热，饮蜜浆能解。并根，喉痹痛煎服，立效。

核：煅存性，酒调治卒心痛、疝痛。

---

① 证类本草：原作“症类本草”，据《证类本草》书名改。

壳：烧痘疹，解秽气。

龙眼肉

味甘，平。无毒。原在木部中品，今移附果部。

发明曰：龙眼肉补益心脾，故归脾汤用之。功与人参并主五脏邪气，安志，除健忘、怔忡、厌食，解毒，去虫，养肌肉。多服强魂聪明，美颜色，久服轻身。一名益智。以益脾脏故耳。

柿

中品。味甘，寒。属金有土，阴也。无毒。

发明曰：柿属金，有收敛之义，能润肺。本草主通鼻耳气，肠澼不足。又云：柿冷，润心肺，止嗽，开胃消痰，消宿血，止吐血，解渴，补虚劳，涩肠，止热痢。忌与蟹同食，犯之腹痛泻。

红柿：忌与醇酒饮，易醉人，且患心痛至死。

黄柿：和米粉蒸糗，能塞小儿肠澼便血。

粗心柿：略大，微寒。

牛奶柿：至小，极冷，俱不宜多食，恐中寒腹痛。

干柿：气平，久食有益，涩中，厚肠胃，杀虫，润咽喉，日干，白者佳，火干乌者不美。

柿蒂：疗呃逆。

柿霜：治劳嗽。

柿木皮：研细，米饮调，疗下血。

又种椑柿①，似柿而青黑。味甘，寒。去胃中热，压石药，发热利水，解酒热。久食令人寒中。

---

① 椑柿：即油柿，又叫漆柿，柿子的变种，落叶乔木，果实小，可制柿漆。

安石榴

下品。味甘、酸。无毒。

发明曰：榴者，留也。味酸性滞，能恋膈成痰。虽云子能生津解渴，过食损齿变黑。又损肺，无病人多食有害，况病者乎？

壳：涩肠止痢，禁精泄，治筋骨风痛，脚膝难行挛急痛，并目时流冷泪。疗牙虫，杀寸白，染须发尤宜。

花瓣千叶者，主心热，吐衄血，干吹鼻中，止衄极效。和陈石灰能敷金疮流血。

东行根取皮，煎浓汁赤，杀寸白蛔虫。陶隐居云：入药惟壳、根而已，勿犯铁器。

愚谓：榴子明润味甘，人之所好者，多食反致疾。榴壳粗，恶苦涩，人之所恶者，而益人居多。人但如①好其子而弃其壳。信哉！好而知其恶，恶而知其美者，天下鲜矣。

胡桃肉

下品。味甘，温。无毒。

发明曰：胡桃肉甘温能补，亦动风痰，助肾火，服之令人肥健。润肌黑发，通经脉，润血脉，甘温故也。多食利小便，脱人眉，动风，生痰，盖积温成热也。合青娥丸治腰痛，以助肾也。擂细，合松脂敷瘰疬。同胡粉和之拔白须，内孔中，出毛皆黑，和醇酒服疗伤损。搀细末煮，治石淋。食酸物齿齼，细嚼之即除。

外包青皮：压油，染须，涂发如漆。

---

① 如：通“知”，《文选·应璩〈百一诗〉》：“惭愧靡所如”旧校：“五臣作知字。”

树皮：止水痢。又染褐色。

梨

下品。味甘，寒，微酸。无毒。

发明曰：梨者，利也，性冷利，流利下行也。所赖以滋益者，味甘寒能润心肺耳，故解酒病，除渴消痰，止嗽，去热客心经，肺脏烦热。凡梨类多啖令人寒中，产妇与金疮并属血虚与脾虚者忌之。

鹅梨：出东郡。皮薄浆多而香味差短。

乳梨：名雪梨，南直出。皮厚肉实，香不及而味长。二梨俱胜咳嗽，热风痰多用之。

消梨：出山东，味酸，甘寒。主客热中风，失音，伤寒发热，解石热，惊邪，咳嗽，消渴，利二便。

鹿梨：出信州，取皮治疮癣疥癞。

紫花梨：除胸膈热结。其他青皮梨者、香水梨、棠梨并不入药。

山楂子

味甘、辛、酸，平。无毒。一名糖球子，俗呼山里红。本草莫不载，疑出草部，别名耳。

发明曰：山楂虽云疏胃健脾，然从木，性味酸，亦疏肝气，故主消食，行结气，去食积痰，小儿宿食积，主脾胃也。消滞血，疗癞疝及产妇儿枕疼，疏理肝气也。煮肉少加，些须肉即烂。

本草外续集一味棠球子：味酸涩。用治痢疾及腰痛，名同而功用异，并附以备参考。

橄榄

下品。味酸、甘、涩。无毒。

丹溪云：味涩而生甘。醉饱后宜之，故香味开胃，消酒止泻，解鱼毒、河豚毒。喉中鱼梗，咽汁能除。核中仁研，傅唇吻燥痛。其木楫拨着鱼，鱼悉从水面游出，物性相畏如是。

榧

名赤果。味甘，属土与金。无毒。果部原不载。

此肺家果也，非火不可食，经火则热。生食不宜，多引火入肺。大肠受损，滑泻。主五痔，杀三虫，助筋骨，调荣卫。忌同鹅肉食，生瘕节风上壅。

白果

一名银杏。生则辛涩，戟人喉。炒食味甘苦，宜少用，堪点茶，压酒。仅治白浊。多食动风作痰。小儿食之易发惊。如食一千，令人少亡，阴果之毒，可不慎欤？

林檎

味咸、甘，温。下品。

多食发热，泄气，令人好睡，发冷疾，生疮疖，脉闭不行。

樱桃

上品。味甘。

主调中益气，令人好颜色，美志。多食发虚热，惟痼风人不可食，立发病。

叶：捣，敷蛇毒，亦绞汁饮。东行枝杀寸白虫。

芋

中品。辛，平。有毒。

主宽肠胃，充肌肤，滑中。芋类多，惟白芋、紫芋、贡芋、连禅芋兼肉作羹佳。须园中种者可食。

野芋：有大毒，不可食。中毒惟土浆、粪汁可解。凡芋八九月已后可食，多食滞气困脾。

乌芋

中品。即凫茨，今名荸荠。味甘、苦，微寒。

主消渴瘅热，温中益气。注云：性冷，下丹石，消风毒，除胸中食、热气。又云：治黄疸，开胃下食。小儿秋食之，脐下当痛。

李核仁

味苦，平。

主僵仆跻、瘀血骨痛。

根皮：大寒。主消渴。止心烦逆奔气。

实：味苦，除痼热，调中。

杨梅

味酸，温。

主去痰，止呕哕，消食下酒。干作屑，饮酒时服方寸匕，止吐酒。

榛子

味甘，平。

主益气力，宽肠胃，令人不饥、行健。

海松子

味甘，温。

主骨节风眩，去死肌，变白，散水气，润五脏，不饥。生新罗，如小栗，三角，其中仁香美，东夷食之，与云南松子不同。云南松子似巴豆样，味不厚，多食发热毒。

灵床上果子

主人夜卧谵语，食之差也。

卷之五

谷部

胡麻

上品。一名巨胜。气平，味甘。无毒。

发明曰：胡麻甘平而补益功多，故本草主补虚羸伤中，补五内，益气力，填骨髓，坚筋骨，长肌肉，疗金疮，止痛及伤寒瘟疟、大吐后虚热羸困。久服明目轻身，延年不老。陈士良云：生嚼，敷疮肿，长秃发，小儿头疮，浸淫恶疮，疗肿、金疮、火疮烂延及妇人阴疮痛。

榨油滑肠，下胞衣。

苗：名青蘘。味甘寒。治五脏邪气及风寒湿痹，补元阳、脑髓、肌肉，坚筋骨，久服耳目聪明、不老。

注云：泡水，沐发长润。煎汤，嚾[①]病牛即苏。生上党、北直隶，种自胡产。《衍义》云：即胡地所生脂麻，但肥大，色紫黑，故名胡麻。八谷之中，惟此为胜，因名巨胜。《仙经》甚重之。有曰茎圆者为胡麻，茎方者名巨胜；有曰角八棱而色紫黑名胡麻，两头尖而色纯赤者名巨胜。味兼酸涩，虽二名，同一治也。形色不等，亦物之常，种类认真，便可采用，何必细分。凡使，同小豆蒸熟，去豆用之。

---

① 嚾：通“灌”。《诗·大雅·板》：“老夫灌灌。”《尚书大传》郑注：“老夫嚾嚾。”

火麻子

上品。气平，味甘。无毒。入手阳明、足太阴经。

发明曰：麻子味甘，性润利，故本草主补中益气，去中风汗出，逐水，利小便，破积血，复血脉，产后余疾，长发，可为沐药。久服肥健不老。《药性》云：麻仁治大肠气热结涩及热淋。又云：去皮肤顽痹，下乳汁，止消渴，催生，治横逆产，无非润利之性也。和菖蒲、鬼臼等分为丸弹，人每朝向日服一丸，满百日见鬼魅。除夕四更时，取麻子合豆子各二七枚，家人头发少许着井①中，祝敕井吏辟瘟魔。恶茯苓、牡蛎、白薇。凡修，使用帛②包，浸沸汤中，干挼去壳，取仁用。

麻叶：沐发长润。捣汁，杀蛔虫。敷蝎毒。

麻花

性热，味苦。

主调经闭，去一百二十种恶风、黑色遍体瘙痒，逐诸风恶血。

麻根：煮服，通石淋，除产难，带下崩中，逐踠折撾③打瘀血。

麻沸汤：专诸虚热。清麻汁解消渴。

麻蕡：气平，味辛。有毒。主五劳七伤，利五脏，下血寒，破积止痹，散脓。多食令见鬼狂走。一名麻勃。此麻花上勃勃者。七月七日采者良。

---

① 着井：原字不清，据日本抄本补。

② 帛：原字不清，据日本抄本补。

③ 撾：当为"撾"字，"挝"之繁体。挝，敲打。撾，或为刻工刻书时少刻了一个"辶"，形成误刻字；或是写版者因"撾"字笔画较多，因而减省了"辶"，从而形成了误字。

白油麻

上品。气平，味甘。无毒。又云：生则气凉，炒则气热。

发明曰：白油麻甘寒，能滑润燥热，故治虚劳身体客热，行风气并头面浮风，滑肠胃，通便闭结，利血脉，润发枯。生者嚼烂，小儿头上诸疮。久食抽人肌肉，停久者发霍乱。

叶：捣和浆水，沐头风，润发。

麻油：性冷，无毒。常食所用也。发冷痰，必逐日熬熟，治饮食为佳。生用滑髓，发脏腑渴，困脾脏，杀五黄，下三焦热毒气，通大小肠，治蛔心痛。入外科用，多治一切恶疡。用陈者煎膏，生肌长肉，止痛，消痈肿，补皮裂，傅搽一切疥癣，杀虫，背痈外肿。取油一合，鸡子二枚，芒硝一两，搅服之，致大泻，攻下热毒。煎炼物食，与火无异，齿痛及脾疾人切不可吃。

饴糖

上品。即饧也。味甘，温。无毒。入足太阴经。

发明曰：饴糖甘温入脾，能补虚乏，和脾去血，止渴。又云：益气力，止嗽，润五脏。建中汤内用之，取其甘缓也，故中满及呕吐家忌之。丹溪云：大发湿中之热，以其甘能滋湿，温以助热也。然则消痰之说恐未的。

鱼鲠喉中及误吞钱环，服之即出。小儿多食，损齿生虫。

酒

中品。气大热，味苦、甘、辛。有毒。

发明曰：酒性热，能引经行药，势最捷，杀百邪恶毒气，故称与附子同功。辛者能散，通行一身之表，直至巅顶；甘者能缓，居中；苦者能下；味淡者利小便而速下。少饮则养脾扶肝，驻颜色，荣肌肤，通血脉，厚肠胃，壮神气，御雾露瘴气，敌风雪寒威，辟诸恶、百邪，消愁遣兴，扬意宣言，因名佳酝。若恣饮，则助火，昏志气，乱性情，烂胃腐肠，蒸筋溃髓，伤神减寿，损身败事，故名狂药。造酿名多，惟糯米面曲者良。

姜酒：疗厥客忤，中恶偏风。

豆淋酒：解丹石热闷、偏风不语、瘓疭及妇人产后诸风。又炒鸡屎，如豆淋酒法，名曰紫酒，诸风服之尤妙。

葱豉酒：解烦热，散风寒。

沙糖酒：散瘀血，止痛。产后恶血痛尤宜，少入姜汁更妙。打扑伤最宜饮之。

狗肉汁酿酒：日饮，大助元阳。

桑椹酒：益五脏，明目。

葡萄肉浸酒：消痃癖。

牛漆地黄酒：渐滋阴衰。

枸杞子仙灵脾酒：专扶阳痿。

葡萄子酿酒：益气调中，耐饥强志。取藤汁酿酒亦佳。

社坛余胙酒：入婴儿口中，可令速语。喷屋，逐蚊蝇。

糟笋中酒：即糟笋节中水也。味咸平。无毒。主哕气呕逆，少和小儿乳饮之。亦可单服少许，磨疬疡风。

酒糟：罯踠损伤，行瘀止痛，驱蛇毒，盦冻疮。

又云：糟下酒暖胃，下食，暖水脏，温肠胃，消宿食，御风寒，杀一切蔬菜毒。多食微毒。

神曲

中品。气平，一云暖，味甘。无毒。入足阳明经。

发明曰：神曲性味甘温，火炒以助天五真气而入足阳明经，故本草主调中下气，开胃暖胃，化水谷，消宿食。又主霍乱、心膈气，逐积痰，破癥结，疗妇人胎动不安，小儿胸腹坚满，皆主于阳明胃经也。要之，健脾之功在是矣。

酒曲：性气大温，味辛，故大暖，疗脏腑中风气，调中下气，补虚，去冷气，消宿食，主霍乱痰逆，破癥结，除肠胃中塞，不下食。六畜食米多，胀欲死，煮曲汁，灌之，立消。又落胎，下鬼胎。

麸曲：性凉，消食。

红曲：色赤，滑血。是曲六月作者良。入药须陈，宜炒。按：六月六日，诸神集会，此日宜造神曲，合用药料，各肖神明，故名神曲。过此日不灵也。用白面百斤，以象白虎；苍耳自然汁三升，以象勾陈；野蓼自然汁四升，以象藤蛇①；青蒿自然汁三升，以象青龙；杏仁去皮尖四升，以象玄武；赤小豆煮软熟，去皮，三升，以象朱雀。如造曲法，造备晒干，收贮以待用。

大麦

中品。味甘、咸，性温，微寒。无毒。

发明曰：大麦蘗性温，能益脾胃，故能消化宿食，开胃，止霍乱，除烦去痰，破癥结冷气，去心腹胀满。又治产后秘结，鼓胀不通，催生落胎，行上焦滞血。虚人宜服，以代戊己②腐熟水谷。气虚人少服，恐消肾水。杵细，炒黄，取面用。豆蔻、砂仁、木瓜、芍药、五味子为之使。

大麦米，味咸，温，微寒。无毒。益气调中，主消渴，除热，

---

① 藤蛇：当作“腾蛇”，六神之一。“滕”为“藤”之古字，“腾”“滕”同音通用。李富孙《易经异文释》卷三：“诗：百川沸腾。玉篇引作沸滕。是同音通用。”

② 戊己：指脾胃。古人用十干以纪日，戊己即戊日与己日。戊己属土，土分阴阳。戊为阳土，内应足阳明胃经，故胃经旺于戊日；己为阴土，内属足太阴脾经，故脾经旺于己日，故以戊己代指脾胃。

实肠胃，壮血脉，悦容颜，化谷食，令人肥白，滑肌肤。暴食之，亦稍似脚弱，为下气及腰肾，故久服宜人。熟即益人，带生即冷，损人。

合没食子、针砂，染须发黑。

小麦

中品。味甘，微寒。

本草云：主除热，止燥渴、咽干，利小便，养肝气，止漏血、吐血。以作曲则温，消谷止痢；以作面则温，不能消热止烦。又云：有小毒，能杀肠中蛔虫，熬末服。面，甘温，补不足，助五脏，久食实人肤体。又云：厚肠胃，强气力。性拥[①]热，少动风气。麸，味甘寒，无毒。和面作饼，止泄利，调中去热。北方产者良。以秋种，夏熟，受四时气足，自然兼有寒温。面热麸冷，宜其然也。河渭已西，白麦面凉，以其春种，缺二时气使之然也。愚谓：江南地暖而下湿，亦可春种，至夏便收，比秋种者，四气不足。即隔冬下种，至夏收，受气亦足。亦有小毒者，以地土卑下，受湿气，此南麦之不宜人，不如北产者为良也。

麦苗：味辛，寒。主酒疸目黄。消酒毒暴热，绞汁服。一名麦穏。即茎叶。

浮小麦：先枯未实者。主敛虚汗。

麦奴：系苗上黑霉先枯者。却天行热毒。

荞麦：气平寒，味甘。无毒。益气力，续精神，实肠胃。与丹石人食，解除燥毒。和猪羊肉食，脱落须眉。久食动风，令人眩晕。

---

① 拥：通“壅”。阻塞。《潜夫论》：“而处子所以愈拥蔽也。”汪继培笺：“拥、壅古字通。”

梗：烧灰，淋汤，洗牛马，除疮效。

粟米

中品。新则味咸，陈则味苦。气平，微寒。无毒。比粱米细而圆，种类亦多，功用无别。

发明曰：粟、小米属水与土，能养肾调脾，故新者养肾气，去脾胃中热，益中脘。陈者味苦，主胃热、消渴，利小便。

作粉尤解烦闷，理气劣食停，止呕逆①。作糗②，更实大肠，除中热渴。

米泔：主霍乱转筋，顿食立愈。卒热心烦，渴，饮之立瘥。酸泔洗疮疥，杀虫，服之尤解消渴。

粱米

皆是粟类，惟其牙头色异为分别，而主疗亦少异，比他谷最益脾胃，性亦相似。粱黍皆中品。

青粱米：味甘，微寒。主胃痹，热中，消渴，止泄痢，利小便，益气补中，轻身长年。出北方、江东。少有青壳，穗有毛，米粒③微青而细于黄白粱，但味短，色恶，不如黄白粱，人少种之。早熟而收少，作饧清白，胜余米。夏月食之清凉。又云：健脾泄精。醋拌，百蒸百暴，可作糗粮④，食之十日不饥。消渴者，煮汁，饮之妙。

白粱米：味甘，微寒。主除热益气。处处有，穗大毛多而长，壳粗扁长，不似粟圆也。米亦白而大，食之香美，为黄粱之亚。

黄粱米：味甘，平。主益气和中，止泄。出青、冀州、蜀、

---

① 逆：原字不清，据日本抄本补。

② 糗：此处指用炒熟的粟米面作干粮。

③ 粒：原作“力”，于理不通。《证类本草》作“粒”，义顺。“粒”“力”二字当为音近而误。据文义及《证类本草》改。

④ 糗粮：干粮。

汉、商、浙，穗大毛长，谷米俱粗于白粱而收子少，不耐水旱。食之香美，胜于诸粟，号竹根。黄、青、白粱性俱凉，独黄粱性甘平，岂非得土之中和气多耶？

黍米

味甘，温。

主益气，补中多热，令人烦。荆、郢、江北皆种。苗如芦而异于粟粒，北人作黍饭，酿黍米酒，皆用秫黍。丹黍米味苦，微温，主咳逆霍乱，止泻，除热，止烦渴。又有黑黍，名秬，共酿酒，祭祀用之。亦出北间，江东时有种，而非土之所宜。

粳米

即晚大米。气微寒，味甘、苦。又云：甘，平。入手太阴、少阴经。中品。

发明曰：粳米虽云入心肺二经，如《衍义》所谓平和五脏，补益胃气，功莫大焉，故本草主益气，益脾胃，止烦渴，止泄。合芡实煮粥，明目强志，益精。白虎汤用之，色白入肺，以阳明为胃之经也。少阴桃花汤用此，甘以补正气。竹叶石膏汤用此，甘以益不足。

稻米

味苦，微寒，作酒则热。下品。

主温中，令人多热，大便坚。陈藏器云：作糜食，主消渴，久食令人身软。陈士良云：糯米能行荣卫中血积，久食发心悸及痈疽疮疖中痛，不可合酒共食，醉难醒。解芫菁毒。又云：多食令人多睡，发风动气。又霍乱后吐逆不止，清水研一碗，饮即止。稻米即糯米。水田中米皆谓之稻，即粳米、稻米之通称。本草以粳米列之中品，糯米列之下品，抑此专指糯而功用有优劣欤？

秫米：味甘，微寒。即今之糯小米。止寒热，利大肠，疗漆疮。可作酒及煮糖者，肥软易消。注云：此米功用是稻秫也，今大都呼粟糯为秫稻，秫为糯米矣。

陈廪米：下品。味兼咸、酸，年深性缓。调脾胃，易消化，止泄痢，解烦渴，下气进食。《食疗》云：炊作干饭，食之止痢，补中益气，坚筋骨，通血脉，起阳道。久陈者，蒸作饭，和酢，封肿毒恶疮。卒心痛，研取汁服。炊于瓮中，水浸令酸，缓脏腑之气。

米

即粟蘖。味苦，性温于大麦蘖。主寒中下气，除热。又云：能除烦，消宿食，开胃。今谷神散中用之。又名黄子，可作米醋。舂杵头细糠，治食卒噎不下，刮取含之即去，亦是捂捣义耳。治噎煎汤呷。又方，治膈气，咽喉噎塞，食不下，用之蜜丸弹大，不时含之，能下食。

罂粟米

下品。味甘，平。

主丹石发动，不下食。又行风气，逐邪热，噎食反食，胸膈稠痰凝滞，并和竹沥煮粥，食甚美。然性寒，利大小肠，多食动膀胱气。

壳：泡，去净膜筋，蜜醋随宜拌炒，其性涩，固大肠久泄。又治虚嗽。用粟壳一两，乌梅肉三钱，研末，桑皮煎汤，调服。如湿热痢及痢初起，慎勿服。《南庚食医方》治反胃罂粟粥法，用罂粟二合，人参末三大钱，生山芋五寸长，细切，研三物，以水二升二合，煮取六合，入姜汁及盐花少许，搅匀，分二服，早晚食之。亦不妨别服汤丸。

生大豆

中品。味甘，平。无毒。有黑白二种①。取黑者入药，小粒者为雄豆，入药尤佳。

发明曰：豆性本平，而修治之便有数种之效。煮其汁甚凉，可以解诸热毒。作腐则寒而动气，炒食则热，炒投酒主风，作豉极冷，黄卷及酱皆平。牛食之温，马食之凉，一体而用别，大都宜作药使耳。煮汁饮，杀鬼毒，止痛，逐水胀，除胃中热痹、伤中淋露，下瘀血，散五脏结积内寒，杀乌头毒。久服令人身重。炒为屑，味甘，主②胃中热，去肿，除痹，消谷，止腹胀；生捣，涂一切痈肿。注云：煮汁甚凉，和甘草煮饮，压丹石毒，解诸药毒及饮馔中毒。善治风毒、脚膝筋挛痛、心痛。和桑柴灰汁煮，下水蛊肿胀，瘀血积胀。

黑小豆：名藿豆，喂马者，能固肾，止腰膝痛。炒，研豆屑，汤调，消食胀，清热除痹。《本经》只言黑豆小者，入药并无马料豆、藿豆之名，想即是黑小豆、藿豆中之肥圆者，今入药多用之。

豆淋酒：以黑小豆炒黑，烟未断，乘热投于酒中，看酒紫色，去豆。主瘫痪风痹、噤牙及产后中风、抽搐，并产后犹觉有余血水气者，俱宜服之。一名紫酒。若中风口噤，加鸡屎白炒香，和投酒中妙。

大豆黄卷：即以黑豆水发芽而便暴干用。主去湿痹，筋骨挛，膝痛，散五脏胃气结积，益气，止毒，去黑皯，润皮毛。取大豆黄卷一升，炒令香，为末，空心暖酒服二匙。又云：卷蘖长五分者，

---

① 种：原字不清，据日本抄本补。

② 甘，主：底本模糊不清，作“□煮”，日本抄本作“主煮”，于义不通。《证类本草》作“甘，主”，义胜，据改。

破妇人恶血良。

豆豉

中品。味苦，寒。无毒。

发明曰：豆解热毒，而豉味苦咸，能泻热，而淡能发泄，故本草主伤寒头痛寒热，以能发汗也。又主瘴气恶毒，烦热，烦躁满闷，虚劳喘吸，以能泻热也。又云：疗两脚疼冷，下血痢如刺，暴痢腹痛，通关节，杀醒气。又杀六畜胎子诸毒。

患脚气人常将其酒浸，以滓敷脚，皆差。《日华子》云：治中毒药蛊气、疟疾、骨蒸，并治犬咬。今用江西淡豉。注云：出襄阳钱塘，香美而浓，取中心者更善。旧用蒲州豉，味咸，治疗俱同。陕州有豉汁，大除烦热，并不如今之豉心，以其味淡也。

白扁豆

中品。味甘，微温。无毒。有黑、白二种，黑者名鹊豆，白者名扁豆。

发明曰：扁豆甘温，能和中下气，故主霍乱吐逆不止。又补五脏，行风气，女子赤白带下，杀一切草木及酒毒。亦解河豚毒。佐香薷，清暑邪霍乱。佐参苓白术，止泻补脾。

叶：主霍乱，吐后转筋，生捣汁服。和醋捣，敷蛇蚕咬伤。

花：亦主女人赤白下。干末，米饮和服。

赤小豆

中品。味甘、酸，平。又云：气温，兼味辛。阴中之阳。无毒。

主下水，排痈肿脓血、寒热、热中消渴，止泄，利小便、吐逆、卒澼，下胀满。《图经》云：主水气，脚气方最急，疗脚气，散痈肿。用鸡子清调末，箍之。入通草汤，调末，下水气。小儿急黄烂疮，取汁洗之。煎汁饮，解酒。和桑白皮煎汁，治湿痹延①手足胀。同活鲤鱼煮，疗脚气入脐腹突高。但专利水逐津，久服虚人，令人枯燥黑瘦。

赤豆粉：治烦解毒。解油衣沾缀，甚妙。

叶：止小便频数，明目。

花：名腐婢。主痎疟，寒热邪气，泄痢，阴不起，止消渴。病酒头疼，与葛花共解酒，不醉。

绿豆

中品。味甘、寒。无毒。一云：皮寒，肉平。

主丹毒烦热，风疹，药石发动热气，奔豚。生研，绞汁服。亦煮食，消肿下气，压热，解石。用之勿去皮，令人小壅，当是皮寒肉平也。注云：补五脏，安精神，能行十二经络，解酒毒，除烦热。作粉，敷肿毒、丹毒，益气力，润皮肉，厚肠胃，养精神。作枕，明目疏风。圆小绿者佳，作饼，炙食佳。花：解酒，与葛花共解酒毒。

白豆

中品。味咸，平。色白，走肾经。

补五脏，益中，助十二经脉，调中暖肠胃。肾病宜食之，故云肾谷。叶下气，和五脏。嫩者作蔬，生啖亦佳。

豌豆：即今蚕豆。益中，调荣卫。作酱亦佳，但发气。

醋

下品。味酸，温。无毒。一名苦酒，一名醯。

发明曰：醋味酸而收涩，故能散水气，消痈肿，杀邪毒，敛咽疮，除胃脘气疼，并坚癥块气痛，搀剂服之。又主产后血

---

① 延：通“引”。朱骏声《说文通训定声》：“延……假借为引。”

晕，伤损金疮。血晕，炭火淬气熏蒸。渍黄柏含，治口疮。煮香附子丸，除郁痛。煮大黄，劫痃癖。摩南星，敷瘤肿。调雄黄末，涂蜂蛇毒。牛马疫，调药嚾之。入厥阴肝经为引使。不利男子，益女人。然食多齿软者，齿属肾，酸助肝，木气胜，水气弱耳。多食致疾，损筋骨颜色。切忌与蛤肉同食。

浆水

气微温，味甘。无毒。

浆水酸甘，能调中，引气宣和，强力通关，开胃醒睡，除烦止渴，消食，调和脏腑，滑肌肤，止霍乱泻痢。手指肿，浆水煎，和盐少许，热渍之，冷即换。霍乱病，浆水稍醋味者，煎干姜屑，呷之。夏月肚腹不调，煎呷之，差。

不可同李食，令人霍乱。妊娠人不可饮浆水粥，令儿骨瘦不成人。

臞仙造法：择清明炊粟饭，乘热投瓷缸内，冷水浸五六朝，味渐酸，生白花者佳。或酷暑当茶，或薄暮作粥啜之。调理脏腑，煎令醋酸，止呕哕，白人肌肤如缯帛。为其常用，故人不齿其功。

酱

下品。气冷利，味咸酸。

酱咸寒，杀诸虫蛇蝎蜂毒，解百药热汤及火毒、蔬菜蕈毒，涂疥癣瘙痒，用陈久者。

榆仁酱：味辛。通便，除心腹恶气。

纯面陈甜酱：又甘温而补益脾胃也。

寒食饭

主灭瘢痕，有旧瘢及杂疮，并细研傅之。饭灰，主病后食疗。

菜　部

莱菔根

上品。气温，味辛、甘，属土，有金与水。无毒。一名萝卜。

发明曰：莱菔辛温，大略耗血消导，故主大下气，消食，去痰癖，肥壮人。生捣汁，主消渴有效。又云：止咳嗽，治肺痿吐血，温中，补不足。治劳瘦咳嗽，和羊肉、鲫鱼煮食之。捣汁，生磨墨，止吐血、衄血、瘀血，去血甚捷。能制白面、豆腐二毒。《衍义》云：散气用生姜，下气用莱菔。但煮食多者，停膈间，成溢饮之症。盖熟则味甘多而辛少故耳。忌何首乌、地黄。

子：劫喘咳，下气消食，水研服，即吐风痰，有推墙倒壁之功。醋研，能敷消肿毒。

芜菁

一名蔓菁。味苦、温。无毒。上品。

发明曰：芜菁苦温，消导中亦有补益，故本草主益五脏，轻身益气。注云：通中下气，消谷，宜常啖食，易至肥健。

子：主黄瘟，利水，捣之水和服，兼疗心腹胀。又治霍乱，除膨，去目睛青盲、瞳子未坏者。蒸曝末之，酒调服，消癥瘕积聚。九蒸九曝，为粉，服之断谷。研细，入面脂中，揭皱转润。压油，搀面膏内，黑皯可去。别入丸药用，令人肥健，尤宜妇人。蜘蛛咬伤，捣末酒服。

根：治热毒风肿，女人妬乳①肿痛寒热，除消渴。又云：

① 妬乳：乳痈。《释名·释疾病》："乳痈曰妬。妬，褚也。气积褚不通至肿溃也。"

多食令人胀满。昔诸葛武侯令兵士种此，以为有六利，蜀江陵呼为诸葛菜。

春食苗，夏食心，谓之苔子；秋食茎，冬食根，可以备饥。

菘菜

上品。味甘温。无毒。

主通利肠胃，除胸中烦，解酒渴。菘菜乃常食，性和，利人，无余逆忤，南北皆有，与芜菁相近。蔓菁梗短，叶大，连地生，阔叶红色，叶不光。菘比蔓菁梗更短。叶阔厚而肥为菘。《日华子》云：凉，微毒。多食，发皮肤瘙痒。

白芥

上品。味辛，温。无毒。

发明曰：白芥菜辛温，能却冷气，故其子主疰气，上气发汗，胸膈冷痰，面黄，消皮里膜外痰涎及两胁痰癖尤捷。又主敷射工。研醋调，驱疰气鬼邪，久疟成癖。其菜色白，辛美，可作茹，不比他芥。子略粗大，色白者入药。

青芥：味辛、辣。大叶者为美，堪烹食。生食，发丹石、发毒；煮食，多动膈气、动风。亦主利窍，明耳目，温中归鼻，除邪气。

子：细青色，作酱香辣。扑损瘀血及腰肾冷痛，生姜研贴。麻痹、风毒肿痛，醋和敷之。酒和末下咽，止心脾痛。叶小子细者，不堪食。其子可为辣齑。又云：叶细有毛者，毒人。

甜瓜蒂

上品。味苦、寒。有毒。

发明曰：瓜蒂极苦，堪为膈间涌吐之剂。凡胸中寒邪、膈间痰塞、与夫食物病在胸膈中者，皆吐越之，故本草主消大水，身面四肢浮肿，下水，此湿邪在膈上也。杀蛊毒，咳逆上气，逐咽喉风潮、痰涎窒塞。呃逆气冲及食诸果，皆吐下之，所谓邪在上者，因而越之。此皆其涌吐之功也。

黄疸暴急黄，同小赤豆、母丁香研，吹鼻中，少时黄水出。鼻息肉和羊脂捣敷患处，日三次，渐消。又同黍米、丁香研成，治久不闻香臭。但其性急，多损胃气，凡胃弱人切忌用。若当吐，以参芦代之。瓜蒂要待瓜气足，其蒂自然落在蔓上。采之去瓜皮，用蒂约长半寸许，暴干用。

甜瓜：味苦，寒。有小毒。两蒂、两鼻及沉水者杀人。少食止渴，利小便，通三焦壅塞之气，兼主鼻疮。多啖生痰，发阴下湿痒，动宿冷病，发虚热，破腹，致脚气、泻痢之忧，且作膨，即入水渍便解，食盐少许，化水亦消。

叶：捣汁，涂秃发。酒服，去跌打凝血。患脚气人勿食甜瓜，其患永不除。

白冬瓜

上品。味甘，寒。无毒。

主利小便，除脐下水胀成淋，绞汁服之。止烦燥热渴，压丹石毒，散热毒气。孙真人云：九月勿食，初霜瓜食之作反胃。子：收，剥壳。仁：研成霜，作面脂，悦颜色，益气不饥。

越瓜：即稍瓜另名。色白，味甘寒。善解酒毒，去热，利肠胃，止烦渴，利小水，但发冷利、动气，令人虚弱。小儿夏月勿食，发诸疮。

黄瓜：一名胡瓜。益少，不利人，不宜多食。

大抵诸色瓜，俱不可多食、常食。

王瓜

原在草类，今附瓜类。气寒，味苦。一云有小毒。根、子两用。

一名王瓜，一名落鸦瓜。

发明曰：王瓜苦寒，能润心肺，发结之药。本草主消渴、小便遗数不禁，解蛊毒，却黄病、黄疸、内痹。其子炒用，疗下痢赤白、肠风肺痿，止血溢、血泄。根捣汁，去小儿闪癖[①]痞满，天行热疾，发狂，诸邪气热结，痰疟暴生。不宜多服，恐吐下。根煎汤，破血癥瘕及损伤瘀血痛，通月闭，下乳汁不通，逐骨节中伏水，清头项瘘疮，去湿痹酸疼，散痈肿堕胎。生野田、篱堑、墙垣。四月王瓜生蔓叶，多刺，微圆，开黄花。七月熟，壳红黄如瓜蒌，子赤色，似螳螂头。

胡荽

上品。气温，微寒，味辛。无毒。

发明曰：胡荽性味辛温，能宣散，故本草主消谷，利大小肠，通小腹气，拔[②]四肢热，止头疼，疗沙疹。豌痘疮不出，作酒喷，立出。通心窍，补五脏不足。抑或宣邪滞而养正气欤？多食久食，令人多忘，发腋臭、脚气。根，发痼疾。

子：主小儿秃疮，油煎傅之。亦主蛊、五痔及食肉中毒下血，煮，冷，取汁服。切胡荽，酒煎沸，以物合之，勿泄气，候冷去滓，微微从头项以下喷一身遍，除面不喷，痘疮速出。

苋实

上品。味寒。无毒。

治疗与马齿苋略同，不及马齿苋治风热疮肿更优也。有六种，惟白苋、人苋实入药。白苋小，人苋大。凡是苋菜，不可与鳖同食，恐生鳖癥。

---

① 小儿闪癖：病名。指小儿头发竖立、发黄、全身瘦弱之病。

② 拔：出。

马齿苋

下品。味酸，寒。无毒。

发明曰：马齿苋能祛风散毒，故主目盲白翳，利大小便，去寒热，杀诸虫，止渴，破癥结悒疮。又主三十六种风、结疮，和梳垢，封疔肿。又烧灰，和陈醋滓，先灸疔肿以封之，即根出。生捣汁服，当利下恶物，去白虫。煮澄清，内蜡三两，重煎成膏，涂疮。又涂白秃湿疮。又云：马毒疮，以水煮，冷服一升，并涂疮。

子：明目，《仙经》用之。凡使，勿用叶大者，此与苋菜种类不同。苋菜作茹①为佳，此品入药为胜。本草菜部列之下品，不知其何义也。

邪蒿

上品。味辛，温，平。无毒。似青蒿细软，不可与胡荽同食，令人汗出。

发明曰：邪蒿辛温，散利中有补益，故主胸膈中臭恶邪气，利肠，通血脉，续手足气。生食微动风气，作羹食良。

茼蒿：上品。气平。主安心气，养脾胃，消水饮。又动风气，熏人心，令人气满，不可多食。

冬葵子

上品。味甘，寒。无毒。

发明曰：冬葵子性滑利，能宣导积壅，不益人，故本草主五癃，利小便，疗妇人乳难内闭。又云：主五脏六腑，寒热羸瘦。久服坚骨，长肌肉，轻身延年。此岂真能补益哉？抑亦脏

① 茹：原字不清，据日本抄本补。

腑经络筋骨间因有风湿热毒壅积，而此能宣导之，则正气复而血脉行，骨肉亦得长养矣。要之，只是能宣利，而服丹石人患热毒者尤宜。

葵根：味甘，寒。无毒。主恶疮，疗淋，利小便，解蜀椒毒。

叶：为百菜主。俗呼西王母菜。食之益人。以叶烧灰及捣干叶，末，治金疮。煮汁能滑小肠，单煮汁，主治时行黄病。孕妇临产，煮叶食之，则胎滑易产。

其子是秋黄葵，覆养经冬至春作子者，谓之冬葵子。患痈疖，毒热内攻未溃者，水吞三五枚，遂作窍出浓①。

其心伤人。

黄蜀葵子：性滑利。催生，大略功用与冬葵子同。

花：治小便淋及催生。又主诸恶疮，脓久不差者，作末，傅之愈。

夏末开花，浅黄色，采之阴干，备用。

红蜀葵：味甘寒。无毒。根及茎并主客热，利小便，散脓血恶汁，久食钝人性灵。叶烧为末，傅金疮。煮食，主丹石发热结。捣碎，傅火疮。

叶：炙与小儿食，治热毒下痢及大人丹痢，捣汁服亦可。腹痛，暖饮之。花冷无毒，治小儿风疹。

子：冷，无毒。治淋涩，通小肠，催生落胎，疗水肿，治

---

① 浓："膿""濃"为同源词，水厚为"濃"，汁厚为"膿"，酒厚为"醲"，衣厚为"襛"，华木厚为"穠"。均有厚重之意。

一切疮疥并瘢疵靥①。花有五色，白者疗痎疟，去邪气，治妇人白带；赤者治赤带。并采，阴干用。

锦葵：花小于红葵，功用更强。

龙葵：味苦寒。无毒。食之解劳，少睡，去虚热肿，其子疗丁肿，所在有之，北方多名之苦葵菜。叶圆似排风②无毛，花白，子若牛李。子生青熟黑赤，堪煮食，不任生啖。其子赤者，名赤珠，服之变白令黑。根入药，治背痈。

荠

味甘，温。

主利肝气，和中。其实主明目、目痛。荠，苦菜也。子名菥蓂子，□否③。

苜蓿

味苦，平。无毒。

主安中利人，可久食。又云：凉，去腹脏邪气，脾胃间热气，通小肠。注云：苜蓿茎叶平，根寒。主热病烦满，目黄赤，小便赤。黄疸病，取根生捣绞汁，服之良。长安中乃有苜蓿园，北人甚重。

苦苣

味苦，平。一云寒。

发明曰：此苦寒能除湿热毒，故主除面目及舌下黄，强力，

---

① 治一切疮疖并瘢疵靥："靥"字前有一字空格，日本抄亦同。疑此空字为"朱"字，是为避讳而空。红蜀葵子一名承露，俗呼曰胡燕脂，子可作妇人涂面及作口脂。朱靥指女子用胡燕脂在面部点搽妆饰。

② 排风：排：原字不清，据日本抄本补。《证类本草》亦作"排"。排风：白英的别名。以其能祛除风痹，故名。

③ □否：二字不清，似是"未否"二字。义不可解，存疑待考。

少睡。注云：调十二经络，利五脏，霍乱后胃气逆烦，生捣汁饮之，虽冷甚，益人。取茎中白汁，傅疔肿出根，滴痈上立溃。碎茎叶，傅蛇咬。主赤白痢及骨蒸，并煮服，不可同血食。一本作“蜜”。食作痔。此即野苣，今种为菜，生食之。

苦菜：味苦，寒。主五脏邪气，厌谷，胃痹，肠澼，渴热中疾，恶疮。久服安心益气，聪察少卧，轻身耐老、耐饥寒。一名荼草，《月令》所谓小满苦菜秀是也。似苦苣，更狭，色淡绿，折之白乳汁出，花与野菊似。

白苣

味苦，寒。

发明曰：此苦寒之味，通利中有补益，故主补筋骨，利五脏，开胸膈拥气，通经脉，止脾气，令人齿白，聪明少睡。产后不可食，令人寒中，小肠痛。白苣如莴苣叶，有白毛，其形味自不同。莴苣微冷毒。紫色者，入烧炼药用。今人家常食苦苣为白苣，江南吴人无白苣，尝植野苣供厨。患冷气人服，腹冷，不至损人。

苦耽苗子

味苦，寒。小毒。

主傅尸伏连鬼气，疰忤邪气，腹内热结，目黄，不下食，大小便涩，骨热咳嗽，多睡劳乏，呕逆痰壅，痃癖痞满，小儿无辜疬子[①]，寒热大腹，杀虫落胎，去蛊毒，并煮汁服。亦生捣绞汁服，亦研，傅小儿闪癖。生故墟垣堑间。高二三尺，子作角，如撮口袋，中有子如珠，熟则红色。一名洛神珠，一名王母珠，一种小者名苦蘵。

蕨

叶似老蕨，根如紫草。味甘，寒，滑。

去暴热，利水道，令人睡，弱阳。小儿食之，脚弱不行。生山间，人作茹食之，不可生食。

荆芥

经云：假苏，气温，性微凉，味苦平。无毒。气味俱薄，浮而升阳也。先在草部，因人食之，录在菜部。

发明曰：荆芥辛温而轻凉，能散邪、凉血、疏风，其大致如此，故《药性》云：辟邪毒，解风邪，利血脉，宣通五脏，能发汗，除风冷。又云：疗阴阳毒，伤寒头痛，目眩，手足筋急，皆其辛温之用也。又云：破结聚气，下瘀血，除湿痹，主寒热瘰疬、诸疮疡。又治头风眩晕，恶风贼风，口眼㖞斜，遍身痿痹，妇人血风，产后血晕，乃其凉血疏风之功居多矣。云动渴疾，或是云除劳渴，恐非也。

产后血晕，捣末，童便调服二钱，如神。口噤者，挑齿嚾之。产后中风，取末，和酒服之。又拌末醋和，封风肿疔毒。

---

① 无辜疬子：病名。无辜，胡侍《真珠船·蓦姑》："《韵会》云：'蓦姑，小儿羸病。'今云无辜，声之讹也。"古人习惯于称小儿之结核、瘰疬为无辜、蓦姑。疬子，又名瘰疬。多见于儿童及年轻人。本病多因禀赋薄弱，气血不足，正气先虚，病邪乘虚而入，结于颈项而发病。好发于颈项两侧及耳后，少数病人可延及颌下、锁骨上凹及腋部。初起一般无全身不适，溃后脓水不断，耗气伤血，可有消瘦，面色少华，神倦乏力，舌淡，脉细弱等症状。或可见到颧红，盗汗，咳嗽，痰中带血，舌红少苔，脉细数等症状。

油灯上烧穗黑，能止血。

薄荷

气温，味辛，微苦而凉。无毒。手太阴、厥阴经药。

发明曰：薄荷惟辛凉而轻浮上行之药，故云能清利六阳之会首，驱上部诸热之风邪，故本草主贼风，伤寒发汗，恶心，腹胀满，霍乱，宿食不消，下气，利关节，伤风，头脑痛。又主风热瘫并及小儿风涎、惊风壮热。能引诸药入荣卫、疗阴阳毒、伤寒头痛者，皆其辛温轻散之功。大病人新瘥，勿服，令发汗不止。又云：能发汗，通骨节，解劳之与薤相宜。

紫苏

味辛，微温。无毒。

发明曰：紫苏辛温，能散上膈及在表寒邪，以其性轻浮也，故本草主下气，除寒中，疗伤寒甚捷。又云：治腹胀满，开胃下食，除一切冷气，止脚气，通大小肠，兼除口臭。又能解肌发表，正以其性温而浮散，为能散气故耳。孕妇子悬及胎气不顺，此能安之，治气方中多用之。若虚气人不可用，以其散气故耳。若欲宣通风毒，单用茎去节，能制蟹毒。

苏子：治气尤良，以其散气甚捷，故主肺气喘息，咳逆，润心肺，消痰气，腰脚中湿气、结气，调中下气，止霍乱呕吐、反胃，利大小便，破癥结，消五膈。气虚而胸满者宜慎用，或参补剂中兼用之则可。

水苏

味辛，微温。无毒。

主下气，杀谷，除饮食，辟口臭，去毒，辟恶气，主吐血、衄血、血崩，久服通神明，轻身耐老。一名鸡苏，一名芥苴。生九真池泽。今处处有之，多生水岸傍，苗似旋覆，两叶相当大。香馥味气与紫苏不同，辛而不和，一如苏，但叶不紫及周围槎牙如雁齿，香薷气，花生节间，紫白色。六月采茎叶，阴干。青齐间呼为水苏，吴会谓之鸡苏。

荠苎：叶上有毛稍长，气臭，主冷气泄痢，可为生菜，除胃间酸水，亦可捣傅蚁瘘。有石上生者，名石荠苎。紫花细叶，高一二尺，味辛温，主风血冷气，并疮疥、痔漏下血，并煮汁服。山中人多用之。江左以水苏名荠苎，多以作菜。此荠苎自是别种，非水苏，姑存考。

香薷

味辛，温。

主霍乱，腹痛吐下，散水肿。愚按：时方多治暑邪，而《本经》不言。要之，霍乱吐下，必是因暑湿邪而作者耳。所在皆有，北土差。少似白苏而叶更细，十月采干。一种石上生者，茎叶细而辛香尤甚，用之尤佳，名石香薷。又《本经》出草部中品，有云石香葇①，二月、八月采苗、茎、花、实，俱主调中温胃，霍乱吐泻，但今人罕用，故附于此。

白蘘荷

微温。

发明曰：此主中蛊之要药，又治疟。有赤白二种。白者入药呼为覆菹，赤者堪啖，作梅果多用之。古方亦干末，水服，主喉痹。白者，中蛊者服其汁，并卧其叶，即呼蛊主姓名。亦主溪毒、沙虫，亦云辟蛇，勿多食。《周礼》庶氏以嘉草除蛊毒，即蘘荷是也。蘘荷、茜根为主蛊之最，故并及之。

---

① 葇：原字不清，据日本抄本补。

荆襄：江湖间多种之，北地亦有。叶似初生甘蕉，根似姜而肥，堪为菹。其性好阴，生木下者尤美。凡使，勿用革牛草，与蘘荷相似，但腥涩耳。凡用蘘荷，铜刀刮去粗皮。切细，研取汁，煎炼用之。

葱

中品。气温，味辛，味薄气厚，升也，阳也。无毒。入手太阴、足阳明经。

发明曰：葱白辛温通阳，功专发散，故本草主伤寒寒热，出汗，头痛如破，骨肉痛，中风，面目浮肿，疏通关节及喉痹不通，逐肝邪。又云：理霍乱转筋，通肠开胃，止心腹急痛，金疮，安胎孕，脚气，奔豚气，皆连须用。若多食昏神，气虚人勿啖，以其专于辛散故也。大都逐邪发汗为专功。

葱实：主明目，补中不足。又云：温中益精，若蛇伤、蚯蚓伤，和盐捣罨即解。

叶：煎汤，入干姜、黄柏，洗疮疥，去风水、肿毒。

花：同吴茱萸水煎，亦治心脾间痛甚。

葱煮主溺血。葱同蜜与菘菜食，易杀人。

解藜芦毒。

韭

中品。气温，味辛，微酸，性急。无毒。属金，有水与土，虽充菜品，最利病人。春食香，夏食则臭。

发明曰：韭菜气味温辛，故主温中下气归心，安五脏，除胃中热，令人能食。又云：益阳，和脏腑，暖肵膝，除胸腹痃癖痼冷，止白浊遗精。久食、多食昏目。

同鲫鱼食，断卒痢。捣泥加盐少许，消蛇犬伤毒。厚罨频换，安打伤血凝。同牛肉煮食，生寸白虫。同蜜糖食，杀人。

五月勿食韭。根，主养①发。捣汁，清胃脘瘀血，下胸膈结气，开中风失音，消中②恶毒腹胀。小儿初生，与韭根汁灌之，吐出恶水，令无病。

子：止遗精浊下，比根叶尤胜。亦可熏牙蚛。

薤

中品。气温，味苦。无毒。色白者，虽辛不荤；赤者，兼苦无味。生啖，引涕唾，多食防热侵。

发明曰：薤味辛温，多温中散结，性亦滑，古云薤露之言，光滑难贮之义，故主肺喘急，去寒热，调中去水气，散结气，耐寒止冷泻，老幼泄痢后重，妇女带下，肥健身，入阳明手腑。

生捣热涂，疗诸疮，中风寒，水肿。又疗汤火金疮，和蜜捣敷。煮食，下骨鲠③在喉。新正④宜食，辟疫驱邪。与牛肉同食，作瘕癥。

葫

中品。即大蒜。气大温，味辛属火。有毒。独头者亦佳。

发明曰：葫蒜大温，性气热，善散快膈，故主散痈肿䘌疮，除风邪，杀毒气。注云：治中脘卒冷疼，化食积，消谷，除劳疟痃癖，辟瘟瘴疫疠，蛇虫伤。

加平胃散治噎气，同黄连丸治肠风。散疣赘痈肿䘌疮，解暑毒。切片，灸痈疽初起，痛灸至不痛、不痛者灸至痛为妙。

---

① 养：原字不清，据日本抄本补。

② 中：原字不清，据日本抄本补。

③ 骨鲠：原作“骨绠”，于义不通，《证类本草》引《食疗本草》作“骨鲠”。“绠”当为误字，形近而误，据文义及《证类本草》改。

④ 新正：农历正月初一。

蒜

即小蒜。辛温。有小毒。

归脾肾，主霍乱腹中不安，消谷，理胃温中，除邪痹毒气。治鸡瘕，去溪毒、恶蛓沙虱。

胡蒜辛快，人喜食之，多用于夏暑月，生啖伤肝气、损目，久食伤脾肺、引痰，其祸自见。养生者节慎之。《心镜》云：正月之节宜食五辛，以辟疫疠，葱韭薤蒜姜是也。四八月勿食葫蒜，又不可同青鱼食。

小蒜多生野田中，处处有之，根苗皆如葫而极细小者是也。

独头蒜归五脏，杀鬼疰。取一枚和雄黄研为丸，空腹服三丸，静坐少许，患鬼气者，当从毛窍出即差。

单方：煨独头蒜，慰①牙疼。又煨熟去皮，绵裹纳下部，通关膈②胀满，大小便不通用之妙。

茄子

下品。味甘，寒。

久冷人不可多食。损人动气，发疮及痼疾。根与苦茎主冻脚疮，可煮作汤，渍之良。干茄蒂入风药用。茄类亦多入药，用黄茄妙。一名落苏。

苦茄树小，有刺。其子以醋摩，疗痈肿，亦可作浴汤。

苦瓠

味苦，寒。有小毒。下品。

---

① 慰：通“熨”。《广韵》卷四“八未”：“尉，於胃切。候也。又持火所以申缯也。《风俗通》曰：‘火斗曰尉。’俗作熨……慰，安慰。”指出“熨”为“尉”的俗体字。“慰”通“尉”。《史记·韩长孺列传》：“慰士大夫心。”《汉书·韩安国传》“慰”作“尉”，故“慰”、“熨”二字同音通假。

② 关膈：胸腹之间的膈膜。

主大水，面目、四肢浮肿，下水，令人吐。又云①：主水肿石淋，囊结产蛊，痰饮。或服之过分，令人吐利不止，宜以黍穰灰汁解之。

蘩缕

下品。味酸，平。无毒。

主积年恶疮不愈。又主破血。宜产妇口齿，烧灰或作末，揩齿宣露，治淋。五月五日采，干用之。野田湿地多生。叶似荇菜而小，茎梗作蔓，断之有丝缕，细而中空似鸡肠，又名鸡肠草。夏秋生白黄花。

又考鸡肠草，味苦。主毒肿，止小便利。另是一种，今云即鸡肠草，功用概同，主疮、主血。妇人宜食。

水蕲

即水芹。味甘，平。

主女子赤沃，止血，保血脉，养精益气，令人肥健嗜食。

本注云：有两种，青芹取根白色，赤芹取茎叶，并堪作菹。陈藏器云：茎叶捣绞取汁，去小儿暴热，大人酒后热毒，鼻塞身热，利大小肠。茎、叶、根并寒，子辛温。生高田者名白芹，最良。三八月勿食芹菜。

莙荙菜

平。微毒。

补中下气，理脾气，去头风，利五脏冷气。多食之动气，先患腹冷，食必破腹。茎灰淋汁，洗衣白如玉色。

菠

冷。

---

① 又云：原字不清，据日本抄本补。

利五脏，通肠胃，解热酒毒、丹石毒。久食令人脚软不能行。

莼

味甘，寒。

主消渴，热痹。又云：冷，补下气，杂鳢鱼①作羹，逐水而性滑。又云：合鲋鱼②为羹食，主胃气弱，不下食，更宜老人。清明至中秋通名系莼，味甘甜，体软；霜降至十二月名块莼，味苦，体涩。取以为羹，尤胜杂菜。不可多啖，瘟疫病后食者多死。又不宜和醋食，令人骨痿。《日华子》云：莼治热疸，厚肠胃，安下焦，补大小肠气，解百药毒并蛊毒。

鹿角菜

大寒，微毒。

下热风气，疗小儿骨蒸，不可久食。发痼疾，损经络血气，令人脚冷痹，损腰肾，少颜。服丹石人食之，下石力，又能解面热。生海中。

玉石部上

丹砂

上品，君。气微寒，味甘。无毒。火炼有大毒。

发明曰：丹砂色赤，象火主心，故专能镇养心神而除心热，故本草所谓益养精神，安魂魄，益气，通血脉，盖精神、魂魄、血脉皆主于心故耳。又谓：明目，除消渴，止烦满，除中恶腹痛、毒气、疥瘘疮疡诸毒者，以其甘寒除心热之功也。经又云：

---

① 鳢鱼：又名黑鱼。古时又名“铜鱼”。性凶猛，捕食小鱼。
② 鲋鱼：即鲫鱼。

主身体五脏百病者，得非皆统于心欤？云杀鬼祟邪魅，久服通神明，不老轻身，此即养精神、定魂魄、通神明之谓耳。若云神仙化为汞，此方术家之言，每每烧炼不绝。丹砂除辰州蛮峒者胜。有百等，不可一一论。有妙硫砂，如拳大，或重一镒；有四面砂，如镜面，遇阴沉天雨，面有红浆；有梅柏砂，如梅子许大，夜有光，照一室；有白庭砂，如帝朱子许大，面上有小星现；有神座砂，有金座砂、玉座砂，不经丹灶，服之延年。次之白金砂，澄水砂，阴成砂，辰锦砂，芙蓉砂，箭头砂，镜面砂，曹末砂，金星砂，平面砂，不可一一细述。今用但以墙壁明彻鲜红为优，成颗粒、鹿簸①略次，米砂下品。铁屑常多用磁石引除，入药不堪。今用新井砂，不如旧井砂色深、无毒。恶磁石，畏咸水。研极细，甘草水飞五次，去毒。

水银

中品，臣。即砂汞，气寒。有毒。

主疹瘘痂疡，白痜，皮肤中虱，杀五金大毒。熔化还复为丹。

并津唾研则毙虱；和大风子研末，杀疮虫；佐黄芩则绝胎孕；傅阴子即痿。若入丹炉，得铅则凝，得硫则结，得紫河车则伏。置金银铜铁于上则浮，并枣核研则散杨②，尸体嚾之不朽。

辰砂：煅过水银，皮壳名天硫，仙方谓巳土。倘修炼得法，可点铜成银。

---

① 鹿簸：粗，粗劣。

② 杨：通“扬”。《周礼·夏官》：“其泽薮曰杨纡。”孙诒让注：“杨，周书、汉地理志叙并作扬。”

轻粉

中品，臣。系水银再升。

其功惟治外科，所忌一切生血。畏磁石、黄石。升粉法，水银一两，皂矾七钱，白盐五钱，同研，微见星为度。放炊饼盆中按扁，以鸡翅扫圆饼子样，覆以乌盆。用炉灰罗过，水调，封盆缝、盆底，离火三寸许，用熟炭火煅之。火慢则渐加至半斤①为度，以线香三炷为候，提出候冷，用刀轻轻挑起乌盆，仰放，拨去炉灰，勿令香落。鸡翅轻轻扫下盆底粉脚，恁意扫尽，另放。又加皂矾、水银、白盐同研，复炼。盆内饼上如有升不起者，扫上面好者，和前再炼，干则入少水润，又不可过湿，要干湿得宜。其盆底粗者去之，或留搽腊②人③、疥癣亦好。今市卖者多烧凝水石为粉，或杂以蛤粉，须用烧火上走者方真。

银朱：亦水银烧就。亦杀虫虱。若误研为药衣，其害不□④。

按：《周礼》以丹砂、石胆、雄黄、矾石、磁石为毒，惟以攻创疮，不宜炼服饵。大抵金石之物，伏火为毒。丹砂性微寒，若生用，初生小儿便可服，一经火炼，辄变本性，遂能杀人。水银，又火煅丹砂而成，其性滑动，走而不守，气味俱阳，其毒尤甚，宜其蚀至入肉，百节拘挛。若轻粉经炼，而又炼阳中之阳，更滋皂矾燥烈，其毒太甚。近世治恶时疮，以轻粉为君，佐以雄、朱、脑、麝等，为丸散服之，暂效，久之致手足挛曲，

---

① 斤：原字不清，据日本抄本补。

② 腊：皮肤干裂皴皱。《山海经·西山经》：“有兽焉……其脂可以已腊。”

③ 人：原字不清，日本抄本作“人”，据改。

④ 其害不□：原字不清，日本抄本亦仅有“其害不”三字。据文义当作“其害不浅”为是。

或为肿块溃烂。盖由药之燥热酷烈，耗其血液筋肉故也，戒之戒之！

玉屑

上品，君。气寒，味甘，一云味咸寒。色有五，黄赤绝少用，取纯白，取玉工落屑。

发明曰：玉屑甘寒，能生津润燥，故主除胃中热，喘息烦满，止渴。又云：润心肺，明目，滋毛发，助声喉。久服耐老轻身。用之研绝细如面，免致淋壅。一说，饵玉当以消作水为佳，研为粉末，终使人淋壅，服者慎之。

恶鹿角，无相搀和用。多产蓝田者佳。

玉泉：味甘平，乃玉之泉液，仙室池中者为上，是玉精华，色甚明澈，此最难得。以法消成者亦佳。《仙经》三十六水法中，化玉为玉浆，称为玉泉，服之常年不老，然功劣于自然玉泉也，则当名之玉浆方是。《宝藏论》云：以乌米酒及地榆酒化之为水，亦可以葱浆水消之为粘。《青霞子》：玉屑一升，地榆草一升，稻米各一升，取白露二升，置铜器中，煮米熟，绞取汁，玉屑化为水，名曰玉液，一名玉札。昔唐杨贵妃含玉咽①津，以解肺热渴。主五脏百病，柔筋强骨，安魂魄，长肌肉，益气，利血脉，疗妇人带下十二病，除气癃，明目聪耳，久服耐寒暑，延年不老。临死人服一二斤，死尸三年不变。恶款冬花。

玉井水：出有玉处所。常服者，亦获长生。

愚按：玉之为物温润而栗，纯阳之精，服饵者必清修之士，排捐嗜欲，方得真验。如酒色弗戒，助火甚速，反致发热，自贻死亡，故《本经》注云：若未深解②节度，勿轻服之。

---

① 咽：原作“燕”，与“嚥（咽）”形近而误。据文义改。

② 解：原字不清，据日本抄本补。

云母

上品，君。味甘，平。无毒。

发明曰：云母古虽有炼服法，名为仙药，今未见有明验。本草云：主身皮死肌，中风寒热，如在车船上，除邪气，安五脏，益精明目，下气坚肌，续绝补中，疗五劳七伤，虚损少气，止痢。久服轻身延年，悦泽不老，耐寒暑，志高神仙。按：云母有八种，兼五色，惟明彻纯白者，四时皆可服。其修炼之法，如《雷公炮制》、如青城山丈人康道丰传治百病、如《抱朴子》服五云之法，虽妙且详也。愚谓：仙道家术，今人饵服者，不可不慎。今合云母膏，治一切痈肿。云母粉治恶疮、风疹，载在方书者，可采用。

朴硝

上品，君。大寒，味苦、辛、咸，降也，阴也。《药性》云：有小毒，然能化七十二种石，岂云无毒？但黄色伤人，赤者杀人。

发明曰：硝性咸寒，能软坚，辛能润燥，苦能泻实。朴硝力紧，芒硝次之，硝石又次。风化硝性缓，玄明粉尤缓耳。《本经》载炼之能补益，岂真能补哉？经云“推陈致新”一句，见泻中有补，当以意得之耳，故本草主百病，除寒热邪气，逐六腑积聚，结固留癖，胃中饮食热结，破留血、闭绝，停痰痞满，推陈致新，化七十二种石，炼饵服之，轻身神仙。炼白如银，能寒能热，能滑能涩，能辛能苦，能咸能酸。《本草》所云主百病者，此也。愚谓：此皆指其练法而然，非其本性。一名硝石。畏麦句姜①。

芒硝：朴硝再炼，入盆内，结芒者，名盆硝，比朴硝稍缓。本草主五脏积，久热胃闭，除邪气，破留血、腹中痰实结，通经

① 麦句姜：天名精的别名。

脉，利大小便，通月水，破五淋，推陈致新。又云：可下胞衣。又敷沫疮。敷洗疮则可，下胞衣宜裁。形与白英相同。又名英硝，与马牙相类。又曰马牙硝，主治与芒硝相同，点眼药中用，去赤肿障翳，涩泪痛。《药性》云：芒硝主时疾壅热，伤寒狂热，润燥粪。经云：热淫于内，治以咸寒，以辛润之，以苦泻之。古方每用芒硝、大黄相须为使。朴硝同用。

硝石

煎炼时，取讫芒硝，凝结下如石者，但存滓，功力亦缓，惟能发烟火上腾。唐本注：盖以能消化诸石，故曰硝石。味苦、辛，大寒，又云咸。

此与风化硝，老弱人虚者，可下宜用，治疗与芒硝略同，但力缓。伤寒妊娠可下者，用此兼大黄引之，直入大肠，润燥软坚泻热，子母俱安。《内经》云：有故无殒，殒亦无殒。此之谓欤？以在下言之，则便溺俱阴；以前后言之，则前气后血；以肾言之，总主大小便难。溺涩秘结，俱为水少。火为之使。恶苦参、苦菜，畏女菀、杏仁、竹叶。含之治喉闭。

玄明粉

气冷，味辛、甘，微苦。无毒。

发明曰：玄明粉阴中有阳之物，以其修炼，去其咸也，故治心热烦躁、五脏宿滞癥结、肠胃宿垢，除胃热，明目，逐膈上虚热，消肿毒。注中有“治阴毒”一句，若属阴寒而非伏阳不可用，苟用此以除阴毒，杀人甚速。牙硝条下太清炼灵砂补注谓：阴极之精，能化火石之毒。

按：制玄明粉法，用朴硝十斤，水一桶，同入锅内，溶化，掠去面上油腻，将布并好纸摅去查滓，用萝葍十斤，冬瓜五斤，豆腐三斤，俱切厚片，同硝水煮沸六七次，捞去等①物，掠去油腻如前，再滤过，放入瓷盆，置②星月之下，自③结牙硝取出，放桌面上，任其风干，将原水又煎沸一次，入瓷盆内令再结。如是者数次，以水内无硝牙出为度。并前风干硝牙，用泥裹，罐子装④盛，按实碎炭火，周围不走火气，炼之瓷罐，内硝汁无声，复如前法，封罐口，再加猛项火煅炼一昼夜，玄明粉成矣。候冷取出净地上，以新瓦盆一个，覆之去火毒，入瓷罐内贮之。用时研为末，每斤加生、炙甘草各一两，和匀。初服一钱，渐加至三钱为止。春服养肝，川芎芪芍汤下；夏服养心，茯苓汤下；四季月养脾，参术汤下；秋服养肺，茯苓桔梗汤服下；冬服养肾，苁蓉乌头汤下。若痰火积热用之，即于本方药内加调服之。忌苦参。

《仙经》云：朴硝，是太阴之精华，水之子也，炼成玄明粉，阴中有阳之药。愚谓：《仙经》备言其功浩大，若脏腑虚寒，脾胃气弱，恐不可服。

赤石脂

上品，君。气大温，味甘、酸、辛。无毒。虽有五色，各补五脏不同，总系收敛之剂。惟赤、白二脂，入药居多。

发明曰：经云：涩可以去脱。石脂为收敛之剂，赤、白石脂俱甘酸，阳中之阴，能固脱，故本草主养心气，明目益精，疗腹痛泄澼，下痢赤白，小便利，女子崩中漏下，产难，胞衣不下。又治痈疽疮痔、溃疡，收口长肉。久服补髓，好颜色，益智，不饥轻身。又云：主诸来血，止塞归经，涩小便、精出、

① 等：原字不清，据日本抄本补。
② 置：原字不清，据日本抄本补。
③ 自：原字不清，据日本抄本补。
④ 罐子装：原字不清，据日本抄本补。

大肠寒滑，其固脱收敛之用见矣。恶大黄，畏芫花。

白石脂：主养肺气，厚肠胃，补骨髓，疗五脏惊悸不足，心烦，止腹痛，下水，小肠澼热，溏便浓血，女子崩中，漏下赤白沃，排痈疽、疮痔。久服安心不饥。治功大都同赤石脂。得厚朴米汁饮，止便脓。燕粪为之使。恶松脂，畏黄芩、黄连、甘草、飞廉。赤、白石脂，四方皆有，以舌试之，粘着者为佳。凡使，研如粉，新汲水飞三度，澄者去之，取飞过者任用。忌食卵味。

青石脂：味酸。主养肝胆，明目，黄疸，泄痢肠澼，女子带下百病及疽痔恶疮。

黄石脂：味苦。主养脾气，安五脏，调中，大人小儿泄痢肠澼，下脓血，去白虫，除黄疸、痈疽。

黑石脂：味酸。主养肾气，强阴，疗阴蚀疮，止肠澼、泄痢，疗口疮、咽痛。

滑石

上品，君。气大寒，味甘，性沉降也，阴也。入手太阳经。无毒。青黑者有毒，伤人。惟白有细腻纹者佳。

发明曰：滑石属金而有土之水，惟资其利窍，渗去湿热而已，故本草主身热泄澼，去留结，解烦渴，利小便，荡胃中积聚寒热，益精气，通九窍六腑津液及女子乳难癃闭，令人利中，盖降妄火之要药也。《药性》云：主产难滑胎，或云逐凝血，消食毒，亦取其利下耳。其治烦渴，非实能止渴也，以其渗湿热则妄火降，脾气和平而津液生，烦渴自止矣，故云实大腑者，以其去湿耳。如天令湿淫太过，人患小便不利而渴，用此为宜。或无湿，小便自利而渴者，知内有燥热也，燥宜滋润。若误服之，是愈亡其津液，而渴反盛矣，故益元散必用甘草和之。能泄上气，令下行，故曰滑以利窍。不可淡渗同用，气虚者兼人参、甘草用之。《衍义》云：暴吐逆，不下食，以生细末二钱匕，温水调服后，以热面压之。凡用，须细白者，以刀刮去浮黄土，并去粗砺①者，研细粉，东流水飞过，于日中晒干用。

禹余粮

上品，君。气寒、平，味甘。无毒。

发明曰：**重可以去怯，禹余粮之重，乃镇固剂也，故本草主赤白漏下，除咳逆寒热，烦满大热，下赤白、血闭癥瘕及小腹痛结烦疼，炼饵服之，轻身益寿。妊妇患热病，水调涂脐间，能固胎，亦镇固意也。**得之火煅，醋淬，瓷钵重研，水澄汁清，勿留沙土，入药。牡丹皮为使。形如鸭卵，外面重叠包裹，内黄末一团，如蒲黄、无沙土者佳。

石中黄子：**久服轻身耐老。**乃禹余粮末成，藏诸壳中，摇则水声。注云：水已凝者为余粮，水未凝者为石中黄子。此“子”字当作“水”字，谓之石中黄水可也。今医家用石中黄，只是石中干者及细末者。

《雷公》云：凡使，勿误用石中黄并卵石黄，二者与余粮相似，但石内黄赤黑黄，味淡微粗，卵石黄味酸，卵内有子一块，不堪用，误饵令人肠干。如此说只是另有一种石中黄，与前石中黄子及禹余粮各不同等矣。《衍义》言之更详，可参考。

太乙余粮：味甘平。**此能益脾，安脏气。又云治病与前余粮小同，古方亦载。**陈藏器云：太者，大也。一者，道也。大道之师，即理化神君，禹之师也。师常服之，故云太乙余粮。注云：生太山上，有甲，甲中有白，白中有黄，如鸡子黄色。按：《雷公》云：太乙余粮，看即如石，轻敲便碎如粉，兼重重如叶子雌黄。

---

① 砺：原字不清，据日本抄本补。

紫白石英

上品，君。气温，味甘、辛。无毒。有五色，青、黄、赤治疗少用，紫、白多用。紫入心、肝二经，白者入肺经。

发明曰：紫石英入心肝二经，亦镇固之剂，故本草主心气不足，定惊悸，安魂魄，填下焦，止消渴，除胃中寒，兼治心腹寒热邪气、结气致咳逆，主妇人风寒在子宫，十年不孕。又散痈肿，姜醋煎调敷。久服温中，轻身延年。今方家用者，惟疗妇人及治心病药时有使者。类水晶明彻，似樗蒲达头，色紫润。长石为之使。得茯苓、人参、芍药，共疗心中结气，畏扁青、附子。不欲鮀甲、黄连、麦句姜。白石英与此同。

白石英：味甘辛，微温。无毒。入肺经，故主咳逆、胸膈间久寒，益气，除风湿痹。疗肺痿，下气，主消渴，阴痿不足，利小便，补五脏，通日月光。白石英如指，长二三寸，六面如削，白澈有光。

《简要方》治心不安，惊悸善忘，上鬲①风热，化痰安神。白石英、神砂各一两，同研为散，夜卧，金银汤服半钱。

《衍义》曰：二石英当攻疾暂可，煮汁用，未闻久服之益。张仲景之意，只令㕮咀，不为细末者，岂无意焉。其久服之说更详之。

石钟乳

上品，君。气温，味甘。无毒。

发明曰：石钟乳虽甘温近补，其性慓悍，为镇下快利之用。苟制炼不真精，非徒无益也。本草主咳逆上气，益精，安五脏，补虚损，疗脚弱冷痛、下焦虚遗，强阴，是为镇下之功。通百

① 鬲：胸膈。《资治通鉴·汉纪五十九》："皆肝鬲之要也。"胡三省注："鬲，胸鬲也。"

节，利九窍，通声明目，下乳汁，又见其快利之用。久服好颜色，延年。不炼服之，令人淋。生少室山谷及泰山、道州等处岩穴阴处，溜山液而成，中空下垂，似鹅翎管子，辟之如爪甲蝉翅，中无腐齿，光明轻白，如炼硝石者佳。色如枯骨，或类死灰，重浊顽朴，食之使人偃塞壅郁，泄火生风，戟喉痒肺，幽关不聪，心烦喜怒，肝举气刚，不能和平，故君子慎取。其色之美，而不必唯土之信，以求其至精，凡为此也。

《雷公》云：凡修事，用石钟乳八两，先以沉香、零香、藿香、甘松、白茅香各一两，水先煮一度，另用甘草、紫背天葵各二两，煮一伏时①，杵为粉节，过钵中研万遍用。愚按：丹溪云：石钟乳乃慓悍之剂，节度或违，多生他变。经云：药石之气悍。诚是也。夫谷食气和，可常食；养人药则气偏，可暂用，难久；石药又偏之甚者。自唐宋以来，膏粱家惑于方士服饵石药，以体重气厚，可致长生，又或以鼓助阳事，可以助欲，不知气悍之惑，哀哉。

矾石

上品，君。气寒，味酸、咸、涩。味全者佳。无毒，一云有小毒。

发明曰：白矾酸、咸，寒，收涩，能清热，或生或煅，随轻重应用，并研细末，任作汤丸散。炼饵，主寒热泄痢、白沃、目痛、齿痛，除痼热在骨髓，去鼻中息肉。《药性》云：除风消痰止渴。《日华子》云：生含咽津，治急喉痹，其涩能却水，收涎药用之。稀涎散，同皂荚研服，吐风痰，通窍。和蜜蜡作丸，

---

① 一伏时："伏"通"复"。《左传·哀公十二年》："火伏而后蛰者毕。"《中论·历数》引"伏"作"复"。"复"有周而复始之意。古代以干支纪时，从子时到子时为一周时，从丑时到丑时亦为一周时，民间叫一个对时，故一复时等于十二个时辰，即二十四小时。

平痈疽，护膜。煅，傅阴蚀恶疮癣。洗脱肛，涩肠。敷脓疮收水。多服损心肺，却水故也。甘草为之使。畏麻黄，恶牡蛎。

绿矾：凉，无毒。治喉痹、蚛牙①、口疮及恶疮疥癣。鲫鱼烧灰和服，疗肠风泻血。火煅赤，醋淬三度，研细，枣肉丸绿豆大，温水下，治小儿疳气不可疗者。大抵主疮科为专攻。《崔氏方》治甲疽，方见《疮疽门》。绿矾出温州温泉县、池州铜陵县，并煎矾处出。

黑矾：即皂矾。涂发，染皮色。

黄矾：名鸡矢矾。理溃痈，生肌。镀金家用之。

紫矾：可制砂汞。

金线矾：纹缕有金线。治疮追毒。

柳絮矾：轻虚如绵絮，煎炼而成。止渴消痰，清心肺烦热。

凝水石

中品，臣。即寒水石。气大寒，味辛、甘。无毒。

发明曰：凝水石寒能降火除热，故本草主身热，腹中积聚邪气，皮中如火烧，烦满，水饮之。除时气热盛，五脏伏热，胃中热，止烦闷，消渴，去水肿，小腹痹。《药性》云：兼理伤寒劳复，解巴豆毒，压丹石诸毒。有二种，有纵理、横理不同。惟润泽清明如云母，置水中，与水一色，其水凝动者佳。或曰纵理为寒水，横理为凝水。用之研极细，服加姜汁，或加姜汁煮。又云：盐之精也。恶地榆。有一种冷油石，与此全类，投沸油中，油即冷，此石有毒。若误用之，令腰以下不能举，须审辨之。

石膏

中品，臣。气寒，味辛、甘，气味俱薄，体重，沉降也。阴中之

---

① 蚛牙：虫牙。

阳。无毒。入手太阴经、少阳经、足阳明经。

发明曰：石膏入肺、胃、三焦之剂者何？惟辛也，而气味俱轻，故能解肌上行而理头痛。本草所谓主中风、伤寒时气、头痛身热是也。惟甘也，下乳，生津止渴，所谓口干舌焦者主之。又云：能缓脾益气，若心下逆气惊喘、暴气喘息、咽热能除者，清火之功也。若腹坚痛，肠胃隔气，胃热能食，胃热不能食，与夫下齿痛者，泻胃火之力也。下牙痛属胃，香白芷为使。又治三焦皮肤大热者，入手少阳经也。要之，主肺胃居多。仲景治伤寒阳明经病，身热目痛，鼻干不眠。身已前，胃之经也；胸胃，肺之室。邪在阳明，肺受火制，故用辛寒以清肺，所以有白虎汤之名。凡用，须择色莹净、细理白泽如水精者。若白不明透，是方解石，其性燥，不堪用。若石膏火煅研细，醋调，封丹炉，甚固于石脂方真。畏铁，恶巴豆、莽草。

空青

上品，君。气寒，味甘、酸。无毒。

发明曰：空青甘酸益肝，眼科圣药，故本草主青盲明目，疗目赤痛，去翳肤止泪，益肝，养精神，通血脉，利九窍，疗耳聋聪耳。又兼利水道，下乳汁，通关节，破坚积，浆水点眼，回明仙药。壳：摩翳要药。出益州深山有铜处，铜精熏则生。空青破之，有浆水者难得，大若鸡卵，小者如相思子。状若杨梅，故别名梅青，尤难得。能化铜、铁、锡为金。倘得之内空无浆汁者，将成个①全壳埋地中三五夜，自然生汁。惟畏菟丝。

曾青：气味颇似前，但形若连珠，累累相缀。治同空青，极难得真，可立制砂汞成银。

---

① 个：原字不清，据日本抄本补。

绿青：有青白花纹，吐风痰甚速。画工用之，呼为石绿。

石胆

上品，君。气寒，味酸、苦、辛。有毒。今名翠胆矾，自是一种，恐非真。

发明曰：石胆酸寒入肝，故本草主明目目痛，诸痫痓，女子阴蚀痛，石淋。又兼治崩中下血，金疮癥积，鼠瘘恶疮。入口吐，风痰药内用之最快。大者如拳，小者如桃。色青碧似琉璃，形圆，击之纵横解，皆成叠纹。又云：磨铁，作铜色者为真。亦有用绛矾为石胆，又以醋揉青矾为之，皆讹矣。生于铜坑中，采得煎炼可成，不如自生者尤为珍贵。

雄黄

中品，臣。平寒，味苦、甘、辛。有小毒。一云性温。有毒。想经火煅则然。大抵丹石遇火煅则燥，而有毒居多。

发明曰：雄黄只是辟邪解毒之物，故本草专主治疮疡，除鼠瘘恶疮，痔疽死肌，疥虫䘌疮，鼻中息肉及绝筋破骨，百节中大风，积聚痃癖，中恶腹痛，鬼疰，辟精魅，杀蛇虺百虫毒，蛊毒，胜五兵，解藜芦毒。若误中其毒者，防己解之。赤如鸡冠、明澈为上品，三五两重金价。勿用黑鸡冠色、自死黄、夹腻黄，臭气不堪用。

雌黄：气平寒，味辛甘。有毒。专治外科功多，入药最稀，服者宜审。主去身面白驳，一切恶疮等，杀诸般虫毒，辟邪并与雄黄同。生武都山谷，与雄黄同山生，其阴山有金，金精熏则生雌黄，色如金，又似云母，甲错可折者佳。

灵砂

中品，臣。气温，味甘。无毒。系水银、硫磺二药用水火煅炼成形，又□[1]二气丹。

发明曰：灵砂甘温，助益阳气，故本草主五脏百病，通血脉，安魂魄，养精神，杀鬼辟邪，益气明目，久服不老，轻身成仙，令人心灵、神明通畅。杨子度以灵砂饵猢狲，辄会人语。

制法：水银一两，硫磺六铢，研细，先炒作青砂头，后入水火炉，抽之如束针绞者成就也。

愚谓：水银、硫磺本燥烈之性，又经火炼，其热毒可知，苟炼之不如法，或偏于火候，铄耗阴血，其祸匪细。往往饵之而过害者，虽曰无毒，吾不信也，慎之。

石硫磺

中品，臣。气温，味酸，大热。有毒。

发明曰：硫磺性热，系阳之精，能化五金，奇物，壮兴阳道，故下焦虚冷，元气将绝，或寒泻及脾胃衰微、痼冷之疾垂死者用之，中病即止，不可过服，故本草主心腹积聚，邪气冷癖在胁及咳逆上气，脚冷酸弱无力，妇人阴蚀，下部䘌疮，皆沉寒之候也，宜用之。又寒痔血恶疮，除头秃，杀疥虫，宜为散药，调敷之用，不宜汤剂。虽云除格拒之寒，倘此症兼有伏阳在内，须兼阴药为佐。古方太白丹、来复丹各有硝石之类，皆至阳佐以至阴，正合宜耳。亦不可单服，常见炼服此者，必致毒发而不可救药者多矣。此与大黄寒热不同，何以并称将军之号？盖能破邪归正，返滞还清，挺阳精，化阴魄而生魂也。

阳起石

中品，臣，气微温，味咸，无毒。一云味酸。云云母石根也。

---

① □：原字不清，日本抄本作“多”，义不可解。《证类本草》作“名”，义胜。

发明曰：阳起石性温而味咸，助阳气、暖水脏之用也，故本草主阴痿不起，补不足，疗男子茎头寒、阴下湿痒，去臭汗，消水肿，女人下部虚冷，肾气乏绝，子脏久寒，主崩中漏下，破子脏中血癥瘕结气，寒热腹痛无子。久服不饥，令人有子。《药性》云：补肾气精乏、腰痛膝冷、湿痹，暖女人子宫久冷，止月水不定。桑螵蛸为之使。忌羊血，恶泽泻、菌桂、雷丸、蛇蜕皮，畏菟丝子。生齐山山谷及琅琊，色白肌理莹明若狼牙者为上。《衍义》曰：研绝细，水飞过用。凡石药，冷热皆有毒，宜审。

金石部下

金屑

中品，臣。味辛平。有小毒。注云：生者有毒，炼过无毒，性亦寒。

发明曰：金屑大抵性寒，而为镇定之用，故本草主镇精神，坚骨髓，利五脏，除邪毒气。《药性》云：镇心，安魂魄、风痫失志、惊悸。《海药》云：性多寒，主癫痫、风热上气、咳嗽肺损吐血、骨蒸劳极渴，大约主镇心神、安魂、止惊痫之用为专。畏水银，犯之色变。得余甘子能柔。古方紫雪用之，盖假自然气也。名为金屑，是已经磨屑，可用之义，须煅炼为之金箔，擂碎为屑，作锭丸药衣饰，或磨成水，洗净金器，水煎。切忌用未炼生金。中其毒，鹧鸪肉解之。

金牙：下品。味酸平。无毒。主鬼疰毒蛊，诸疰。《药性》云：治一切风，筋骨挛急，腰脚不遂。又云：主小儿惊痫。孙思邈治风毒及鬼疰、南方瘴气传尸等，有大小金牙散。生蜀郡，如金色者良。石间打出者，又有铜牙，亦相似，但外黑色，方家少用。烧淬，浸酒，服之。

金浆：上品。味辛平。无毒。可长生延年神仙。久服之，肠中尽为金色。但得之不制炼真者难。

金石：味甘。无毒。补腰脚冷，久羸不能食，能肥健肢体，壮阳，驻颜色，暴热脱发，飞炼服之。生五台山清凉寺。石中金屑，作赤褐色。《图经》云：金石凌、红雪、紫雪，皆取金银汁经炼者，未详。

金星石：下品。寒。无毒。主脾肺壅毒，肺损吐血、嗽血，下热涎，解众毒。又有一种银星石，主疗与此大略相似。生并州、濠州，有金星簇如麸片。

银屑

中品，臣。气平，味辛。有毒。

发明曰：银屑亦镇定，故本草主安五脏，定心神，止惊悸，除邪气。出宣饶坑中矿石内，粗错类锡，石内气未敷畅，故有毒。若后条生银，已生发于外，无蕴蓄之气，故无毒也。必须炼熟摩成，或取银箔，研碎为丸，或用银器煎汁，凭症轻重。《子母秘录》云：妊娠卒腰背痛如折，银一两，水三升，煎取半，饮之。愚谓：即以煎药亦好。畏磁石并石亭脂，恶白锡及一切血。

生银：中品，寒，无毒。主热狂，惊悸，发痫恍惚，夜卧不安，谵语，邪气鬼祟，服之明目，镇心安神，定志，功用同金屑。小儿诸热丹毒，并以水磨服，功胜紫雪。忌生血。按：《雷公》云：凡金银器及铜铁，凡使在药中，用时即浑安置于药中，借气生药力而已。勿误入药中用，恐消人脂也。一云：银，西方辛阴之神结精而为质，性戾服之伤人之肝。

银膏：大寒，味辛。主风热，心虚健忘，惊痫恍惚，狂走，膈上热，头面热风，冲心上下，安神定志，镇心明目，定水道，治心风，大煅，与生银治功同。又补牙缺落，又当凝硬如银，合炼有法。以白锡、银箔、水银三物合炼成如膏。

蓬砂

下品，佐使。味苦、辛，气温。无毒。一名鹏砂。

发明曰：蓬砂苦辛，泄肺金之火，为清喉之要药，故本草主疗喉痹，除喉中肿痛，消痰止嗽，含化咽津，缓以取效。清膈上痰热，破癥结及焊金银用之。出西戎者，色白味焦；出南番者，色褐，味和力速。大块光莹者良。同绿豆收藏，形色不伐。

砂

下品，佐使。气温，味咸、苦、辛。有毒。《药性》云：味酸咸。

发明曰：硇砂能烂肉，为外科要药，故主积聚，去结血，剔腐肉，生肌止痛，下气咳嗽宿冷。虽经泡[①]制，不可轻服。腐人肠胃，烂胎。又云：生饵，化人心为血。合他药，除目中翳膜，明目。驴马药亦用。柔金银，可用焊药。出西戎者，形如牙硝光明者良。水飞去土石。又重煮水干，去其毒。误中其毒，研生绿豆汁，饮一二升，解之。按：《本经》注云：硇砂质禀阴石之气，含阳毒之精，得伏炼法，除冷病，大益阳事。忌羊血，畏浆水。

磁石

中品，臣，味辛、咸，寒。无毒。《药性》云：有小毒。

发明曰：磁石重而去怯之剂，故本草除大热烦满及耳聋，养肾脏，强骨气，益精除烦，通关节风湿、肢节中痛不可持物，消痈肿、鼠瘘，疗颈核喉痛、小儿惊痫。炼水饮之，使人有子。

和药点眼，去目翳。绵裹豆大塞耳中，口含生铁少许，觉内有风雨声即效。若误吞针入喉，急取系线吞下，引针自出。

---

① 泡：通“炮”。《周礼·秋官·壶涿氏》“以炮土之鼓驱之。”郑玄注：“故书‘炮’作‘泡’。”

磁石乃铁之母，有铁处则生，能悬虚吸铁引针者方真。制用火煅，醋淬七次，研细，水飞数次，才可服饵，专杀铁毒。柴胡为之使。恶莽草、牡丹皮、石脂。

磁石毛：味咸，温。无毒。磁石中有孔，黄赤色，其上有细毛，功用更优。云即磁石。细孔上轻紫，研，入醇酒内调吞，扫疮瘘，长肌肉，补绝伤，益阳道，止小便白数，明目，治肾虚耳聋更胜。

玄石：亦磁石一种，纯黑无孔。治体大同小异，力劣不能吸针。

青礞石

下品。

发明曰：礞石走下之性，坠痰为最，亦消积滞，故滚痰丸必用。本草主治食积不消，留滞脏腑，宿食癥块及小儿食积羸瘦，妇人积年食癥攻刺心腹。

得硇砂、巴豆、大黄、三棱等良。可作丸服，细研为末，火炼金色为妙。若病久气虚者，虽有积滞，宜慎用。

炉甘石：明目，去翳障，止泪眼烂翳，眼科必用之药。但本草《别录》不载其名。

砒霜

下品，佐使。味苦、酸。有大毒。

发明曰：砒霜大毒药，飞炼砒黄而成，造作有法，亦能治病。《医方》醋煮，能杀毒截疟，除哮，吐膈上痰，可作吐药，虚人忌之。又云：溃坚磨积，消腹内宿食。生信州者良。一名信，块大色黄，明澈不杂，此生砒名砒黄，最难得。置火上，以器覆之，令砒烟上，凝结累累，垂下如乳，长者为胜，才名砒霜，入药方妙。愚按：砒用火煅，疗病更有毒。近人多治暑疟，为吐药，疟本伤暑，俗医不究其理，乃以烧霜用服之，必吐下，幸而得安，遂为定法，其后所损多矣，可不慎欤？

畏酽醋及羊血。误中其毒，用冷水研绿豆浆，饮之可解。

石蟹

中品。味咸，寒。无毒。

发明曰：石蟹，眼科之圣药，故本草主青盲，目中生翳及丁翳，又兼疗漆疮。又云：解一切药毒、蛊毒，消痈肿，天行热疾，斑疹，用醋摩敷，**催生落胎。去净沙石，摩细水飞，佐药点眼尤专。**形似蟹，是海蟹年久，水沫相着化成石，海潮飘出，人得之。《图经》云：体质是石也。多夹粗石沙泥，凡用之，须净洗去，研细，水飞过，用之。

石燕：气凉。形似蚶而小，如蚬蛤之状，色如土，坚重，其实石也，亦似燕。**水煮汁饮，治淋效。产难者，两手各把一枚，立验。取水牛鼻煮饮，治消渴。**

伏龙肝

下品。气温，味辛。无毒。

发明曰：伏龙肝出自火灶中，辛温，惟凉水调服以解火毒，不入汤药。主妇人崩中及吐血咳逆，止血，消痈肿毒气。又云：疗中风不语，心烦，肠风带下，尿血，催生下胞。小儿夜啼用，捣细，调水服之。小儿重舌，釜下土、苦酒和，涂舌下。

水和敷脐，干频换。除时疫，胎热不安。

醋调或蒜捣泥涂，消痈肿毒气。

《救急方》治心痛冷热，用伏龙肝水煮，服方寸匕。若冷痛，酒服。

癫狂不识人，水调方寸匕，日二进。

伏龙肝，即灶中对釜月下黄土，取年深变褐色者为良。

太阴玄精石

中品。气温，味咸。无毒。

发明曰：玄精石温以散寒、咸以软坚之用，故本草主除风冷邪气，心腹积聚，湿痹，妇人痼冷漏下，益精，止头痛，解肌。出解州，今解池及通、泰州积盐场中。古云大①卤之地则生阴精石是也。色青白，形似龟背者良。《图经》云：古方不见用者，近世补药及治伤寒多用之。

食盐：气寒味咸。无毒。吐中焦痰癖，止心腹卒痛，杀鬼疰邪蛊。少用引药入肾经，坚肌骨。炒化汤中，堪洗下部䘌疮。多食伤肺，起咳嗽，走血发渴，损筋，黑肌失色。水肿病咳嗽人忌之。秋石丹可代用。治干霍乱欲绝者，用盐一大匙，熬令黄，童便一升，温和服之，得吐即愈。又蚯蚓毒，以盐洗沃，亦宜汤化饮。入药，漏芦为之使。

戎盐：下品。味咸，寒。无毒。生胡盐山及西羌北地酒泉福禄城东南角。北海青，南海赤。一云味苦臭，孵②鸡子臭，煅白用才妙。主明目，却目痛，益气，坚肌骨，去毒蛊，心腹痛，溺血吐血，齿舌血出。

卤咸：味咸，寒。无毒。是硷土，即于硷地掘取之，不经釜煎者。主大热消渴，狂烦，除邪，下蛊毒，柔肌肤，去五脏肠胃留热结气，软心下坚，食已呕逆喘满，明目目痛，消痰癖，洗涤垢腻，浆襁房中必用。

铛墨

下品。即锅上墨，名百草霜。

---

① 古云大：三字原不清，据日本抄本补。

② 孵：日本抄本作“服”。

主蛊毒、中恶血、血晕吐血。以酒或水细研，温服。亦涂金疮，生肌止血。若疮在面涂之，黑入肉，慎之。治舌卒肿，如猪胞状，满口，不治，须臾死，以釜墨和酒涂舌下，立差。

又治中恶，心痛欲绝，用铛墨五钱，盐一钱，和研，用熟米水一盏调，顿服之。

东壁土

下品。气温。无毒。取东向晓日久珙①，以日初出，火生之时，其气方壮，所谓少火之气壮也。

发明曰：土取扶益脾胃，以类相属也。取多年壁上者，研细，和白术炒，专止注泻。同蚬壳研就，敷痘疮，点翳侵目中，摩癣，治春月寒热瘟疟，去下部痔瘘脱肛。

旧鞋底土：水吞之，适他方不服水土者，立效。取自己着者良。

铸钟黄土：酒服，止卒心痛，疰忤恶气，殊效。

鼠壤土：主中风，筋骨挛痛。日曝干用。

燕窠土：治风瘙瘾疹焮痒，水调湿敷。胡燕者良。

梁上尘：微寒，气平。名乌龙。主中恶，卒来鼻血，流滴不已，疗伤寒阳毒发斑、烦渴。仲景黑奴丸中用之。又主腹内痛噎。一方治横生不可出，用梁上尘，酒服方寸匕。亦治倒生。远烟火处，取高堂殿上者拂下，旋筛用之良。

老屋上尘煤：治齿断肿、出血。

石灰②

下品。气温，味辛，性烈。有毒。

---

① 取东向晓日久珙：文义不通。《本草蒙荃》作“烘”，义胜。

② 石灰：原作“石炭”，因其下内容为“石灰”之功效，据医理改。

发明曰：石灰性热而烈，不可服用，惟主外科，故本草主疽疡，疥瘙热气，恶疮癞疾，死肌，髓骨疽，堕眉，杀痔虫，去黑子息肉。同诸灰淋汁，熬膏，用决痈疽肿破头。又敷刀斧伤，止血，须醋浸，待干，腊月纳黄牛胆内，阴干用。或五月五日，采百草叶，合石灰捣为团，风干为末，傅之亦妙。

产后阴不合，又脱肛，取灰熬黄，投水中澄清，洗即收。堕胎、辟虫尤捷。又能伏硫磺，去锡晕，取风化者，力更优。

灶内热灰：醋调作饼，慰心腹冷痛妙。

百草灰：端午日，乘露采一百种草，阴干，烧成。治两腋臭，井花水调作团，晒干，重烧令白，陈醋和饼，两腋下紧夹之，当抽一身痛闷疮出，以少水更洗之，不过三度即愈。

不灰木：下品。大寒。主热痱疮，和枣叶、石灰为粉，傅身。出上党，如烂木，色青白，烧之不然①。要烧成灰，砍破，以牛乳煮了，便烧，黄牛粪烧之成灰。

花蕊石

下品。一名花乳石。色如硫磺，中间有淡②白点，以此得花之名。

发明曰：花蕊石专治诸血症，神效。多服，瘀血渐化黄水，体即疏通，诚为劫药，故本草主产妇血晕，恶血金疮，止血。刮末，傅之即合。注云：合硫磺同煅，研末，用傅金疮神效。服饵，男子以童便搀半酒服，女人以童便搀半醋服。

代赭石

下品。气寒，味苦、甘。无毒。入手少阴、三焦及厥阴肝经。

发明曰：《圣济经》云：怯者，惊也。怯则气浮，重剂以镇

---

① 然：烧。《说文解字》段玉裁注曰："以火烧物曰然。"

② 淡：原字不清，据日本抄本补。

之，代赭之重以镇虚逆，故本草主贼风鬼疰，魅精蛊毒，腹中毒，邪气、惊气入腹，小儿惊痫疳疾，泻痢，女人赤沃，崩漏带下，男子阴痿不起。又云：脱精遗尿。凡此皆甘寒镇固之用也。云除五脏血脉中热，又云：止吐血、衄血、尿血，肠风痔瘘，此又苦寒以清热也。云胞衣不出，孕妇堕胎，恐其重坠之过也。出代州山谷，色赤如鸡冠，有泽，染指爪不渝者良。或难得真，牡蛎可代之。火煅醋淬七次，方研极细，水飞，惟作散调，勿作煎剂。畏天雄、附子，干姜为之使。

长石：中品。味辛苦，寒。无毒。主身热，胃中结气，四肢寒厥，利小便，通血脉，下气除胁肋、肺间邪气，明目去翳，下三虫，杀蛊毒，止消渴。生长子及泰山山谷，状同石膏而厚大，纵理而长，似马牙，方而润泽，玉①色，一名方石、直石、土石。

理石：中品。气大寒，味辛甘。无毒。主身热，利胃，解烦，止消渴，益精明目，破积聚，去三虫，除荣卫中去来大热、结热及中风痿痹。皮黄肉赤白，如长石，亦似石膏，但顺理而细。市人或刮削去皮以代寒水石，并以当礜石，并是假讹。生汉中山谷及庐山。滑石为之使，恶麻黄。

桃花石：中品。味甘温。无毒。主大肠中冷，脓血痢，久服令人肌热能食。似赤石脂，但舐之不着舌者为真。亦类紫石英，其色似桃花光润而体重。

砺石：中品。无毒。主破宿血，下石淋，除癥结，伏鬼物恶气。烧赤热投酒中饮之。今磨刀石取浙②，傅蠼螋③溺疮妙。又有

---

① 玉：原作“王”，于义不通。《证类本草》引《图经本草》作“玉”，义胜，据文义及《证类本草》改。

② 浙：沉淀的渣滓。

③ 蠼螋：昆虫，黑褐色，身体扁平狭长，尾须像夹子，生活在潮湿的地方。

越砥石，极细。磨汁，滴目，除障暗；烧赤，投酒中，破血瘕痛。砥细于砺，皆磨石，功①状亦相近。

水中石子：上品。无毒。主食鱼鲙腹中胀满，成瘕，痛闷，饮食不下，日渐瘦。取水中石子数十枚，火烧赤，投五升水中，各七遍，即热饮之，如此三五度，当利出瘕也。

烧石：是寻常石烧者。烧令赤，投水中，内盐数合，主风瘾疹及洗之。又取石如鹅卵大，猛火烧令赤，内醋中，十余度，至石碎，尽取屑晒干，和醋涂肿上，发背、诸恶肿皆愈。

礜石：下品。味辛、甘，大热，生温熟热。有毒。此药攻击积癖痼冷之病，主寒热鼠瘘，蚀疮死肌，去息肉风痹，腹中坚癖，邪气积聚，痼冷腹痛，除热明目，下气除膈中热，止消渴，益肝气。久服令人筋挛。火炼百日，服一刀圭。不炼，杀人及百兽。此石性大热，能拒火，久烧但解散，不可夺其坚。不入汤药，丹方及黄白术多用之。

白磁瓦屑：下品。平。无毒。主妇人带下白崩，止呕吐，破血止血。水摩，涂疮灭瘢。定州者良。一方治人面目卒得赤黑丹如疥状，不急治，遍身即死。若白丹者，取白瓷瓦末之，用猪脂和涂之。

密陀僧：中品，味咸辛，平。有小毒。主久痢，五痔，金疮口疮，面瘢皯。除白瘢，膏药内用，不入汤药。闽中铅铜冶处有之。煎炼银铅脚，形如黄龙齿，坚重者佳。

无名异：上品，味甘，气平。无毒。主金疮，折伤内损，止痛生肌，醋摩涂之。出大食国，广州、宜州亦有。生石上，黑褐色，大如弹，小如墨石子。番以油炼如黳石，嚼之如饧，但难得耳。

---

① 功：原字不清，据日本抄本补。

玛瑙：中品。味辛寒。无毒。主辟恶，熨目赤烂。出日本国，有红黑白纹如缠丝，出西裔者佳。研①木不热者方真，堪为器玩。

琉璃：乃火成之物。水浸之，可熨赤目。

玻璃：性冷，味辛。主惊悸心热，能安心明目，去赤眼，熨热肿。此西国之宝，玉石之类，生土石中是水玉。

水晶珠：极光明，置水中不见珠。熨目，除热泪。夜向太阴，可取真水。火精取火，向太阳取之，用异而名同也。

琅玕：下品。味辛平。无毒。主身痒，火疮痈伤，白秃疥瘙，死肌，侵淫在皮肤中，煮汁炼服，起阴气，可化为丹。杀锡毒，得水银良。畏鸡骨。有五色，青者入药，似珊瑚上有孔窍，作金石声。

珊瑚：甘平。无毒。主宿血，研粉点目，去麸翳，吹鼻塞衄。又云：镇心止惊，仍治风痫，主消渴。

车渠：大寒，无毒，上品。主安神镇宅，解诸毒药及虫螫，以玳瑁一片，车渠等同，以人乳磨服极验也。形如蚌蛤，有文理，出海中珍重。《西域记》云：重堂殿梁檐皆以七宝饰之。七宝：金、银、琉璃、车渠、玛瑙、真珍、玻璃是也。

铅

下品。味甘。无毒。铅作鈆②名。

发明曰：铅禀北方壬癸阴精，性滑濡而色黑，能镇定水气而解毒。本草主镇心安神，治伤寒毒气，反胃呕哕。蛇蜴所咬，炙熨之。服多，阴毒伤心胃。熔山铅，脚如黑灰，和脂涂疬子，以帛贴，数去帛，拭恶汁，又贴，如此半月内消之如水。虽流过项

---

① 研：碾磨物体，使之有光泽。

② 鈆：“铅”的俗字。

亦差。

铅霜：性冷。**止惊悸，祛热，解酒毒，消痰，逐中风痰实，疗胸膈烦闷，医家常用之**。以铅杂水银十五分之一，合炼作片，置醋瓮中密封，经久成霜，又谓之铅白霜，因体属①金，克木，故能涂木瓜，失其酸味。

铅丹

一名黄丹。味辛，气寒。

发明曰：涩可去脱而固气也。铅丹收敛神气，镇惊，故本草主惊痫癫疾，止小便利。其辛寒能除毒热、脐挛，下气，止反胃吐逆及久积。煎膏止痛生肌，敷金疮溢血，长肉，外科之要药也。制炒法：用铅一斤，土硫磺一两，硝石一两，先熔铅成汁，下醋点沸，时下小硫磺一块，续下硝石少许，沸定再点醋，依前下黄硝少许，沸定再点醋，依前下黄硝少许，待硝沸尽，黄亦尽，炒末成丹。

熬膏用丹，水飞净土，用火炒，变褐色了，以香油炼药黑色，油如漆，去查，投丹如法，熬缓，全要得火候缓急。

粉锡

即光粉，又名胡粉、定粉，即铅烧者。味辛，寒。无毒。

发明曰：粉锡只可外科作膏，敷疮毒用，本草但主伏尸毒螫，杀三虫，去鳖瘕，疗恶疮，堕胎，止小便利。又云：炒黑，治小儿疳气，又痢汤丸中罕用。或用水调，或调脂涂，或熬膏药，随宜用之。《子母录》② 方：小儿腹胀，胡粉盐熬色变，摩腹上，兼治腹皮青。若不理，须臾死。治干湿癣，疗狐臭及股内阴下常湿且

---

① 体属：二字原不清，据日本抄本补。

② 子母录：即《子母秘录》。

臭。或作疮，以胡粉一物傅之即差，常用有验。

自然铜

下品。味辛，平。无毒。

发明曰：世以自然铜为接骨妙药，未之审耳。盖跌损之疾，要惟补气血活血、温经养脾为本，苟不明此理，惟期速效，壮者犹可，倘老弱及素有火病人服此，新出火者，其金火二毒相煽，又加香热之药，虽幸获功，然燥散之祸，惨于刀剑。火毒辄发，内攻脏腑，可不慎之。本草主折伤，散血止痛，破积聚。又云：续筋骨、排脓、消瘀血是也。但经火煅而云性冷，吾不信也。愚意其主折伤者，必有死血瘀滞经络筋骨间。煅过，以酒调服而消散之，制剂亦要顾人虚实，须以活血养血药佐之，不可专用、过用方妙耳。

治折伤，用当归、没药各半钱，酒调服，仍摩傅痛处。制用，火煅醋淬，研绝细，甘草水飞过方用。产于出铜处，形方圆不定，色青黄类铜，不从矿成，故云自然。

赤铜屑

味苦，气平。无毒。

治腋臭，以醋和炒热如麦饭，袋盛，先刺腋下脉去血，封之，神效。又熬极热，投酒中，服五合，日二三服，主贼风反折。又能焊人骨，细研，酒中温服之。铜禀东方乙阴之气，结而成块，性利，服之伤肾。

古镜：上品。味辛。主惊痫邪气，小儿诸恶。取汁，和诸药煮服，文字称古者佳。

古文钱：治翳障明目，疗风赤暴痛眼，盐卤浸用。又云：生姜一块，洗去皮，古青钱刮取姜汁，就钱棱上点目，热泪出，愈。又治妇人横逆产，心腹痛，月隔五淋，烧，以醋淬用。

铜青：微毒，平。治妇人血气心痛，合金疮，止血明目，去肤赤息肉。治目，淘洗用。青乃铜之精华，铜器上绿色是，北庭署者最佳。《经验方》治痰涎潮盛、卒中不语，备急大效。碧琳丹用生绿二两，洗净，于乳钵内研细，以水化去石，澄清，同绿粉慢火熬干，取辰日辰时于辰位上修合，再研匀，入麝香一分同研，用糯米丸如弹子大，阴干，卒中者，每丸作二服，薄荷酒研下。瘫痪、一切风，朱砂酒研化下，候吐涎出沫青碧色，泻下恶物。

铁类

中品。其中用者各不同。

发明曰：铁类大率镇固解毒之用。凡入方剂，难作丸散，惟煮汁用之。

生铁：微寒，味辛。初炼去矿，用以铸镉器物者，为生铁。

须煅过，粗赤汁淘净，复烧红，酒或水任煎下，主下部脱肛。又云：治痫疾，镇心，安五脏，黑须发。治癣及恶疮疥、蜘蛛咬，蒜摩，生油傅。脱肛及熊虎咬伤，汤洗之。扑打瘀血凝骨节间，用酒煮饮之。

柔铁：即熟铁。味辛，平。有毒。畏磁石、灰炭，能制石亭脂毒。主坚肌，耐痛。

钢铁：味甘。以生熟杂炼，作刀剑，磨锋，刃易成。主金疮烦满，热中胸膈气痞，食停不化。

铁精：煅铁灶中飞出如尘，紫色轻虚者佳，可磨铜器，微温。疗惊悸，定心气，小儿风痫，阴癀脱肛，主明目化铜。

铁落：乃烧赤砧上打落皮屑。味辛平。主风热恶疮，疡疽疮痂，疥气在皮肤中，除膈中热气，食不下，止烦去黑子。

铁浆：取铁浸水中，经久自浮青沫是。饮之镇心，主癫痫，发热狂走。又治蛇、虎、犬、狼、恶虫等啮伤，服之毒不入腹。

又堪染皂。

铁华粉：味咸平，系钢铁煅，共作叶，平面磨错①净光，盐水洒，投于醋瓮，埋②阴处，自生衣，刮研成霜。主安心神，坚骨髓，除百病，润肌肤，体健能食，乌须发，久服耐老，令人身重肥黑。取真钢铁炼之，取霜捣筛入钵，研如面，和合诸药为丸。此铁之精华，功用强如铁粉也。

铁爇：以竹木爇火，于刀斧上烧之，津出如漆是也。一名刀烟。主恶疮蚀䘌、金疮毒物伤皮肉，止风水不入，入水不烂手足，染须发永黑并及热未凝涂之，少当干硬。

淬铁水：味辛，打铁器时坚铁槽③中水。主小儿丹毒，饮一合。

秤锤：味辛温。主贼风，止产后血瘕、腹痛儿枕痛也。及喉痹寒热，烧红投酒中，热饮之。此与斧并主产难横逆及胞衣不下、产后即起痛不止，无锤即用斧。

铁匙：治妇人血噤失音，姜醋、童便煮饮。

刀刃：主蛇虺咬毒入腹，地浆水摩吞。

锯：渍酒，治误吞竹木入喉。

长流水

与千里水同，取历科坎极多、来远流长之义。手足四末之疾，非此莫攻。

顺流水

与东流水相同，谓向东流不悖、直下无碍之名，主顺快疾

① 错：用磨石、锉刀等打磨。《法言·学行》："有玉者错诸。"

② 埋，原作"理"，日本抄本同，于义不通。《本草纲目》作"埋"，义胜，据文义及《本草纲目》改。

③ 槽：原作"糟"，于文义不符。二字形近而误，据文义改。

速，荡涤邪秽，通关下膈。大小二便滞，用之即利，煎煮汤药，禁咒鬼神。又炼云母石，每用之，以其为云母所畏者。以上四水，大同小异。

逆流水

回澜倒逆上流，堪吐上焦胸膈风痒，资上涌之意。

急流水

峻滩急趋下流，可去下体腿胯湿痛，竟下行。

井华水

味甘，平。

平旦时未曾打动第一汲者，与诸水异。其功广补阴虚，清头目，洗目翳及酒后热痢。盖天一真气浮结水面而未开。又堪炼诸药石，投酒醋令不腐。又云：主大惊，九窍出血，以水噀面。又主口臭，正朝①含之，吐弃厕下，数度即差。

新汲水

井泉才汲出，不经倾缸中者。养心神，清热毒。煎药最妙。又解闭口椒毒。

山骨水

觅于长夏，乃因夏至阴生起，从地底而极冷者。

主退时疫，却瘟黄。

半天河水

微寒，积诸竹木管中，即长桑君授扁鹊以上池之水是也。

极清洁而不浊，堪炼丹药，欲成仙者求之。主鬼疰、狂、

---

① 正朝：正月一日。

邪气、毒恶，与饮勿令知之。并洗诸疮。用之在槐树间者，主诸风及恶疮、风瘙疥痒，亦温洗疮。

无根水

一名潦水。土凹积留，不见流动者，扶脾胃有功。

地浆

是人造者。

挖地坎，以水沃中搅浊，俄顷取服，解恶毒烦热，暑毒，热渴心闷及枫上菌毒。误食令人笑不止。又山中毒菌，误食几死，饮之安。

甘澜水

器盛，以物扬跃，令气柔缓。

能调冬月阴症伤寒。

腊雪水

味甘冷，收得，用瓮密贮，或掘地藏之，服之宜温。

解一切毒，治天行时气瘟疫，小儿热痫狂啼，大人丹石发动，酒后暴热，黄疸等。少温服之，藏淹一切果实良。暑汗渍腋下赤肿及痱疮，以和蚌粉，傅之立差。春雪有虫，水亦易败，故不取。

春雨水

立春日，以器迎接空中，得之者。气得春升而生发，中气不足、清气不升、年壮未嗣人煎服最妙。正月雨水，夫妻各饮一杯，还房，当时有子，神效。

秋露水

味甘，平。无毒。

性禀秋降而肃清，在百草头者，愈百病，止消渴，令人轻身，肌肉悦泽。又治传尸痨、疳虫作胀，并年深染祟者，取饮妙。秋分时，朝露未晞①，以布物拂诸草上，绞取。

柏叶上露：主明目。

百花上露：令人好颜色。

繁露水

是即秋露繁浓时也，作盘收之，煎令稠，可食之，延年不饥。

菊英水

味甘温，出于菊花多处。陶靖节②好值③菊，采英浸水是也。一云：蜀中又长寿源，多菊花流水，四季皆菊花香，居民饮之，寿二三百岁。一云：南阳郦县山中有甘谷水，因菊生谷上，花堕其中，历世称久，故水未为变，居民饮之寿考。昔胡广、王畅、刘宽、袁隗皆为南阳守，饮甘谷水，诸公多患风痹及眩，饮之皆愈。《衍义》曰：菊华水，泉脉中自有，甘香如菊花，非菊花之生能变水也。愚按：前三说不同，若尔极为难得，不如从靖节以菊英浸水为是。菊花水除风补衰，久服延年，令人好颜色、肥健，益阳道，温中，去痼疾。

梅雨水：洗疮疥，灭瘢痕，入酱令易熟。沾衣便腐，瀚垢如灰汁，有异他水。

乳穴中水：味甘，温。无毒。久服肥健人，能食，体润不老，与乳同功，取此作食、酿酒，大有益也。其水浓者，秤重他水。煎，上有盐花，此真乳液，穴中有鱼。出鱼部。

---

① 晞：干；干燥。《说文·日部》：“晞，干也。”

② 陶靖节：即陶渊明。字元亮，又名潜，世称靖节先生，号五柳先生，浔阳人，东晋著名文学家。

③ 值：植。《诗经·陈风》：“值其鹭羽。”朱熹《诗集传》：“值，植也。”

汤泉水

主诸风，筋骨挛缩，皮顽痹，手足不遂，无眉发，疥癣，诸疾在皮肤骨节者，入浴之。浴当虚惫，可随病与药及饭食补养，自非有他病，人无宜轻入。盖下有硫磺，即令水热。硫磺主诸疮病，水亦宜，故应诸风冷疾为上。

夏冰

味甘，大寒。

主去烦热、乳石发热肿。当暑夏盛热食，此应与气候相反。或入腹，冷热相激，虽当时暂快，却致诸疾。《食谱》云：凡夏用冰，止可隐映饮食，令气冷，不可打碎食之。

缫丝汤

主蛔虫热，取一盏服之。此煮茧汁，为其能杀虫也。

焨①猪汤

主产后血刺，心痛欲死。取一盏，温服之。

铜器盖食器上汗滴

食中令人发恶疮内疽，食性忌之也。

甑器水

主长毛发。以物于炊饭时承取，沐头令发黑密长润，不能多得，朝朝梳小儿头，渐渐觉有益好。

屋漏水

主洗犬咬疮。以水浇屋檐上，承取用之。以水滴檐下，令土湿，取土以傅犬咬处。

---

① 焨：把已宰杀的猪或鸡等用热水烫后去掉毛。

三家洗碗水

主恶疮久不差者，煎令沸，以盐投中洗之，不过三五度，立效。

猪槽中水

主诸蛊毒，每服一杯，主蛇咬。可浸疮，皆效验。

卷之六

人部

凡草、木、谷、果、金石，皆民生所需以养命，故列之人部之前；人灵于动物，故冠诸禽兽、昆虫之首。

发

气温，小寒，味苦。无毒。

发明曰：人发乃血之余，而补阴之功最捷。此发髲本草主五癃、关格不通，利小便水道，疗小儿痫、大人痓，仍自还神化。又止血、吐衄血、血闷、血晕、血淋、血痢、金疮。此发根之陈久者，烧灰存性，勿令过绝，入剂汤调。《雷公》云：男子二十以上无疾患，颜色红白者，于顶心中剪下为良。

合鸡子黄煎之，消为水，疗小儿惊热。

乱发

微温。常人落者，色黑润泽为良。或云童发尤妙。

烧制同前，疗治相似，同疗血症、淋闭、惊痫等候。鼻血甚危，烧研末，吹入鼻内；又调方寸匕，服之立止。和诸药熬膏，长肉，消瘀血。又治小儿燕口疮[1]生口两角，烧乱发，和猪脂涂之。小儿斑疮、豌痘疮，发灰汁服之。破伤风入脑及沐发中风，取鸡子大块，无油器中熬焦，末，加何首乌末二钱，酒沃和匀，嚾之少顷，又嚾，立苏。

---

① 燕口疮：口吻两际，疮生如燕口，世亦谓之肥疮。

初剃胎发：血之嫩苗。老景得之，补衰涸。

篦下头垢：名百齿霜。淋闭不通及伤寒劳复为丸服之。用酸浆水煎膏，能止噎。中蛊毒及簟毒，米饮或酒化下，以吐为度。治竹木刺肉中，津和，涂即出。

人乳汁

气平，味甘。无毒。

发明曰：乳汁乃血液化生，用补血生津为良，故本草主补五脏，令人肥白悦泽。又益气，治瘦悴，润毛发。醇酒调，使流行经络，利关节，筋挛骨痿，润肠秘涩。月水不通，饮乳三合，即通。用点眼止泪，明目，疗赤痛。盖肝藏血，目得血而能视，乳汁是血所化，上为乳汁，下为月水，故用治目为妙。择妇人肥盛及初产者汁浓，取蒸饭间，竟结成块者力胜。

紫河车

气大温，味甘。无毒。即胎胞衣。

发明曰：紫河车，人身精血之所成，故其入剂，自能补气血，达于脏腑经络而其益无方①，故本草主血气羸瘦，腹内诸病渐瘦悴者，以五味和之，如䭔饼②法与食之，勿令知，故近时方疗诸虚百损，痨瘵传尸，五劳七伤，骨蒸潮热，喉咳音哑，体瘦骨枯，咯吐诸红，并宜制服。又益妇人劳损，俾育胎孕。此盖本所自出，以类相从，正如哺鸡而用卵壳也。首胎者，固佳；若肥壮者，亦美。不分男女者，俱能补人。东流水净，洗去血筋，或入药料中，酒煮，或酒蒸，捣烂如膏，入药末搀蜜，炼之为丸

---

① 无方：谓无所不至。《易·益》："天施地生，其益无方。"孔颖达疏："其施化之益，无有方所。"

② 䭔饼：古时的一种蒸饼。

胜。如新瓦上火炙者，反耗渗其精汁，独存粗查何益。

胞衣水：以瓷瓶贮之，封固，埋于地内，化为水，澄清即如真水。**疗天行时疫，狂热，小儿丹毒，诸热毒并妙。**

愚按：紫河车乃人生禀父精母血，交合而成，未成男女，先结胞胎。儿孕胞内，胞系母腰，吸受母气足，应期而育。名以河车者，浑然太极完具，天地之先，阴阳之根，乾坤之橐籥，铅汞之胚胎已兆，应数九九，儿载而乘之，故取象河车。然名紫者，应南北方之间色，离火居南，色红属阳，坎水居北，色黑，属阴，坎离交媾，阴阳二气，妙合而凝，红黑相参，其色为紫。虽具后天之形，实禀先天之气。又名混沌皮，又名混元丹，又名佛袈裟。盖即以人身之本元，补助人身之血气，其益大矣。

秋石丹

气微寒，味咸。

发明曰：秋石滋阴固肾之妙药，故主滋肾水，养丹田，强骨髓，补精血，安和五脏，清心益志，明目，润泽三焦，消咳逆稠痰，退骨蒸劳热，软坚积，除膨胀，久服去百疾，悦颜，进食，延年益寿。秋石丹制法：待秋时，多聚童便，着缸盛，候早晨露盛降，用布披禾草上，露水搅入盆内，收之待用。每溺一缸，投石膏末七钱，桑条搅混二次，半刻许，其粗英渐沉于底，清液白浮于上，候澄定，将清液倾出，再以别尿搀满，如前投石膏末，混搅澄定后，即倾出，待溺搀完，清液倾尽，方搀入秋露水一桶于缸内，仍以桑条搅之，水静即倾出。如此数度，滓秽洗涤，咸味减除。制毕，用重纸封，面灰渗之，晒干成块、坚凝，囫囵取起。其精英之轻者自浮，结于面上而质白；其原石膏末并余滓之重浊并沉聚于底下，质缁而面黯，刮去不用。其质白者，若复入罐内，封固，文武火煅炼刻间。其色虽坚白，其性却变温，终不及晒者更优也。

按：秋石丹，必取童便炼制，以其心纯静，无淫欲侵，真元内固。投以石膏，取其易澄清而英精即结；搅以秋露，兼资肃清，而邪秽不容，故名秋石。古人命名取义，良有以也。近时制用，纯取童男便炼之。说者又谓：制炼须阴阳兼补，必分男女。阴炼者，谓男属阳，孤阳不生，必取童女真阴，男病取女溺炼也，即采阴补阳之法；阳炼者，谓女属阴，独阴不成，必求童男纯阳，女病求男溺炼也。亦取阳配阴之方，阴阳交补而不偏，才得生成。经曰：一阴一阳之谓道，偏阴偏阳之谓疾。今阴阳交补，妙合经旨，玄通易道，人所罕知也。

红铅

一名先天，性温热。

取童女首经为妙，二三度者次之。以法取炼，真能续命回元。合秋石制服，尤妙。

人溺

气凉，味咸。用童男清彻者良，用须除溺之头尾者。

发明曰：人溺降火滋阴甚速，童便为佳。主疗寒热头痛温气。或合葱豉作汤，或搀药，或单饮，止劳热、劳嗽、上气失声，润心肺，疗血闷热狂，止鼻血、吐血。和酒治扑损瘀血作痛，运①绝及困乏，产后败血攻心。温饮，下难产、胎衣不出，同姜葱服之。毒蛇、猘犬咬伤，热淋患处。揩洒皮肤，治皲裂，能润泽。

轮回酒：乃自己溺出，蠲诸积倒仓，荡涤肠胃。亦洗暴发赤眼。

人中白：又名溺白垽，漩桶中积垢，澄底白者，瓦上烧灰。须

---

① 运：通“晕”。《淮南子》：“画随灰而月运阙。”《北堂书钞》引“运”作“晕”。

置于风露下二三年者，始可用之。主鼻衄，汤火灼疮，去传尸痨热，止肺痈唾血、渴、痰。

人中黄：性冷，截竹筒，刮去青，两头节上开窍，入甘草段填满，仍塞口，桐油灰布封固，立冬日投粪厕中，交春前竖起，有风无日处阴干，仍取出甘草晒干。治时疫毒、小儿痘毒，妙。

人粪

气寒。

疔肿口开，取新粪敷一日，根烂。

干粪：烧存性，研末，清水调，疗伤寒时行大热、狂走，解诸毒。

粪清

治天行时热、狂热并一切中毒及阴虚燥热，凡百疮毒。用竹箩一个，搁盆上，棕皮铺箩中，加厚纸数层，新土五寸，粪浇于上，淋汁在盆，新瓮贮盛，粗碗覆盖，盐泥重固，埋地，年深取出，如清泉，无秽气。一法：截淡竹，削去青，两头留节，浸粪中，临时渗汁服，但有秽气。地清亦解大热、狂渴。择阴地净黄土中五六寸小坑，以干粪末、新汲水搅浊，待其定清了，取之，随多少饮之为妙。

新生小儿粪：能除患疮、蚀息肉，亦能除面印字。

东向坑圊溺坑中青泥：疗喉，消肿毒。若已有脓即溃。交、广理黠人用焦铜为箭簇射人，才伤皮便死，惟饮粪汁而差。名黄龙汤。

粪蛆和白术作汤散，治小儿疳胀最妙。洗净秽桶二只，将急流水漂过蛆，倾在一只桶内，以稻草作把，引蛆升草上，移抖内另一只桶中，则不洁粗细滓尽去矣，取蛆熯①用。若更用大癞虾蟆剖开，投桶子内，喂一二日，使蛆肥壮，烈日中盖密，蒸死，用文武火烘燥用妙。

女人月经布烧灰

解药箭毒，中伤几死，服即回生。又治男子阴阳易。女人裈裆剪下，取对阴处者才灵，童女者更强。烧灰存性，研末汤调，治阴阳易症。女患求男者，男患求女者，其候小便赤涩，服之即通利。

女人浣裈汁：解毒箭并伤寒、女劳复与阴阳易。

怀妊妇人爪甲：取细末，置目中，去翳障。

天灵盖

乃死人顶骨十字解者，主传尸尸疰，鬼气伏连，久瘴痨疟，寒热无时者。又治肺痿乏力、羸瘦、骨蒸痨、盗汗等候，入药酥炙用。用陈腐者，如新得未久者，用煻灰火罨一夜，待腥秽气出尽，却用童便于瓷锅内煮一伏时，漉出，屋下掘坑，可一寸深，置灵盖于中一伏时，其药魂归神妙。阳人用阴，阴人用阳，合诸药为散用之。

《梅师方》：诸犬咬疮不差，吐白沫者，为毒入心，叫唤似犬声，以髑髅骨②烧灰，研，以东流水调，服灰方寸匕，效。

夫衣带

主难产，临时取五寸，烧为末，酒下裈带尤佳。

孙真人治金疮未愈而交接，血出不止，取与交妇人衣带二寸，烧研末，水服之。

---

① 熯：烧，烘烤。《论衡·遣告》“今熯薪燃釜，火猛则汤热。”

② 髑髅骨：死人的头骨。

衣中故绵絮

主卒下血及惊疮出血不止，取一握煮汁，温服之。

兽　　部

龙骨

上品，君。气平，微寒，味甘。阳也。无毒。

发明曰：龙骨，收敛神气之物。《本经》云：涩可以去脱而固气，尽其用矣，故本草主辟鬼疰精物老魅，镇小儿惊痫及心腹烦满，四肢痿枯，虚汗出，夜卧自惊，恚怒伏气在心下，不得喘息及咳逆，定魂魄，养精神，安五脏，正气之浮越者能收之，凡此皆所以收敛神气之意也。涩血痢脓血、妇人崩漏带下，癥瘕，塞男子梦寐泄精，止肠红、肠痈、内疽阴蚀，缩小便溺血，凡此皆涩以去脱也。要之，“涩”之一字，则收敛而固气之用尽矣。

龙齿：定心安魄，主小儿、大人惊痫，癫疾狂走，心下结气不能喘息，诸痉，杀鬼精物蛊毒及男子邪梦。得人参、牛黄，畏石膏。

龙角：世所罕有。却惊痫瘈疭，除小儿热痰盛、发搐。又云：无角用齿。畏干漆、蜀椒、理石。

龙遗溺：粘水傍木枝，类蒲搥，灰。又别名紫梢花。治阴冷无子。《图经》云：龙骨齿角生晋地川谷及太山水岸，土穴死龙处采之。其雄者骨狭而纹粗，雌者骨广而纹细。五色俱全者上，白者中，黄者最下，勿用。不得经络、不净处则不灵，舐之着舌者真。用之不须煅研，细水飞过，免着肠胃。又云：骨齿等是龙脱，非实死也，脱化而去。

愚谓：龙乃神灵之物，变化莫测，人不可得而见。若云其脱也，其毙也，是滞于有形之物矣。生既不可见，死方可见，是囿于形物而非变化之神灵矣。诸说纷纷不一，此或系蛟蟒之类老死于岩，而不能飞腾入海者。若神龙出没于海洋，飞腾于云霄，岂脱骨于岩穴，为人所获哉。《卫生宝鉴》曰：龙齿安神，虎睛定魄，言各从其类也。东方苍龙，木属肝，肝藏魂，龙能变化，故魂游不定。西方白虎，金属肺，肺藏魄，虎能专静，故魄止能守。魄不宁者，治以虎精；魂飞扬者，治以龙齿。万物有成理而不说，在夫智者达之而已矣。

虎骨

中品。气微热，味辛。无毒。

发明曰：虎骨辛以散风邪，治疗有二义。盖风从虎，故治风痹。凡邪气鬼疰、惊悸及上部风气恶疮鼠瘘，用虎头骨，以风行于头也。虎力健，故主壮筋骨。凡腰膝以下筋骨疼痛及历节风，骨节酸疼，筋骨毒风挛急，屈伸不得，下体痛风，俱用胫骨，亦以力行于足也。取前胫骨尤佳，截片，酒浸，炙用。凡用虎骨等，忌药箭伤者，能害人，必得网捕杀者可用。畏蜀漆、蜀椒、磁石。

虎牙：主阴疽瘘。

须：去齿风疼。

爪：辟恶魅。

膏：主犬啮疮及头疮疮。

胆：主小儿疳痢、惊痫。

虎脂：可治反胃。方见附余反胃条内。

威骨：如乙字，长一寸，在胁两傍者方好，带之使人日增威势。

虎睛：主小儿惊痫瘈疭，能定魄。先于生羊血中浸一宿，漉出，微火焙干，捣粉，和众药合用之。

肉：益力止呕。

虎睛光：带之，夜可独行。虎夜视，一目放光，一目视物，猎者射之，弩箭方及，光即随堕地，得之行①如白石。

皮毛：藉②，卧，却邪，截疫疟。

鼻：悬户上，孕妇主生男。又治癫疾。

屎：封恶疮口。

屎中骨：研灰，封火烂疮。

虎头：作枕，辟恶魇。

按：古人立虎潜丸，方中用虎骨。何所取义？盖虎金属阴，木属阳，虎啸则风从而木被金制，理势然也，故凡脚膝拘挛、瘫痪、酸疼等，用虎骨调治，以能追风定痛，此阴出阳藏之义也。况虎一身筋节气力，皆出前足胫中，因其性气具藏，人每用之而效，故名虎潜，良有以也。

豹肉：酸平。安五脏，补绝伤，强筋骨，壮胆志，轻身益气。

脂：涂发即生。

头骨：烧灰，淋汁，沐头，除白屑。

鹿茸

中品。气微温，味甘咸。无毒。

发明曰：鹿茸气温而甘咸，为助阳扶阴之剂，故主益气强志，羸瘦虚劳，洒洒如疟，四肢腰膝酸疼，无力虚冷，女人崩漏，下恶血，泄精溺血。破留血在腹、小儿寒热惊痫，散石淋

---

① 行：通“形”。《山海经·北山经》“北次三经之首曰太行之山”郝懿行笺疏：“列子汤问篇作太形山。”

② 藉：原指草席、垫子。《说文通训定声》：“藉之为言席。”此处指用虎的皮毛作垫子。

痈肿、骨中热及疽。如琥珀红润，似马鞍岐矮①方善。紫茄、又如朽木②未佳。凡用，破，酥炙，童便浸出火毒，不如熬成胶霜更妙。

鹿角

味咸。无毒。夏至阴生方解。

补阴之功多，主一切血及恶疮、痈肿，逐邪恶气，留血在阴中，除小腹血急痛，腰脊痛，折伤，恶血，益气。又云：错为末屑，白蜜浸一宿，微火熬干，捣末服，令人轻身，益气，强骨髓，补绝伤。妇人梦与鬼交者，鹿角末一撮，和清酒服，即出鬼精。又妖魅鬼病，人不肯言鬼，以水调末，服方寸匕，即言实也。治发乳房，初起微赤，不急治即杀人。及妬乳硬欲结脓，取鹿角于石上磨取白汁，涂肿上，干即再涂。人面目卒得赤黑丹，如疥状，不急治，遍身即死，烧鹿角，末，和猪膏涂之。

鹿角胶：气平温，味甘。益气，大补虚羸，主伤中劳绝，腰痛，跌扑损伤，止痛，安胎孕，治吐衄，崩带，白淋，四肢酸疼，多汗。久服轻身延年。

鹿角霜：即熬过鹿胶者，刮去黑皮，研用。主治虽与胶同，功力稍缓，与胶合为丸剂更妙。

鹿髓：甘温。主丈夫女子伤中绝脉，筋急痛，咳逆，酒和服之良。又云：壮阳填髓，同地黄、白蜜熬膏。

鹿骨：安胎下气，杀鬼精物，不可近阴，令痿，又服奈③老。又云：主虚劳，可为酒，主风补虚。

---

① 矮：原作“矫”，于义不通。《本草蒙筌》作“似马鞍岐，矮者益善”，义胜，据医理及《本草蒙筌》改。

② 紫茄、又如朽木：皇甫嵩认为紫茄血气嫩，未全具；坚如朽木，是气血反老衰残，二者俱不足为美药。但有学者认为以形如小紫茄子者为上。二说相反。

③ 奈：通“耐”。《西游记》第七十四回：“（我）丑便丑，奈看。”

筋：能续绝伤劳损。

脂：主痈肿死肌。

肾：补肾元。肾虚耳聋，酒煮，作羹食之。

鹿血：甘温。主调血脉，止腰痛。又治肺痿吐血、崩中带下，酒调，生服。

鹿肉：气温。补中，强五脏，益气力，生肉，贴口㖞僻。九月后至正月宜食，余月不宜。

鹿头肉：解止诸渴、多梦。

蹄肉：止下踝风痛、腿膝痛，用鹿蹄四只，去毛，煮取肉，于豉汁著五味，煮，空腹食之。

麋茸

鹿之大者，性热。下品。

发明曰：麋茸性热，补阳功力尤胜，健骨，扶阴痿，丈夫冷气及风，筋骨疼痛。老人骨髓虚竭，补益尤妙，可作粉常服，煎作胶亦妙。白胶又为粉，浆水调，涂面不皱，光华可爱。若鹿茸多补阴，性温为异耳。

麋角：味甘，冬至阳生解。补阳，主益气力，疗痹止血。《药性》云：益血脉，添精髓，暖腰膝，壮阳，疗风气，治丈夫之功多胜鹿角。取新者，煎胶霜尤妙。

骨：煎汁，酿酒饮之，除虚劳，令人肥白美颜。

麋脂：味甘温。主痈肿恶疮，死肌，风寒湿痹，四肢拘缓不收，通腠理，柔皮肤，不可近阴，令阴痿。注云：麋性淫快，不应痿人阴，令阴不痿，乃有理，但未之试耳。

按：鹿乃山兽，属阳，性情淫而游山，夏至阴生，阳气方退，故解角，从阳退之象。麋乃泽兽，属阴，情淫而游泽，冬至阳生阴气方退，故解角，从阴退之象。愚谓：山高之处，阴气居之，鹿，山兽也，故从阴生而解角；下泽之地，阳气居之，麋，泽兽也，故从阳生而解角，各从所居之气也。

犀角

中品。气寒，味苦、酸、咸。无毒。入阳明经。

发明曰：按：丹溪云：犀角属阳，其性走散，故本草主除百毒蛊疰、邪鬼瘴气，杀钩吻鸩[①]羽蛇毒，除精邪，不迷惑魇寐。又疗伤寒瘟疫，头疼寒热。又云：治心烦，止惊，补虚劳，退热，消痰，解溪毒，镇肝明目。中风失音，小儿风热惊痫，皆由其性能走散中气，寒能清热耳。

犀角生地黄汤中用之，以其凉而散瘀血。若肺火燥热发者，用之反害。

犀，种类不一，治病惟黑色、肌粗皱、折裂光润者为良。须生犀末经汤水浸煮，入药取其角尖，以力之精锐在此，比之诸角走散尤捷。诸角皆忌盐酱。入汤药生磨，内之入丸散，须新者镑末屑。用纸包，置怀中，良久擣则易碎，再钵内细研过，用之妙。

牯犀：味甘。有小毒。犀中最大者，多作撒豆纹色，可作带器，其色眩目。专疗痈肿毒，化脓血如水，退时热入心烦闷，发狂妄语，散风毒、中恶毒气。亦镇心神，除邪精神鬼魅。

鼻角犀：角生鼻上，一名胡犀，最佳。性大寒，无毒，治病胜。主风毒攻心、毷氉[②]热闷、瘴毒，除赤痢、小儿麸豆风痫、并中恶毒，并宜用之。

牸犀角：斑白细腻，纹不杂。宜造器，不入药，饰用。一名斑犀。

---

① 鸩：传说中的一种毒鸟，其羽毛浸酒可以杀人。《国语·鲁语上》："晋人执卫成公，归之于周，使医鸩之，不死。"

② 毷氉（màosào 帽臊）：烦恼。

通天犀：其胎时，见天上物命①过，并形于角，故云通天。验于月②下，以水盆映，则知通天矣，良为至宝。置米中，鸡骇；挂檐际，鸟惊；夜露不濡。分水、分尘烟，照入深潭，见水径，世所罕有。

牛黄

上品。气平，又云凉，味苦。有小毒。

发明曰：牛黄惟入肝经，专主除风惊病，故本草主惊痫，寒热热盛，小儿诸痫热，口噤客忤，中风痰壅不语，此专功也。又疗天行时气，健忘虚乏，逐鬼除邪，安魂定魄，又堕胎。久服轻身增年，令人不忘。更得牡丹皮、菖蒲，能聪明耳目，亦以其能除风清心之效欤。凡牛有黄者，皮毛光泽，眼如血色，时复鸣吼，又好照水，人以盆水伺其吐出，乃喝迫，即堕水中，此即生牛黄，气息微香，此为上品；又等犁黄，坚而不香，状若鸡子黄，磨指甲竟透者为良；若角黄、心黄、肝胆黄，功力俱次，亦可代充。

人参为之使。畏牛膝、蜚蠊，恶龙骨、地黄、龙胆，忌常山。

黄牛乳

味甘。

生服利人，下热气，冷补，润肌止渴。

乳酪：即乳成者。酸寒无毒。**主热毒止渴，解散发利，除胸中虚热、身面上热疮、肌疮。**凡牛羊马乳俱同用，牛乳居多。

乳酥：即酪所成。味甘，微寒。**主补五脏，利大肠，主口疮。又益心肺，止渴嗽，润毛发，除肺痿心热、吐血，功与乳酪、**

---

① 物命：有生命的物类。元好问《苏彦远墓铭》："彦远资禀仁厚，自幼重惜物命，有不忍之爱。"

② 于月：原字不清，据日本抄本补。

醍醐同。

醍醐：味甘平。生酥中，酪面上色如油者为是。乃酥之精液，熬之即出。色黄白，甘美而脆，功优于酥，不多得。主风邪痹气，通润骨髓，可为摩药，性冷利，功力大段同前。陈藏器云：乳和酥煎三五沸，食，去冷气、痃癖、羸瘦，煮过待冷，啜之。若热食即壅，不欲顿服，欲得渐消。与酸物相反，令人腹中结瘕也。

乳饼：微寒。利十二经脉，通大小便难，润五脏，微动气。细切如豆面，拌醋浆水，煮二十余沸，治赤白痢。小儿患，服之弥佳。

牛胆

苦，寒。

实南星，善治风痰，名胆星、乌牛胆。滋口唇焦燥，除心腹热渴。以酿槐子服之，益睛眸，乌须更佳。

肉：味甘、平。主消渴，止哕泄，安中益气，养脾胃，养肌发，生中气。

肝：助肝明目，独肝杀人。肝和百叶，作生姜醋食之，主热气、水气、丹毒，压丹石发热，解酒劳。

血脾、百叶、草肚：俱健脾胃，免饮食积伤。

肾：补肾益精。

心：主虚忘。

肺：主咳逆。

血：补身血枯涸。

脑：却风痫止渴。

凡诸肠并厚各肠，又除肠风痔漏。

牛鼻：炙，理口眼㖞斜，左患贴右，右患贴左。作羹，通乳汁，和石燕煮汁服，主消渴。

水牛角：味苦，冷①。疗时疫暴热头疼。

牛角腮：系角杪尖，烧灰存性，擂细，酒调下。治血闭，瘀血作疼，血崩，赤白带，下漏冷痢，吐衄。

牛髓：味甘，温。益气，补骨髓，禁泻痢，止消渴，和地黄、白蜜为膏，平三焦，安五脏，治瘦怯，补中续绝，酒服亦妙。

白牛悬蹄：去一切热风，止赤白漏下。

牛茎：塞带漏，结胎。

口中涎：和杵头糠，主反胃。

口中龄草：绞汁，疗喉中噎。

鼻中木卷：用草卷烧灰，敷小儿鼻下疮。

耳中垢：可敷蛇伤。

脐中毛：煎之，主小儿不能行步。

黄犍牛、乌牯牛溺：饮，消水肿腹胀，从尿管中利出。

屎：烧涂鼠瘘及灸疮。

黄牛屎：急驱之迫出，乘热涂产妇腹上，主胎死腹中者，即速下。

黄犊脐屎：烧为末，水服，止暴惊、九窍血出。

屎中大豆：主小儿痫，妇人难产。

败鼓牛皮：追蛊毒、蛊胀更妙。用鼓皮方五寸，长一尺，蔷薇根五寸，如足拇指大。又云是茛菪根。挫之，以水一升，酒三升，服之，当下虫愈。

阿胶

上品。气微温，味甘平。味薄，气厚，升也，阳也。无毒。入手

① 味苦，冷：此前还有“味苦冷”三字，显系衍文，删。

太阴、足少阴、厥阴经，山药为之使，畏大黄。

发明曰：阿胶养肝益肺，兼滋肾水，故水弱火盛、金虚之候，用之为当，故本草主心腹内崩劳极，洒洒如疟状，腰腹痛，四肢酸疼，女子下血，丈夫小腹痛，虚劳羸瘦，阴气不足，脚疫不能立。养肝气，益肺气。是《本经》只言补不足，并不言主血症，至《象》云：和血脉，《心》云：补血出，又云：肺虚极损，咳嗽唾脓血，非此不补，故今时专用以主咳血、吐衄、崩痢之候，《本经》亦止言女子下血而已，似非专主血也。愚谓：其旨一也，经亦主心腹内崩劳极，此明是火盛水亏，肺肝内损，隐然咳血、衄、崩痢之候在其中矣。

仲景猪苓汤用之，以滑利水道。《活人书》四物汤加减用之，以固漏胎，同款花、紫菀之类，定喘促。和蜜蜡、黄连，止下痢。凡此皆为补虚之用也。陈藏器云：诸胶皆能疗风止泄补虚，而驴皮胶主风为最，故诸风手脚不随，腰脚无力者用之。愚谓：主以养肝和血脉耳，《本经》胶用牛皮，然今牛皮制作不精，不堪入药。以乌驴皮属水，以制热生风之义。阿井系济水所注，性急趋下，清且重，去浊污以及逆上痰气也，质脆易断，明澈清厚者方真。制用海蛤粉，炒成珠，治痰血妙。

麝

上品。气温，味辛。无毒。忌近火与日。

发明曰：麝香气窜烈而辛散气，通关利窍之捷药也，故本草主辟恶气，杀鬼精物，疫瘴胀急，痞满，风毒中恶，心腹暴痛，温疟蛊毒，痫痓。注云：除蛇虺为最，杀三虫，疗痈肿疮疽，蚀脓，逐血，吐风痰，除恍惚惊怖，镇心安神。此非凝养心神之剂，以能除恍惚、利惊悸，则心神亦安定。点目去翳膜泪眵。取其辛散风热，非真益肝。去面䵟，催生堕胎。大略辛散窜利之用，多服、常服必耗真气。香结脐上，脐闭满，自将蹄尖剔出。市家多研荔枝核搀当门子，亦伪造者。亲目见剖，方真。

熊脂

上品。气微寒，味甘。无毒。

发明曰：按：熊之为物，治风居多，故熊脂主风痹不仁、筋挛急及五脏腹中积聚，寒热羸瘦，头疮白秃，面皯皰，饮食吐呕。久服肥肢体，强心志。又云：痼疾者，食之永不除矣。脂如玉，当熊背上白膏净脂一斤，入生椒十四粒，腊月留得腹中肪及他处脂，煎炼亦可作药，但不中啖。

肉：味甘，主积聚寒热、筋骨麻痹、风邪，亦发痼疾。

骨：煮汤浴之，主历节风及小儿客忤，或云：血主小儿客忤。

熊胆：味苦。治天行时气，热蒸黄胆①，小儿风痰壅塞，惊痫五疳。杀虫，敷恶疮，散毒痔，病久不愈，涂之。或云：熊胆不附于肝，但本草无证。取粟米大一粒，滴水中，一道若线不散者为真。

脑髓：作油，除白秃头，风屑发落，又除耳鸣及聋。

熊掌：乃珍馐，臑②之难熟，得酒醋水三合，煮久则膹③胀，大如皮球，主御风寒。按：熊一身之美聚于掌，但所治仅御寒而已，悦口之易者，却疾之难，则爽口之物无益于人，于此惩矣。或云：熊掌是人熊，非兽熊者。

---

① 黄胆：又称黄疸，俗称黄病，见皮肤、黏膜和巩膜发黄等症。

② 臑（ér 儿）：通“胹”。煮，煮烂。《楚辞·招魂》：“肥牛之腱，臑若芳些。”

③ 膹：原字不清，据日本抄本补。

羚羊角

中品。气微寒，味咸苦。无毒。

发明曰：羚羊角，性属木，专走肝经，故本草主明目，益气起阴，安心气，除寐魇，惊梦狂越，僻谬，辟蛊毒恶鬼，去恶血注下及食噎不通。因其苦寒，又解伤寒时气，寒热在于肌肤，散温风注毒伏于骨间。又云：一切热毒风攻注，中恶毒，卒死昏乱，久服强筋骨，轻身，利丈夫，又退小儿惊痫发搐及产妇败血冲心烦闷。烧末，酒服之。其角多节、劲锐，紧小且长，夜宿角挂树上，弯蹙处有挂痕深入方真。又云：耳边听之微有声，尤妙。若一边有节，节亦疏大，乃山羊、山驴之类，非真也。其挂痕犹有伪者，宜细辨。用旋错屑，更研绝细，免刮人肠，勿犯风。须重纸裹之，恐力散也。

羊①角

中品。味咸苦，温，微寒。无毒。青羝羊者佳。

入肝经，主两目内青盲，止血调荣，安神益卫，却惊悸，小儿发热痫邪。疗妇人产后余痛及百节中结气、风头痛与蛊毒吐血。烧之杀鬼魅，碎虎狼瘴溪毒，杀疥虫。

肉：甘，大热。主缓中，自乳余疾及头脑大风汗出，虚劳，寒冷，补中益气，安心止惊。注云：羊肉温，主风眩，形瘦劳伤，脏气虚寒，开胃肥健。东垣云：羊肉有形之物，能补有形肌肉之气，羊肉补形，人参补气，故云与人参同功。孕妇与骨蒸并水肿及疟疾方愈者，食之发病。

蹄肉：补水甚捷，水肿者勿啖。

头肉：平凉。治痨热骨蒸，风痃，大略与肉相同。疫病发

---

① 羖羊：黑色的公羊。

寒热者，勿食。

筋膜中珠子：勿食，令人癫痫。

心：补心，主忧恚、膈气痛。心有孔者，杀人，勿食。

肺：治肺虚咳嗽及渴、小便频数。羊肺一具，切细，内少羊肉，作羹，主下焦虚冷，膝脚软，又益阳事。

肾：补肾气，益精枯阳败，脚膝无力。羊肾合脂为羹，肠痢甚效。蒜薤食之一升，疗癥瘕。《经验方》治痨伤，阳气衰弱，腰弱痰[①]软，用羊肾一对，去脂切细，肉苁蓉一两，浸一宿，去皱皮及内白膜，细切，相和作羹，葱白盐五味，如常法治之，空腹食妙。

羊骨：热。主虚劳羸瘦。

胫骨：固齿，烧灰，入青盐。

脊骨：主腰脊不能转侧，搥碎，烂煮，少入蒜薤，空腹食之，饮酒少许，妙。

脑髓：发风，和酒服，迷人心窍，成中风，此《食疗》云。

骨髓：主男女伤中，滋阴虚，利血脉，益经气。以酒服之。

肚：敛虚汗，补虚怯，健脾，止小便数。

血：主女人中风，血虚闷。产后血晕，闷欲绝者。生饮一升即活。

乳汁：润心肺，解消渴，补寒冷虚乏。又疗小儿惊痫疾。

酪酥：益五脏，利肠胃，疗口舌疮。酪酥皆牛羊乳所为，牛酥佳。又云：若羊酥真者，胜牛酥。

羊皮作臛[②]：疏大人脚膝虚风。

齿：烧灰，逐小儿羊痫寒热。

毛：用醋煮，裹，脚痛、转筋能除。

---

① 痰：据医理当作“瘫”字。二字音近而误。

② 臛：肉羹。曹植《七启》：“臛江东之潜鼍。”

屎：晒燔之，主小儿泄痢、肠鸣、惊痫。烧烟，熏疮痔瘘热毒；熏鼻，去中恶心腹刺痛。

羊肝

青羝羊者佳。

疗肝风虚热，眼泪凝眵，主明目。羊肝不可合猪肉及梅子、小豆，食之伤人心、大病人，《本经》不言青羊肝主治，但小注言之，或有所遗也。

青羊胆：主青盲，明目，点眼中赤障白膜、风泪。又主解蛊，疗时行热熛疮、疳湿，和醋服之良。更用和时行热疫药。按：羊肉补形，在表，人参补气，在中，补名虽一，而用实殊。补虚当分用之，不可泥于一等，而曰与人参同功也。古方羊肉多入汤剂，《胡洽》羊肉汤，疗寒劳不足。有大羊肉汤，疗妇人产后大虚，心腹绞痛，厥逆气少。仲景治寒疝，用生姜羊汤，无不验。张文仲主久病不生肌肉，水气在胁下，不能饮食，四肢烦热者。羊胃汤方并见《证类本草》，羊肉为补，大略见矣。

象牙

上品。气平。无毒。

凡用，须用旧牙梳诸器皿方妙。刮屑末，研细，和水，主诸铁及杂物刺入肉，傅之立出。刺入喉中，调饮生煎服之。通小便闭涩，烧灰，饮下，又止小便过多。

象齿：小牙。主痫病，为末，炙令黄，饮下。

肉：多食令人体重，主秃疮，作灰，和油涂之。象肉配十二辰，属易象，因此立名象，又云：象一身具百兽肉，皆有分段，惟鼻是其本肉。

象胆：明目及治疳。胆不附于肝，随月令在诸肉间。

胸前小横骨：烧灰，酒服，能浮水出没。

蹄底：似犀，可作带。

白马茎

中品。气平，味甘咸。无毒。坚举阳茎之说，有历试而无效者，慎勿伤生命。

发明曰：白马茎专主益阴，坚举阳茎，房中术要药也，故本草疗续绝脉，阴不起，伤中，强志益气，长肌肉，肥健生子，小儿惊痫。春季活取，悬壁阴干，过百日，用铜刀劈七片，拌羊血蒸三伏时，晒燥，以粗布揩去上皮及干羊血。研细，入苁蓉，捣烂等分蜜丸豆大，空心酒下。房中妙术也，毛白嫩驹良。

马肉：味辛苦，冷。小毒。主热下气，长筋，强腰脊，壮健，强志轻身。自死并毛杂殊、或臂漏、蹄无夜眼及鞍下肉勿食。须好肉，用水浸洗三五遍，宜醇酒下。多食心闷，惟清酒可解。怀孕妇、患痢疾、生疮人勿食，勿与生姜、苍耳、仓米同食。又五月勿食马，伤神。

心：主健忘。

肺：主寒热。

肝：有毒，勿食。

乳：解渴。

脂：柔软五金。

膏：涂秃，发复出。

齿：主小儿惊痫，水摩服。

鬃：烧灰，敷疮毒，止血。

鬐①头膏，主生发。

鬐毛：主女子崩中赤白。

---

① 鬐：马颈上的长毛。

头骨：治男子嗜眠。宜作枕烧灰，敷头耳疮。

白马蹄甲：止妇人白带。赤马者，止赤带。

悬蹄：煎汤疗齿痛，辟恶鬼疰，通乳，除瘈疭、惊邪，止衄。

屎：止诸血、妇人崩中及吐下衄血、金疮，又止渴。

溺：主消渴，破癥坚积聚、男子伏梁积疝、妇人瘕疾，铜器盛饮之。又洗头疮、白秃。

驴肉

微寒。

解心烦，安心气，防发痼疾，动风淫，宜少食。

脂：和生椒末捣，绵裹塞耳，治耳聋；同乌梅肉丸，水吞，截年久疟；拌盐，敷疥疮，搀①酒，退癫狂。

乌驴皮：熬阿胶。

头：煮汁，解缠久消渴。

骨：煮，浴历节风痛。

毛：炒黄，渍酒，逐诸头风。

乳：性冷利，味甘。除小儿天吊客忤，止赤痢惊痫。以上俱用乌驴，妙。

驴屎：熬之，主熨风肿瘘疮，又主癥癖反胃，止牙疼，消水肿。

牝驴屎：治燥水。燥水者，画体成字。

骙②驴屎：主湿水。湿水者，不成字。

屎汁：理心腹卒痛并鬼疰忤。

---

① 搀：原字不清，据日本抄本补。

② 骙：牡马，公马。

尿溺：治反胃、噎膈及蜘蛛咬毒。

牡狗阴茎

中品。气平，味咸。无毒。大为狗，小为犬。食肉，黄毛者佳；入药，白毛者胜。

发明曰：牡狗茎专助房术，故主男子阳茎不举及伤中，女人带漏十二疾。六月上伏取，阴干百日。

肉：稍温热，味酸咸。安五脏，益气力，壮阳道，补绝伤。同蒜食，损人；炙食，作渴。盖以热益热也。阴虚火动者禁之，为其助火与阳，以益病耳。古言犬肉暖而不补，良为是也。虽有此言，服终有益。

心：主忧恚气，除邪。

肾：注云：治产劳热如疟。

肝：注云：主脚气攻心，作生姜醋进之。当泄先泄，勿服之。或云：治痢下刮痛，调稀，任加盐酱。

胆：主明目，敷痂疡恶疮，亦主鼻齆①及息肉，与扑损瘀血刀箭疮。

白狗血：主癫疾发狂鬼掣，涂遍身。注云：血，补安五脏。

脑：主头风痹，下部𧏾疮，鼻中息肉。

四脚蹄：煮饮，下乳汁。

头骨：主金疮止血。又治附骨疽、鱼眼疮，烧烟熏之。烧灰为末，治久痢、劳痢，亦治妇人赤白带下久不止。俱温酒调服。

余骨：亦主补虚，小儿惊痫，止下痢。

齿：主癫痫、寒热、卒风痱。伏日取之。

---

① 齆：鼻道阻塞。

颔下骨：去惊痫抽搐。

乳：点眼久青盲。

屎中骨：禁寒热往来，小儿惊痫。

屎：烧灰涂瘭疽。猪脂调末，敷疔肿拔根。治发背验方，牡狗白粪半升，觉欲作肿时，以暖水一升，绞取汁，分再服，仍以滓敷上，每日再为之，差止服。

腽肭脐

下品。味咸。无毒，《药性》云：大热。

发明曰：腽肭脐，性热，兴阳道、助房术之专药。阴藏人及藏气虚寒者宜用之。但《本经》只说主鬼气尸疰，梦与鬼交，鬼魅狐魅，心腹痛，中恶邪气，宿血结块痃，羸瘦等，并无一字及益阳道之说。《药性》亦云：冷劳气羸瘦，肾精衰损或肾劳。《衍义》亦云：治脐腹积冷精衰、脾肾劳有功，不待别试也，亦无助阳之说。愚曰：要之，辞异而义同也。盖凡精衰积冷，阴邪为病，皆由阳气不足所致者。经曰：益火之原，以消阴翳。此正用热以益元阳之说也，故凡前说除邪之候，正宜用之，今房中之术多用以助兴阳道者，以为专功也。出西戎及东海傍，今莱、登州俱有，形体似兽，前有二足，鱼尾。名海狗肾，《衍义》云：非肾，系腽肭之脐，状类肾囊，故云尔。但此物投睡犬而惊跳，寒月置水内不冰，此即真也，亦难得。凡用，酒浸，炙干。

猪肤

气微寒，味甘。无毒。

发明曰：猪，水畜也。其气先入肾，故猪肤能解少阴客热，治少阴病，下痢，咽痛，胸满心烦。仲景制猪肤汤，义本诸此。加白蜜润燥除烦，和白粉益气断痢。择健猪遍身纯黑者，焊猪时，附皮薄黑肤者为真，言肤浅之义。《礼韵》疏曰：肤，革外薄皮，肤内厚皮无，乃亦指此欤。《本经》不载其治疗，自《汤液》发之，仲景用之亦为要药，惜《证类本草》遗之。

豚卵

下品。味甘，温。无毒。即双睾丸。

主惊痫癫疾，鬼疰，蛊毒，寒热，奔豚，五癃，邪气挛缩。一名豚颠，阴干藏之，勿令败。

心：主惊邪忧恚。注云：心热，主血不足，补虚劣。多食，反耗心气。猪心血制安神丸。戴氏治心虚多汗不睡，用豮猪①心一个，破开，带血用，人参二两，当归二两，填入心中，煮熟，去药，止吃猪心，三四日间病即差。

四足：主伤挞，溃疡，行乳汁。悬蹄，主肠痈内蚀、五痔，伏热在肠。

肉：多食令人虚肥，动风痰，闭血脉，弱筋骨，金疮尤甚。不可同牛肉煮食，生寸白虫。

猪肾：冷。补水脏，止腰痛，通利膀胱，又治耳聋。又云：久食令人少子，冬月不可食，损真气，兼发虚壅。

脾：主脾伤，除热。

肚：主补中益气，止渴利。又云：扶胃弱，主暴痢虚弱及骨蒸劳，血脉不行，四季可食。仲景有连肚丸②。

肝：炙香燥，纳阴户，止虫痒。

猪胆汁：气寒，味苦、咸。主伤寒热渴。仲景白通汤加此汁与人尿，咸寒同体，补肝而和阴，与热剂合，去格拒之寒，能入心而通脉。内谷道中，润大便之燥结。

---

① 豮猪：阉割过的猪。

② 仲景有连肚丸：今存仲景著作中未见连肚丸，当为作者有误。

肺：补肺，治肺嗽连声。得火麻仁良。

舌：益元阳，健脾进食。

血：补。中风眩晕，奔豚，暴气，驱瘴气。

脑髓：治风头眩、脑鸣。

脊髓：入补阴丸，助真阴生髓。

肪膏：主煎诸膏药，又利血脉，解风热，润肺。解斑蝥、芫青毒。忌乌梅。

脂油：悦皮肤，敷疥疮，杀虫。

胰：亦治肺胀喘息，和枣肉浸酒服之。亦主痃癖，羸瘦多食，损阳，练绢帛，净，用之合膏。

乳：生津血，润泽人，除猪痫、天吊、脐风撮口。

乳头：煮啖，却寒热、五癃鬼毒。

牙齿：烧灰，镇小儿惊风并蛇虫伤。五月五日取。

耳中垢：敷蛇虫啮伤。

猪窠草：止小儿客忤夜啼。安席下，勿令母见。孙真人云：猪肉不可常食，白猪白蹄者不可食。按：丹溪：猪肉惟补气，故老者气虚，非肉不饱①，补气即补阳也。凡患虚损人，多食肉能补，殊不知阳常有余，反助阳耗阴也。盖肉性热，入胃则热作，而发风生痰，痰盛则气不升降而诸症作。虽老者阳衰宜糜肉，亦不可多食。外感者病小愈，而食之增剧，则寒热复来。金疮食之，血液涸。肥人食之，多动风痰。瘦人多食之，助火作热。愚谓：食用无节，匪惟猪肉。凡多食肥甘厚味，皆能致疾。孔子曰：肉虽多，不使胜食气。养生者，当知所节矣。

---

① 饱：原作"胞"，于义不通。二字形近而误。《礼记·王制》："五十始衰，六十非肉不饱。"据文义改。

野猪黄

下品。气平，味甘、辛。无毒。

发明曰：野猪胆中黄，治风之用，故专主小儿客忤、天吊、痞胀及大人鬼疰、癫痫、金疮止血。种山畜，类家猪，但毛褐色，口露獠牙，腹干足长，善奔，及三岁者，胆内有黄如枣核，水磨服之，亦不常有。

肉：色赤，味甘，雌者尤美。作羹，峻补肌肤。食半月，一身虚胖。多食发风。

脂油：主顽痹，风瘙，风肿，疥癣，死肌，筋皮挛缩，并敷之。更悦颜色，腊月陈者妙。

膏：和酒，通乳汁，多生乳汁。

外肾：止带崩，血痢者妙。肠风，烧存性，研，米饮下。

胆：除恶热邪气，取汁服。

毫猪：号为刚鬣。其种自孕而生，故曰"厥体兼资，自为牝牡"是也。颈上如笈大毫，怒则激去射物，特此为能，故借毫取名也。

肚：焙燥，烧灰，肚屎研末，酒调，空心服，驱酒疸目黄，消水肿腹胀、热胀。此猪多食苦参，故其屎性大冷。

兔头骨

中品。气平，味甘。无毒。

发明曰：兔得金气，全具入药亦佳。色白者尤妙，最难得。头骨主癫疾、头眩痛。《日华子》云：头骨和毛髓，烧为丸，催生落胎并产后余血不下。

骨：主热中消渴。注云：治疮疥刺风、鬼疰。

头皮：注云：敷鼠瘘、鬼疰、毒气在皮中刺痛者。

肉：味平。主补中益气。注云：治湿痹热蒸，压丹石燥发，止渴，健脾。又云：多食损元气，绝血脉，损房事。不可同姜、橘食，令人患卒心痛，难治。不可同白鸡肉与生姜食，成霍乱。同獭肉食，令人病遁尸。兔死合眼者，不可食。二月食之伤神，八月至十一月可食，食者宜慎之。

肝：主目暗。注云：补劳，治头眩眼疼，和决明子作丸服，明目。

膏：通耳聋。

脑：涂皲裂冻疮。

毛：注云：煎汤，洗豌豆疮。烧灰，敷烂臭痘疮及灸疮。

屎：名玩月砂。疗豆生眼内成疮，治痔疾下血、瘀痛。用之慢火熬，令黄色，末之，二钱，入乳香五分，空心温酒调服。

年久兔毛笔头：烧灰，水服，主便数闭，淋沥，阴肿，中恶，脱肛。

獭肝

味甘。有毒，一云性热无毒。一名水獭。

主鬼疰蛊，却鱼鲠，止久嗽，烧服之。注云：主敷尸劳，寒疟，虚汗，产劳发热及疫疠传染，又下水肿。但热毒风虚胀，服之即差。若冷气胀肿，不宜。仲景与崔氏二獭肝丸，载《证类本草》，俱妙。

肉：性寒，主时行瘟疫及牛马病，煮屎汁嚾之亦良。肉，不益男子，消阳。

胆汁：注云：主目翳黑花，飞蝇上下，视物不明，入点眼药中。涂杯口，使高一分酒势，谓之分杯，讹也。

骨：注云：止呕哕恶心，并鱼鲠烧灰，调下。

肾：注云：益男子，煨熟吃。

足爪：注云：颈下爬之，可去鱼鲠。

皮毛：注云：饰领袖，辟邪。御寒风，不沾灰尘。

狐阴茎

气微寒，味甘。有毒。

主妇人绝产阴痒，治小儿阴秃卵肿。刮取，烘干，研之，酒下。

肉：注云：气温，任酒炙，或作羹食。补虚羸，却惊痫，愈疮疥，去五脏积冷，邪气蛊毒，精神恍惚，言语错谬，歌笑无度，为狐魅之候者。

胆：注云：主人卒有暴亡无移时者用之，温水微研，嚾入喉中即活。

肝：烧灰，治风疾，温酒调服，头尾并粪，辟邪恶及春瘟。

雄狐屎：烧之，辟恶。在水上者是也。

口中涎：可合接媚药。以小口罐盛肉，置狐所常经处，狐见肉欲啖，爪不能入，涎入罐中，收取为媚药。

狐多疑，善为妖魅迷人，云古淫妇所化，其名阿紫，今犹自称之云。

狸骨

味甘，温。无毒。

主风疰、尸疰、鬼疰，毒气在皮肤中，淫跃如针刺者，心腹痛，走无常处及鼠瘘恶疮，头骨尤良。炒末，治噎病，饮食不通。烧灰，和酒服，主痔及食野鸟中毒。

肉：疗诸疰及鼠瘘游风，作羹食亦妙。

阴茎：主月水不通，男子阴癞。烧之，以东流水服。按：狸类亦多用，惟以虎斑纹者名虎狸堪用，猫斑名猫狸，不佳。又云：家狸虎斑者亦可用。一种风狸常食树果，溺如乳，主疗风疾。

獐骨

微温。

主虚损、泄精。

肉：温。补益五脏，肉可同麋酿酒，道家名为白脯，獐肉是也。以其不犯十二生属，无禁忌也。

髓：益气力，悦泽人面。其肉八月至十二月食之，胜羊肉。七月食，动气。一名麇者，乃獐之总名。主人心粗豪，取心肝一具，暴干，为末，酒服验。小心人不可服。

麂

味甘，平。

主五痔病。煠①出以姜醋进之，大有效。又云：多食能动人痼疾。

头骨：为灰，饮下，主飞尸。

一名獾。肥矮尖嘴，毛微灰色，头连脊毛一道黑，尾黑短阔，蒸食甚美。

肉胞膏：味甘平。主上气乏气、咳逆，酒合三合服之。又主马肺病、虫颡等病。

肉：主久水胀不差垂死者，作羹臛食之，下水大效。

胞：干之，汤摩如鸡卵许，空腹服，吐诸蛊毒。

注云：貒脂主传尸、鬼气疰忤，销②于酒中服之，亦杀马漏脊虫疮，服丹石人食之良。《衍义》曰：兽中貒，肉最美，仍益瘦人。

鼹鼠

味咸。

---

① 煠（zhá 炸）：炸。

② 销：熔化。

主痈疽诸瘘，蚀恶疮、阴䘌烂疮。毛似鼠，足短身肥，色黑，目极小。在田土中行，化为駕，是即田鼠。

肉：医方主骨蒸劳极，四肢羸瘦，小儿疳瘦，杀虫。去其骨，以酒熬入药中用。

脂：腊月取活鼠，以酒煎为膏，疗汤火疮，灭瘢痕极良。

牡鼠

气微温。《本经》载虫部，系鼠类，固①移在鼹鼠条下，以便览。牡鼠乃鼠之雄者。

取之生捣，罯踒折伤，续筋，三日一易。以黄泥裹烧之，去骨取肉，和五味汁，主小儿痫疾、腹大贪食及哺露疳症。

脂：熬，治汤火疮，与鼹鼠同。

鼠屎：两头尖，系雄鼠。与鼹鼠两头同治伤寒劳复、阴阳易。又治小儿痫疾。

猬皮

气平，味苦。原系虫部，今移在此，从兽类也。

阳明、厥阴二经药，主五痔阴蚀，下血赤白五色，血不止，阴肿，痛引腰背。又疗腹痛疝积，烧灰，酒服之。注云：治胃逆，开胃气。

肉：食之易脂，仍理中，令人能食。勿食骨，令人瘦，小儿忌之。畏桔梗、麦门冬。

---

① 固：通“故”。《韩非子》：“法莫如一而固。”王先慎《韩非子集解》：“乾道本固作故。”

禽　部

鸡

种类多，古今方书并以毛色分优劣。上品。

发明曰：鸡属土，有金与木火，惟毛色之乌者，其象属水，是五行全具，治疗惟此为优。盖鸡属巽，位乎东方，五更阳升从此位，鸡感其气而鸣，故主阳主动。又属木主风，故其性动，风患、筋患、筋挛者忌之；味助火，病骨热者宜戒，雄鸡皆然，惟丹色者为甚。又云：诸鸡肉补虚羸最要，故食治方中多用之。

丹雄鸡：气微温，味甘。补虚温中，通神健脉，止血，除血漏，杀毒，除不祥。

头：杀鬼魅精。东门上者尤良。

肝：补肾虚肝损。

脑：刺血点飞丝眼。

屎：炒黑，淬酒，治白虎风①痛。

乌雄鸡：微温。主补中止痛。注云：虚人烂煮其肉食之，甚补。又云安胎，疗折伤，除风湿麻痹，疗痈疽，杀鬼。主心痛，除心腹恶气。

心：主除邪梦。

肝及左翅：主起阴。

胆汁：微寒，主目不明，敷月蚀耳疮。

肪：主耳聋。

肠：烘燥，止遗溺、小便不禁。

血：主踒折骨痛及痿痹。

---

① 白虎风：风寒湿邪侵袭关节，痛甚有如虎啮，故名曰白虎风病。

冠血：主乳难。注云：热血浸马咬人患处及踒折骨痛，俱苏。

胁血：涂白癜风痒，疠疡浸淫。

肶胵裹黄皮：即肫内黄皮，微寒，剥取之。主泻利、小便利、遗溺，去烦热。《日华子》云：诸鸡肫止泄精、尿血①、崩中带下、肠风泻痢。小儿鹅口不语，烧皮末，和乳服之。取翮②烧灰，下闭血，调血。附余方治转食，用翻翅鸡③一只，煮熟去骨，入人参、当归各五钱，为末，再煮与食之，勿令人共食。《集成方》治番④胃，气结所致，以乌鸡一只，修制如常法，令净，用胡荽子入鸡内，用线缝，煮食之，未已，再一只，妙。

屎白：微寒。主消渴、伤寒寒热，破石淋，利小便，止遗溺，灭瘢痕。仲景鸡屎白散治转筋入腹，消鼓胀。《素问》云：治以鸡矢醴，"矢"与"屎"同。一治验方治膨胀、水胀等，用羯鸡⑤屎一升，研细，炒黑色，地上出火毒，研极细，百沸汤三升淋汁，每服一大盏，调木香、槟榔末各一钱，日二服，空腹服，以平为期，名鸡矢醴。

黑雌鸡：主风寒湿痹，五缓六急，养血安胎。《日华子》云：主产后虚羸，安心除恶气，破心中宿血，治痈疽排脓，生新血。

血：主中恶腹痛及踒折骨痛，乳难。

胆：治疣、目耳𤸷疮，日三傅之。

肠：治遗尿，小便多。雄鸡者同。

---

① 尿血：原作"屎血"，于义不通。《证类本草》"丹雄鸡"条引《日华子》作"尿血"，据医理及《证类本草》改。

② 翮：鸟羽茎下端中空部分。《尔雅·释器》："羽本谓之翮。"

③ 翻翅鸡：即反毛鸡，毛翮都反生前向。

④ 番：通"反"。朱骏声《说文通训定声》番"假借"下曰："又为反，〈列子汤问〉：'迭为三番'，择文更代也。"

⑤ 羯鸡：公鸡。

屎：治中风失音，痰逆，小儿客忤，蛊毒，炒服。余治同雄鸡屎。

白雄鸡肉：味酸，微温。疗狂邪，主下气，止消渴伤中。《日华子》云：调中除邪，利小便，兼去丹毒。又云：三年者，能为鬼神所使。今时乌骨白毛者，补益良多，尤宜女人，益血有子。

距：主妇人难产，烧灰，酒服。

脑：主小儿惊痫。

黄雌鸡：味酸、甘，平。主伤中消渴，小便数不禁，肠澼泄利，补益五脏，续绝伤，疗劳益气。《日华子》云：添髓补精，助阳气，暖小肠，止泄精，补水气。又云：主腹中水澼、水肿，和赤小豆煮烂，出食之。又补虚冷，先患骨热，不可食。

鸡子：凡鸡子及卵白等，以黄雌产者为良。主除热火疮、痫痉。《日华子》云：鸡子镇心安脏、止惊安胎，治怀妊天行，热疾狂走，男子阴湿痒。生啖，开喉音，去风。醋煮，止久痢。和光粉①炒干，止小儿疳痢及妇人阴疮。和豆淋酒服，治贼风麻痹。醋浸令坏，傅疵皯。作酒，止产后血晕，缩小便，止耳鸣。和蜡作煎饼，与小儿食，止痢。取二枚，破，着器中，用白粉和如稀粥，顿服之，主妇人胎动腰脐，下血。

卵白：微寒。疗目热赤痛，除心下伏热，烦满咳逆，小儿下泄。又方：拌醋少许，通产后瘀血闭疼，下胎衣。取卵三枚，醋半升，酒二升，搅和煮二升，分四服，主产后下血不止。蜜调服，去身外热毒将发，搽目热赤肿。《集要》云：鸡卵白，醋浸一宿，疗黄疸，破大烦热。附余方，治小便不通，用鸡子黄一枚，服之不过三。

① 光粉：铅粉的别名。

壳内白衣：名凤凰退。**得麻黄、紫菀和服，散久咳结气。**

卵黄：白同鲭鱼枕捣之，为琥珀。不如真者疗病。

《食戒》云：鸡具五色者，食之致狂，六指玄鸡、白头家鸡及鸡死爪不伸者，凡鸡无故暴死者，食之并伤人。风疾者，不可食雄鸡。鸡肉合水鸡食，作遁尸；合鱼汁食，成心瘕，丹雄鸡尤甚；鸡兔同食，成泄痢；又不可合葫蒜及李子食；不可合犬肝肾食；不可合芥叶蒸食，同獭肉。小儿五岁以下未断乳者，勿与鸡肉食。鸡子和葱食，短气；鸡子同鳖肉食，损人。

雉肉

上品。气微寒，味酸。一云平温。

主补中益气力，止泄痢，除蚁蝼。注云：主气逆喘息及消渴小便多，肠胃虚，下痢无度。久食令人瘦，发痼疾。合胡桃发头风①及发心痛；和荞麦面食，生蛔虫腹痛；同菌蕈耳食，发五痔，下血难止。自死爪不伸者，食之杀人。九月至十一月宜食，余月食，生疮，发五痔。一说雉是离禽，明旺于火，丙午日勿食。夫所损者多，所益者少，食者当慎之。

一种尾长而小者为山鸡，即山雉也；一种白而背有细黑文名白鹇，皆雉之类也。

锦鸡

与丹雄鸡相类，尾长尺余，尾红黄色，多圆斑点。味香美，且令聪明，文采可观，畜之禳火疫。

鹖鸡

黄黑色，称为鹖鸟，因猛健斗死不离，今武人头盔常着其尾。多

---

① 头风：原作“风头”，《证类本草》作“头风”，据医理及《证类本草》改。

食勇健，补虚羸。

竹鸡

形小尾短，山鸡形小尾长。二鸟常食半夏叶，多食中毒，生姜可解。

英鸡

体热无毛，食碎石英所致。食之令人肥健润泽，补阳道。

白鸭屎

性寒。无毒。

不用干，惟取新者捡来，解结缚①、散畜热。《日华子》云：鸭粪治热毒疮并肿毒，以鸡子清调敷。亦清蚯蚓咬毒。

肉：性微寒。除热补虚，和脏腑，利水道。《日华子》云：止惊痫，解丹毒，治劳怯。用白鸭为白凤膏。白毛乌嘴者佳。绿头鸭亦堪入药。目白者杀人，忌与龟鳖肉同食。

血：调酒服，解诸毒。

头：作丸治水肿。古有鸭头丸方。

卵：《食疗》云：小儿食脚软，宜少与食。腌食之即宜人，去心胸热。

雄鸭肉：一方治卒大腹水肿，用一只加水五升，煮取一升，饮尽，厚覆取汗②。又方：治十种水气垂死，以青头鸭一只，治如食法，细切和米并五味，煮令极熟，作粥食。又方：主水气胀满浮肿，小便涩少，用白鸭一只，去毛肠洗净，馈饭③半升，以饭、姜、椒酿鸭腹

① 解结缚：原“能结缚”，与医理相反。《证类本草》作“解结缚”，据医理及《证类本草》改。

② 汗：原作“汁”。据医理改。

③ 馈饭：蒸饭。

中，缝定，如法蒸，候食之。东垣又云：鸭头治水肿之盛。

黄雌鸭：为补最胜。又云：黑鸭滑中，发冷痢，下脚气，不堪食。

野鸭肉：味甘气凉，虽冷而不动气。补中益气，平胃气，去身上诸小热疮，消食积，并十二种虫。九月后、立春前采，大补益，胜家鸭。不可与木耳、胡桃、豆豉同食。一种甚小者，名刀鸭，味重，食之亦补益。《尸子》曰：野鸭名为凫。

鹜肪：味甘，寒。主风虚寒热。此即野鸭之类。

白鹅

不食虫。

主消渴。畜之可辟溪毒，禁蛇虫。

白鹅膏：微寒。主耳卒聋，灌耳窍内。

肉：平利五脏。《日华子》云：凉解五脏热，止渴，动湿，疸病与水肿忌之。

脂：润皮肤粗涩。

尾罂①：治聤耳及聋。内之，亦疗手足皴。

子：补中益气，勿多食。

尾：烧灰，酒服下，治噎。

血：主中射工毒，饮之，又涂身。

涎：主误吞稻刺，咽之愈。

苍鹅：多食虫有毒。发诸疮疥，除射工，其粪可敷蛇虫啮伤。若主射工，当以苍鹅良；主消渴，又以白鹅胜。

雁肪

味甘，平。无毒。小曰雁，大曰鸿。

---

① 尾罂：尾肉。

主风挛拘急，偏枯，气不通利。久服益气，长毛发，轻身，杀诸石药毒。取肪入药，宜冬时，若六七月食之，伤神。雁肪自不多食，其肉应亦好。《日华子》云：脂和豆黄为丸，能补劳瘦，肥白人，治风挛云云等。用暖酒一杯，肪一匙，每空腹饮之。

膏：长毛发，和泔水洗头。亦治耳聋。

喉下白毛：疗小儿惊痫有效。又云：毛除痫，小儿佩之，但自落者妙。

鹳骨

味甘，寒。

主鬼蛊、诸疰毒、五尸①、心腹疾。炙令黄，末，空心暖酒服方寸匕。

白鹤

味咸，平。无毒。

血主益气力，补劳乏，去风益肺。肫中沙石子摩服，治蛊毒邪。鹤有玄有黄，有白有苍，惟白者良。顶血毒人致死。

雀卵

味酸，温。

主下气，男子阴痿不起，固精有子。和蛇床子为丸，用房术中最妙。又云：和天雄丸服之，令茎大不衰。雀性利阴阳，故卵亦然。

脑：治耳聋，又敷冻疮。

头血：点雀盲。

肉：温。起阳道，益气，暖腰膝，缩小便，治崩带，益精

① 五尸：道教谓藏于五脏中的五种邪魅。

髓，不可停息。食之，令人有子。冬月者良。不可合李子食，亦忌与酱食，妊娠人忌之。

雄雀屎：温，又名白丁香、两头尖。疗目痛，决痈疖。涂之即溃。除疝瘕，和首生男乳，点目中胬肉，赤脉贯睛，上即消。收用，冬月者良。又端午日取。

伏翼

味咸，平。名蝙蝠。

主目瞑能明，夜视有精光，目痛痒，疗淋，利水道。久服令人喜乐，媚好无忧。形大色白者美，灰色多，未可服。冬月伏气，夏月获①之，去毛爪肠，留嘴脚肉翅，醇酒浸一宿，漉起，阴干，绞黄精汁旋涂，文武火烘燥，任为丸，酒吞之。苋实、营实为之使。血，点眼，夜视有光。

伏翼粪：名天鼠粪，又名夜明砂。味辛寒。屎白而大者入药妙，盖亦稀有。主面痈肿、皮肤洗洗时痛、腹中血气，破寒热积聚，除惊悸，去面黑皯。烧灰，酒服，下死胎。炒过，调酒，治瘰疬延生颈上。捣杵饭食，治小儿无辜疳。

鼠

名鼺鼠，状如蝙蝠，毛紫形大，暗夜行飞，即飞生鸟也。原列在兽部，今改在禽部，以类似蝙蝠也。主堕胎，令产易。在皮毛，与产妇持之，易产。

燕屎

味辛，平。有毒。

主蛊毒鬼疰，逐不祥邪气，破五癃，利小便。燕屎毒，勿入

① 获：原字不清，据日本抄本补。

口，但劫蛊毒，空心时炒三合，丸以独蒜，白汤吞，毒即随利而下。燕有二种，惟胸斑黑、声大者为胡燕。取其巢之长者才疗病。巢亦入药，与粪同。

卒得浸淫疮，有汁，多发于心，不早治，周匝身，杀人。取胡燕窠中抱子处土，水和傅之。凡洗疮，以浆和土，以甘草水入盐少许，洗讫拭干，即以窠末贴之，二三遍愈。又治蠼螋尿疮，绕身匝即死，以窠中土、脂油、苦酒和傅之。又哺乳处土作汤，浴小儿惊痫，除疮疥。

卵：主水肿，取黄，吞十枚。

越燕屎：亦疗痔杀虫，去目翳。

雄鹊肉

味甘，寒。无毒。

主石淋，消结热。烧灰，淋取汁，饮。以石投中，解散是雄。

乌鸦

平。无毒。

治瘦、咳嗽、骨蒸劳。腊月瓦瓶泥煨，烧为灰，饮下，治小儿痫及鬼魅。

目睛：注目中，通治目。

又种寒鸦：小者名慈乌。主治同前，和五味醃炙之，食良。

啄木鸟

主痔瘘及牙齿疳䘌、蚛牙，烧末，内齿孔，不过三数。此鸟斑色是雄。

鹑

补五脏，益中续气，实筋骨，耐寒温，消结热。小豆和生姜煮食，止泄痢。酥蒸，令人下焦肥。

鴟头

即俗呼老鸦者。

主头风眩，颠倒痫疾。《食疗》：头，烧灰，主头风目眩、颠倒痫。

百舌鸟

主虫咬，炙食之。亦主小儿久不语。取其窠及屎涂虫咬处。一名反舌。

鱼狗

今之翠鸟，小者名鱼狗，大者名翠。食鱼，江东呼为鱼狗。味咸平，无毒。

主鲠及鱼骨入肉，不可出，痛甚，烧令黑，为末，顿服之。煮汁饮亦佳。

鸬鹚

屎。

去面黑皯黡痣。

头：主鲠及噎，烧灰服之。

白鸽肉

主解诸药毒及人马久患疥。

屎：主马疥，取之烧黄，捣末，和草饲之。又云：人头痒生疮，取屎和醋傅。多食鸽肉，减药力。

鹧鸪

主岭南野葛菌及生食蛇毒、温瘴久欲死。合毛熬酒渍之，生捣，取汁服，瘥。生江南，形似母鸡，鸣云钩辀格磔者是也。

鹰

屎白。

主伤挞，灭瘢，止丹。

鹰目精：乳汁研之，每夜三注目中，三日见碧霄中物。

虫　部

石蜜

上品。气平，微温，味甘。

发明曰：石蜜益气补中，润燥解毒，故本草云：养脾胃，安五脏诸不足，除心烦、心腹邪气，止痛解毒，却惊痫痓，止肠澼，除口疮，明目，和百药，除众病。久服强志，轻身延年。补阴丸用取甘缓难化，可达下焦。蜜煎，通润大便。蜜浆解虚热，又主牙齿疳䘌、目肤赤障，杀虫。食多生风。七月食生蜜，恐暴霍乱。

三年取者气味浓，一年取者气味劣。石蜜优，家蜜劣，色白如膏者良，合药为妙。

蜜蜡：主下痢脓血，补中，续绝伤金疮，益气不饥，耐老。俗云：黄蜡，味淡，夫莫甜于蜜，莫淡于蜡，厚于此则薄于彼，理势之自然也。

白蜡：气味治疗大略同黄蜡，又利小儿，久服轻身。又云：主孕妇胎动，漏下血不止欲死，以蜡如鸡子大，煎消三五沸，美酒半升投之，服之差。《仙经》借此断谷，荒岁用之，合大枣，咀嚼易烂，可度饥也。

注云：白蜡者，新则白，陈则黄，用蜜宜陈，用蜡宜新。一说蜡熔，纳水中，十数遍即白，乃蜡之精英，故为《本经》所取，或在是欤。

蜜蜂子

味甘，平，微寒。无毒。

主风头，除蛊毒，补虚羸伤中，心腹痛，大人小儿心腹五虫口吐出者，又以酒渍傅面，令光泽，颜色不老，服久亦然。注云：主丹毒风疹，腹内留热，妇人带下，下乳汁。即蜜房中子，如蛹，未成头足者，色白，炒食之。

大黄蜂子：主心腹胀满痛、干呕，益气。人家屋上作窠，或在树木间。

土蜂子：主痈肿嗌痛。黑色，土穴中居，最大，螫人或致死，俱取头足未成者用之。凡蜂子皆有小毒，有食之者，须以冬瓜及苦荬①、生姜、紫苏以制其毒，畏黄芩、芍药、牡蛎。

露蜂房

中品。味苦、咸，平。无毒，一云有毒。

主惊痫瘈疭，寒热邪气，癫疾鬼精，蛊毒肠痔，火熬之良。又疗蜂毒、肿毒。《别录》云：合乱发、蛇虫，三味烧灰，酒服方寸匕，日二，主诸恶疽、附骨痈，根在脏腑，历节肿出，疔毒恶沫诸毒皆差。又水煮汁，乳石热毒壅闷，服之小便即下。石末灰之，酒服，主阴痿。水洗狐尿刺疮，又醋磨，敷痈肿。又热病后毒气熏目，煎水频洗。又疗齿痛。

《药性》云：土蜂房亦可单用，不入服食，能治痈肿不消。

生山林中，得风露气者佳，大如瓮桶者尤妙。七月七日采，又云：十一月、十二月采者妙。

桑螵蛸

上品，气平，味甘、咸。无毒。即螳螂子。惟生桑树上者入药。

---

① 苦荬（mǎi 买）：为菊科植物山苦荬的全草或根。有清热解毒、凉血、消痈排脓、祛瘀止痛之功。

发明曰：**桑螵蛸益阴脏之剂，故本草主伤中、疝瘕、阴痿，益精生子，女人血闭腰疼，治男子虚损，五脏气微，梦寐失精，遗溺，通五淋，利小水。**俗云禁尿窠。**久服益气养神。**注云：失精、遗浊、肾衰不可缺也。《衍义》方，用桑螵蛸、远志、菖蒲、龙骨、人参、茯神、当归、龟甲，醋炙，各一两，为末，主安神魂，定心志，健忘，小便数。补心气，夜卧时，人参汤调下一钱。

二三月收，晒干，破开炙之，免泄大肠。畏旋覆花、龙骨。独取桑上者，欲得桑津气引经，桑皮善行水，故能引达肾经。无真者，以桑皮佐之，亦可。

蚱蝉

气寒，味咸、甘。无毒。

主小儿惊痫，夜啼癫病，寒热惊悸，妇人乳难，胞衣不出，又堕胎。蝉蜕，除翅足用，去翳膜侵睛、胬肉满眦，眼科妙药。又主风气客于皮肤，瘙痒不已，和薄荷为末，调一钱，日三服，水煎。治小儿痘疹不快，破伤经久至角弓反张，牙紧急，用此，去头、足、土，净，五钱为末，好酒一碗，滚，服之立苏。以鸣者为雄蝉，入药。

蝉花：味甘，寒。无毒。

主小儿天吊，惊痫瘈疭，夜啼心惊。多出西川，生苦竹林者良，壳头上一角如花冠，入药妙。《衍义》云：壳治目昏翳，水煎。壳汁治小儿出疮不快，甚良。

白僵蚕

中品，气平，味咸、辛。无毒。升也，阴中阳也。一云：性温，有小毒。

发明曰：**僵蚕属火，有土与木，得金气僵而不化，逐风湿之要药，故本草主小儿惊痫、夜啼，去三虫，灭黑䵟及诸疮瘢**

痕，好颜色，男子阴疡病，女子崩中赤白，产后余痛。注云：主诸风口噤失音，并一切风痰，去皮肤风动如虫及遍身瘾疹，疼痛成疮，并炒为末，酒调服。又治中风急喉痹欲死，用僵蚕炒末，生姜自然汁调嚾之。丹溪云：治喉痹，取其火中清化之气，以从治相火，散浊逆结滞之痰，拔疔毒及肿突几危者，末之，水敷。用自僵死、白色而条直者佳，勿令中湿，湿则有毒。

原蚕蛾

味咸，温。有小毒。乃二蚕蛾，择雄者，以其敏于生育耳。

主益精气，固止精泄，强阴道，交接不倦。《日华子》云：止泄精尿血[①]，暖肾，敷诸疮，灭瘢。又治金疮、冻疮、汤火疮，又刀斧伤，止血生肌。晚蚕蛾为末，糁匀，绢裹之，随手疮合血止。小儿撮口及发噤方，蚕蛾二枚，炙黄为末，蜜和傅儿口唇内。又治小儿口疮及风疳等疮，研细，贴疮上。

晚蚕沙

性温。

主肠鸣，热中消渴，风痹瘾疹。注云：炒黄，袋盛，浸酒，去风湿，皮肤顽痹，偏风，筋骨瘫痪，手足不随，腰脚软，腹内宿冷，冷血瘀血，腰脚冷痛。炒令热，袋盛，乘热熨之。

蚕蜕

主血风病，益妇人，又带漏崩中，赤白痢，肠风下血，吐衄鼻洪。敷疔肿牙宣，擦龈上，敷口疮，俱烧灰用。邪祟风癫，俱灰酒服。大略[②]治疗与蚕纸同。

---

① 尿血：原作“屎血”。《证类本草》“原蚕蛾”条下引《日华子》云：“止泄精尿血”，据《证类本草》及医理改。

② 略：原字不清，据日本抄本补。

蚕纸：系蚕子在纸上出遗下纸，名蚕蜕纸，医家多用此为蚕蜕，然蚕欲老眠起所蜕皮，是蚕蜕也，二者不同。蚕蜕当微炒，和诸药，作丸散服之，若蚕蜕纸，一名之蚕连，入诸药，亦烧灰末用之。治缠喉风，其喉痹、牙宣、牙痈、口疮并小儿走马疳，蚕蜕纸不计多少，烧灰存性，炼蜜丸，鸡豆①大，含津咽。牙宣牙痈，揩齿龈上。口疮干傅。走马疳，入麝香少许，贴患处佳。

蚕茧：烧末，酒调，使肿痈透，一茧一孔。汤液服，杀虫止泻。

茧卤汁：主百虫入肉、䘌蚀瘙疥及马牛虫疮与诸虫咬毒。盐茧瓮下收，以竹筒盛之，敷、洗疮。亦可作浴汤，浴小儿，去疮疥。此是茧中蛹汁，能杀虫，非为卤咸也。

缫丝汤：瓮贮，埋土内，年深解清渴，引清气上朝口舌，降相火，下泄膀胱，因其属火而有金之用故也。

全蝎

下品。味甘、辛。有毒。

发明曰：全蝎治风要药，故本草主诸风瘾疹及中风半身不遂，口眼㖞斜，语涩，手足抽掣。注云：小儿抽搐方多用之，又大人、小儿通用，治小儿惊风及痫，不可阙也。治耳聋，末之，酒服。丹溪云：破伤风多死，非全蝎不开，用十个末之，酒下，日三次。《箧中方》治小儿风痫，取蝎五枚，用大石榴割头去子，内蝎在中，以头盖之，纸斤、黄泥封固，微火炙干，渐烧令通赤，去火待冷，取中焦黑者，末之，乳汁调半钱，嚾之即定。儿稍大，用防风汤，调末服之。《经验方》治惊风，用完全蝎一个，薄荷叶四片，裹，合火上炙焦，同为末，汤下，小儿作四服，大人只

① 鸡豆：即鸡头米。

一服。

出青州、形紧小者良。雄蝎螫人一处痛，雌蝎螫人诸处痛，涂蜗牛即解，手浸冷水①，痛亦消。凡用之，除去土，用全，有用梢者，并炒褐色。

蟾蜍

下品。气凉，辛。微毒。

发明曰：蟾蜍属土与水，辛凉解毒之物。诸方主治与小儿洞泄下利，炙研，水调服，活捣泥烂，疗大人跌扑损伤。取汁和井水服，治瘟疫发斑。煨炙，治小儿疳蚀尤妙。烧灰，和猪脂敷风癣狂犬咬，发狂欲死，作脍，频频食之。小儿疳瘦成癖者，取之去头并皮与肠肚物净，以桑叶裹包，外加厚纸再包，火内煨熟，日啖一只，十余日全②愈。若口渴，梨汁解之。要之，下条虾蟆，《本经》虽云主治与此小别，均一解热毒之意也。

蟾眉间酥：外科专用，治疔肿毒，又治蚛牙。

蟾粪：名土槟榔。下湿处多有之，亦主敷恶疮、瘰疬、痔瘘，油调敷。愚家传试验方，用大癞虾蟆一二只，折其足，死，置缸内，用粪蛆一勺入缸中，令其钻食虾蟆肉空，其蛆肥壮，倾水入缸，蛆浮水面，以草束引之上，取之，瓦上焙燥，研末，或入药散丸中，或拌饭与儿食之，诸疳痰至③危者，皆立效。

虾蟆

腹大身小，背有黑点，呷呷声鸣，跳举甚急，与蟾蜍自别，但蟾

① 手浸冷水：原作“手尽冷水”，文义不通，据医理当作“手浸冷水”，据医理改。“尽”“浸”音近而误。

② 全：与“痊”为古今字。《周礼·天官》：“十全为上。”

③ 至：原字不清，据日本抄本补。

蜍形胖大，背多痱磊黑黄癞，腹下有丹书八字纹，不跳不叫，行最缓，俗呼癞虾蟆。端午收东行者良。虾蟆，《本草》主邪气，破坚血、痈肿、阴疮，食之不患热病，疗阴蚀、疽疠恶疮、猘犬伤疮。此与蟾蜍治功大略相似。丹溪：煮食发湿，或炙或烧灰，和药剂用。

蛙

纯青色，善鸣。味甘，寒。无毒。

主小儿赤气、肌疮、脐伤，止痛，气不足。《日华子》云：杀尸疰、劳劣痨虫，解热毒。

水鸡：蛙类，背青，声小于蛙，身黑，一名蛤。雀入水而变者。能调疳瘦，补虚损，尤宜产妇，烹食之味美。

金线蛙：背拖黄，亦蛙类，惜《本经》未悉。退时疫瘟黄，捣汁水调，空腹饮之。又病人面赤、项颈大者，名虾蟆瘟，服此屡效，解热。

蝌蚪：虾蟆子也。

始出其子正黑，取一斤和黑紫桑椹一斤，瓶盛封口，悬屋东头，百日化为黑水泥，染须永不白。若其形已成蝌蚪，捣烂，敷火疮。

蜈蚣

下品。气温，味辛。有毒。

发明曰：蜈蚣亦以毒攻毒之药，故本草主鬼疰、蛊毒、啖诸蛇虺、虫鱼恶毒，杀鬼物精邪，疗心腹寒热结聚，去恶血，除温疟，去三虫堕胎，又治蛇毒疮。能制蛇，畏蛞蝓、蜒蚰，触之即死，亦取敷其毒即解。端午收，头足赤者佳。入药，慢火炙黄，去头足用。中其毒，乌鸡粪水涂，或捣大蒜，或桑汁、白盐亦可。

斑蝥

下品。味辛，寒。有毒。

发明曰：斑蝥以毒攻毒之用，主寒热鬼疰，蛊毒，鼠瘘，疥癣恶疮，去疽蚀死肌，破石淋血积，伤人肌，堕胎。《经验方》治瘰疬内消。用斑蝥一两，去翅足，以粟米一升同炒，米焦黄，去米不用，研细，入薄荷末四两，同研，令匀，乌鸡子清丸绿豆大，空心腊茶①下，一丸加至五丸，每日再减一丸，后再加五丸。凡用，去翅足，同粳米炒熟，生者服之，令人吐泻，恶曾青、豆花，畏丹参、巴豆。黑腹乌头，甲多黑黄斑纹。此一虫五变，二三月在芫花，名芫青；四五月在王不留行者，即以此名之；六七月在葛上，名为葛上亭长；八月在豌豆花上，即呼斑蝥；九月蛰地，呼为地胆。名异而疗病则同。

五灵脂

下品。味甘，温。无毒。是寒号虫粪。

发明曰：五灵脂行经血有功，不能生血，治女科为专。行血生用，止血须炒用。通女人经闭，亦能止血，又定产妇血晕昏闷及血气刺痛。以其甘温，故本草又主心腹冷气，辟疫，治血痢肠风，通利气脉及小儿五疳。《衍义》曰：此物入肝最速，故能治冷风血病。色黑如铁，多夹沙石，用之先以酒淘，研飞，炼去沙石，用之乃佳。

白颈蚯蚓

下品。味咸，寒。无毒。一云白颈系老蚯蚓。取自死者佳。盐水

---

① 腊茶：茶的一种。腊，取早春之义。以其汁泛乳色，与溶蜡相似，故也称蜡茶。沈括《梦溪笔谈·药议》："如腊茶之有滴乳、白乳之品，岂可各是一物？"

洗净，或生或炙，随用。

发明曰：蚯蚓咸寒，属土与水，能清热毒，行湿之用，故主治温病大热狂言，疗伤寒伏热谵语及大腹黄疸、伏尸鬼疰，杀长虫。注云：治中风并痫症，理肾风，消脚气，利小水，行湿如神。治热毒症，俱捣绞汁，井水调下，或稍加些蜜。卒中毒，须酒浸服。又主蛇瘕。人或被蚯蚓毒，盐水浸即解。蚯蚓破之，去泥，以盐涂①之，化成水，主天行热毒，小儿热病癫痫等疾，涂丹毒并傅漆疮效。

屎：封悍犬咬毒，出犬毛神效。盐水调，傅疮，去热毒火丹。小儿阴囊忽虚热肿，生甘草汁调，轻轻涂之。

蝼蛄

下品。味寒。无毒。

发明曰：蝼蛄性最急，故诸方多主治十种水肿，但《本经》不言治水，主产难，溃痈肿，下哽噎，除恶疮解毒。然虽不言治水，要之，性急利下，其意同也。五月五日取，焙干，不可见日，用左令左肿消，用右令右肿消，上消上体，下退下焦。又云：从腰以后为通利，为下二便要药。从腰以前能敛涩，为止二便捷药。今方家治十淋导水，用蝼蛄七枚，盐二两，瓦上盖焙燥，末之，温酒调一钱，服效。《圣惠方》治十种水病，以五枚干末之，汤调半钱至一钱，小便通。如此二方则前云分上下左右之说，不必信，更详之。

刺肉中，取脑傅上能拔。《直指方》治遍身肿。外肾肿，用生土狗②一个，四足全者，研细，砂仁末等分，老酒调下。

居土穴，立夏出，翅，夜鸣，因取火者良。虚人勿用，因其性急故也。

---

① 涂：原字不清，据日本抄本补。

② 生土狗：蝼蛄的俗称。

蜗牛

下品。味咸，寒。有小毒。取圆大者，炒过，杀毒。

主贼风，口眼㖞斜，筋急踠跌，大肠下脱肛。《药性》云：生研，止消渴。又婴儿方中多用之，治疳病。又方：齿䘌并有虫，用蜗牛二十枚，烧灰，细研，用揩齿良。又云：壳治疳涎，止渴。似蛞蝓，头有四角，背负壳而行。夏日炎，自悬树叶下，涎末尽枯死。

蛞蝓：无附壳，肉身，头有二角，亦蜗类，气味主治并与前蜗牛同。或云：即蜗牛之老者，久而脱壳。恐未必是一物也。

缘桑螺：似蜗牛而小，雨后好缘桑。主人患脱肛，烧末，猪脂和傅之，立缩。

蜒蚰：钗股大，色黄，足生若蜈蚣多，但不露。好油脂，延入人耳，故名，此使人防之。《本经》注云：菖蒲去蚤虱，来蜒蚰，以其气芬芳所召耳。

水蛭

下品。味咸、苦，微寒。有毒。取水生小者佳。

发明曰：水蛭苦咸，能胜血而走血，故本草主逐恶血瘀血，通月闭，破血瘕积聚无子，利水道，堕胎。

加麝香，酒调下，蓄血立行，故抵当汤中用水蛭、虻虫，以咸苦泄畜血也，故经云：有故无殒也。虽可用之，亦不甚安，莫若四物汤加酒浸大黄各半下之，尤妙。即马蜞①。生山中，名石蛭，草中名草蛭，泥中名泥蛭。石蛭等并头尖腹粗，若误用，令人目中生烟，渐至枯损，当用水蛭。畏石灰。凡用，烈日曝干，锉细，炒黄色令熟。恐入腹生子，须去子用。

---

① 马蜞：水蛭的别名。

蜚虻

味苦，寒。有毒。名虻虫。

主逐瘀血，破下血积、坚痞、癥瘕、寒热，利血脉及九窍，女人月闭，除贼血在胸腹、五脏者及喉闭结塞。形大如蜜蜂能飞，五月取有血者良，恶麻黄。入药除去足翅，炒用。木虻：生木叶，方家只用虻虫。

蛴螬

中品。味咸，微温。有毒。

主恶血血瘀，痹气破折，血在胁下坚满痛，金疮内塞及月闭，下乳汁。目中淫肤，青翳白膜，取汁滴目中。治喉痹，取汁点喉中，又傅痈疽、痔漏、恶疮。医方：破伤风初觉有风，急取一二个捏住，待虫口吐水，就抹破处，即着厚衣，少得①，疮口觉麻，两肋微汗，风出立效。如风紧急，速取三五个，剪去尾，黄水自出，涂疮口，再滴些入热酒内，饮之汗出，立效。蜚蠊为之使，恶附子。诸朽木中皆有，桑柏树中者更佳。粪土中生者，虽肥皮黄内暗，可傅恶疮，不如木中者洁白为妙。

蜘蛛

微寒。有毒。

主大人小儿㿉。癞疝也仲景②治狐疝偏有大小，时时上下者，宜研散用。蜘蛛十四枚，熬焦，桂半两，共研细，酒调八分，日再服，蜜丸吞服亦通。若蛇蛟者，涂其汁。蜂与蜈蚣毒

---

① 得：通“待”。《史记·平原君虞卿列传》：“故争相倾以待士。”《史记集解》引徐广曰：“待一作得。”

② 仲景：原作“景仲”，倒文，今乙转。

用之，活吸其毒。小儿大腹、丁奚疳①及行步三年踒躃，烧熟啖之。瘤赘者，其网丝缠之渐消。又缠痔瘘，俱用花蜘蛛缠妙。渍酒，消瘿核。

丝网：疗健忘，能使人巧，七夕取食见效。一云：着衣领中，勿令人知。凡取，用网布檐角西面，腹大黑色，内有苍黄脓者真也。若兼五色有毛刺生者，勿用之。

蜣螂

下品。味咸，寒。有毒。即推屎虫。

主小儿惊瘛瘲，腹胀寒热，疳虫，大人癫疾狂易，手足端寒，肢满奔豚。诸方云：一切恶疮疽鼠瘘，取十数枚捣烂傅之，干者油调傅，或死蜣螂烧末和醋，傅鼠瘘及蜂瘘，数过即愈。又取心腹下肉稍白者，研，贴疔疮，半日许再易，血尽根出愈。为丸塞下部，引痔虫出，尽瘥。又研涂箭头入肉伤处，斯须痛定，心微痒，忍至痒极，撼之拔出。又治附骨痈，蜣螂七枚，和大麦烂捣，封之。忌食羊肉，畏石膏。五月五日取，蒸藏之，临炙用。勿置水中，令人吐。瓦焙之，双行不用，单行良。鼻头扁为真。

衣鱼

下品。味咸，温。无毒。

主妇人疝瘕，小便不利，小儿中风项强背起，摩之。又疗淋、堕胎，涂疮灭瘢。小儿淋闭，摩脐及小腹即通。衣中乃有，不可常得，多在书卷中，亦可用，故纸中常多。

---

① 丁奚疳：由哺食过度，脾胃受伤，营养不能吸收所致。症状以腹大、颈细小、面黄肌瘦为其特点。

鼠妇

味酸，寒，微温。无毒。一名蚲蝛。

主气癃不得小便，妇人月闭血瘕，痫痓寒热，利水道。仲景主久疟，大鳖甲丸中使之，以主寒热也。生瓮器底，土坎中多有，因湿气而生，五月五日取。

蜻蛉

名蜻蜓。微寒。无毒。

主强阴止精，暖水藏。凡用，大眼青色者良。多用红蜻蜓，为助阳。

䗪虫：味咸寒，无毒。一名地鳖。**主心腹寒热洗洗，血积癥瘕，破坚，下血闭。**生沙土中及人家墙壁、鼠壤土中下湿处，形扁如鳖，似鼠妇而大者寸余。十月收，曝干用。

蜚蠊：味咸寒。有毒。

主瘀血癥坚寒热，破积聚喉痹，通利血脉。生晋阳川泽及人家屋间，立秋采。形似䗪虫而轻小能飞。

樗鸡

味苦，平。有毒。

主心腹邪、阴痿，益精强志，生子好色。补中，又疗腰疼下气，强阴多精，不可近目。似蚕蛾，头足微黑，翅两重，外一重灰色，下一重深红。雄者五色，具入药良。生河内樗树上。七月采，曝干。古今大麝香丸用之，今人又用之行瘀血、血闭。

味辛、苦，无毒。

主久聋，咳逆毒气，出刺出汗，疗鼻窒，其土房主痈肿风头。色黑细腰，虽名蜂，不在土中作穴，但摙土于人家屋壁间作房，如并竹管者。宋齐丘所谓蠮螉之虫，孕螟蛉之子，传其情，交其精，混其气，和其神，物随大小，俱得其真，蠢动无定情，万物无定形也。

虫部鳞介类

牡蛎

上品。味咸，平，微寒。

发明曰：牡蛎咸寒，入足少阴经药，能软坚泻热，亦能收涩，故本草主伤寒寒热，温疟洒洒，惊恚怒气，留热在关节，荣卫虚热，往来不定，烦满喉痹，咳嗽，心下痞热等，以其能泻也；除拘缓，鼠瘘，老血，心痛，气结心，云咸以泄水气，又云：消老痰。《珍》云：能软积气之痞，去瘰疬结核，是咸能软坚也。主女子带下赤白，涩大小肠，止大小便及遗精，固盗汗虚渴，以其主收涩也。

以贝母为使，能消积癖、痰结；清茶为引，消结核；柴胡为引，去胁下硬；同大黄泻热结焮肿；同熟地黄益精，禁遗精遗溺；同麻黄根作散，敛阴汗；共杜仲煎汤，固盗汗；和泽泻为剂，主髓疸日深，嗜卧。又单末，蜜丸，水吞，令面光，时气不染。久服强骨节，杀鬼邪，延年。要之，专主肾精之药也。

肉：炙令沸，去壳，食味甚佳，美颜色，细肌肤，补虚劳，调血气。若和姜醋生啖，解酒后烦渴。附石生海傍，磈礧[①]相连如房，故名蛎房，一名牡蛤肉。随房长，大小不同，入药除甲并口，

① 磈礧：如岩石高低不平。

采朏朏①如粉②之处，惟大者为上品。火煅，微杵，细末随用。

文蛤

上品。气平、寒，味苦、咸。无毒。

发明曰：文蛤咸以走肾，能胜水，而其用能软能降，能消能固，故本草主恶疮，蚀五痔，咳逆，胸痹，腰痛，胁急，崩中漏下，鼠瘘，大孔出血③，又利水道。

治急疳蚀口鼻，数日尽欲死，烧文蛤，和腊猪油涂之。又癞④疝引小肠吊痛，同香附末、姜汁调服。仲景伤寒方，文蛤散利水，为咸能走肾也。系新蛤壳，未烂，斑紫形尖有文，故云文蛤。伏翼所化。

海蛤

味苦、咸，平。系海中蛤烂，久在沙泥中，被波淘洗，自然圆净而小，久远者佳。

主咳、上气喘息、烦满胸痛、咳痰，疗阴痿。又云：利膀胱、大小肠，消水肿，下小水。只宜火煅，作散用。

海石：咸寒，即海蛤久被风涛砻砺，廉棱消尽，无复形质，有以海浮石，用火煅为粉，故曰海粉。**丹溪云：海粉即海石，降热痰，燥湿痰，软结痰，消顽痰。**此与蛤粉不同。

蛤粉：乃新海蛤所烧，终不及海石之陈。《衍义》云：如无海石，以蛤粉亦可。是可见海石、蛤粉虽二物，亦可相通用。

---

① 朏朏：月未盛之明。

② 粉，原作“扮”，《本草纲目》作“粉”，据文义亦当作“粉”，二字形近而误。据文义及《本草纲目》改。

③ 鼠瘘，大孔出血：原作“鼠瘘，大孔去血”，于义不通。《证类本草》作“鼠瘘，大孔出血”，义顺。据医理及《证类本草》改。大孔：肛门。

④ 癞：原字不清，据日本抄本补。

石决明

味咸，平。

主目障翳青盲。清水洗眼亦妙。久服，益精轻身。又云：服此末不得食山桃，令人丧明。光耀如珠母，择七孔、九孔者，用面裹煨熟，摩去外粗黑皮，捣细末如粉。《泡制①》云：用盐并东流水于大瓮中煮一伏时，漉出，拭干为末，研极细，用之。

真珠

气寒。

主镇心、手足皮肤逆胪②。傅面，令人润泽、好颜色。点眼，去肤翳障膜。绵裹塞耳，主聋。《衍义》云：止小儿风痫惊热。和药作锭，摩服，能坠痰止渴。取新珠研极细，任为丸散。

蚌蛤：冷，无毒。主明目消渴，除烦，解热毒，补妇人虚劳下血，并痔瘘血崩下，压丹石药毒。以黄连末纳之，取汁点赤眼并暗，良。

老蚌烂壳粉：饮下，治反胃痰饮。又治疳，止痢并呕逆，醋调傅痈肿，兼能治石亭脂。蚌蛤之类最多。

蚬：小，色黑，冷。治时气暴热，解酒毒目黄，压丹石药，下乳汁，糟煮服良。生浸煮汁，洗丁疮，解消渴。多食发嗽，冷气消肾。

陈壳杵细，汤服，止遗精，止痢。治阴疮，烂壳烧白灰，水饮。主反胃吐食，除心膈痰水。

马刀：味辛、咸，微寒。丹溪云：湿中有火，主漏下赤白寒

---

① 泡制：其后所引之内容出自《雷公炮炙论》。古人常书“炮”作“泡”，故将书名写作《泡制》。

② 逆胪：病名。系手足甲际处皮肤剥起之病。

热，破石淋，杀禽兽贼鼠，除五脏热，肌中鼠䶂，止烦满，补中，去厥痹，利机关。用之当炼，得水烂人肠。又云：得水良。

车螯：系蛤之大者，名蜃雉，入水变者。春夏吐气如楼台，顷刻变态多端，土人称为海市。在海岛，未可凭。性味冷。用壳入药，治疮疖肿毒，烧二度，以醋煅，捣末，甘草和酒服，又以醋调，敷毒处。

肉：治酒毒消渴、酒渴并壅肿。肉内珠壳可作饰具，为粉，可饰面。灰，可堙圹①墙壁。

蛤蜊

壳圆小而白薄紫唇，性冷。

肉：主润五脏，止消渴，解酒毒，开胃。

壳：研末，主老癖，化顽痰，消血块，去热。凡服丹石人误服之，令腹结痛。与丹石反。

龟甲

上品。味咸、甘，平。有毒。一云：属金有水，阴中阳也。无毒。

发明曰：龟禀北方阴气而生，大补阴，治阴血不足。补凡用此为佐，引达诸药，以补下焦，故本草主漏下崩带，四肢重弱，不可久立，骨中寒热，伤寒劳复，或肌体寒热欲死，破癥瘕，痎疟，湿痹瘫缓，女子湿痒阴疮，五痔蚀及惊恚气，心腹痛。又治小儿囟门不合，头疮不干，久服益气资智。注云：主腰背酸疼，逐瘀血积，续筋骨断绝，炙之，酒服。主风脚弱，因其性灵，方家多用补心。色黑者正，自死者，血肉尽渗甲中，气性全具，故自败者因云败龟板。方书中多用钻灼之多者，名漏天机，

---

① 圹：墓穴。

不如自死为佳。

按：神龟产水中，底脚当心前有处透明如琥珀色，此为上品。用底板去旁弦，酥炙透里，如炙不透，生寸白虫。勿令中湿，即有毒。

肉：除风痹身肿、瘴气及踒折，酿酒服。又主痛风，拘挛缓急，瘫痪。作羹，补虚羸。

血：涂肛缩肠。

溺：止久嗽。截疟染须。

玳瑁

上品。性寒。无毒。

主解岭南百药毒，俚人刺其血，饮以解毒。注云：肉平，主诸风毒，行气血，去心膈中风疾，镇心脾，逐邪热，利大小肠，通经脉。

甲壳亦似肉，同疗心风邪，解烦热，又破癥结，消痈毒，止惊痫。生者入药，经汤火，不堪药用。生致[①]者，带之可辟蛊毒。

鳖甲

中品。味咸，平。无毒。

发明曰：鳖甲亦滋阴除热、解毒之用，故本草主心腹癥瘕坚积，去痞，血瘕腰痛，小儿胁下坚及息肉，阴蚀，痔疽，恶肉疮肿，温疟寒热。注云：主劳瘦骨蒸，妇人漏下五色，下瘀血，堕胎，治肠痈。丈夫阴头痈，取甲一枚，炒灰，鸡子白和傅之。产难，取甲烧灰，服方寸匕，立下。又方：炙甲同诃子皮、干姜等分为丸，空心服二十丸，治癥癖最良。又醋炙，末之，和牛乳调一匙，朝日服之，治痞气。

① 生致：活着或新鲜地送到。

头：烧灰存性，主小儿诸疾。小儿因痢脱肛，鳖头甲烧灰，末，取粉扑之。又主产后阴脱下坠。头血，亦涂脱肛效。

卵盐腌①，煮食补阴。

肉，食之亦益人，主伤中补虚，去血热。多食，患癥瘕；怀孕食之，生子短项；合乌鸡肉食，成瘕；合鸡子食，杀人；合苋菜食，生鳖瘕；合芥子食，发恶疾。三足者，赤足者，腹下有十字、王字、五字形者，头足不缩者，独目者，目凹陷者，有毒。腹下红有蛇纹者及生旱地者，俱有毒，不可食。误食中其毒，盐汁可解。

鼋甲：系鳖类之极大者，生江海。主治功力与鳖相同。

肉：亦补，杀虫毒、药毒。

螃蟹

中品。味咸，寒。有毒。

主散血解结，益气养筋，除胸中邪气，热结痛，㖞僻面肿。愈漆疮，败漆，烧之致鼠。注云：化漆成水。甲中髓并壳中黄，并能续断绝筋骨，碎之，微熬，内伤中筋即连也。多食发风疾，孕妇勿食。未经霜者，食之有毒。足斑目赤，独螯，独目，或两目相向，腹下有毛，腹中有骨，六足，四足，并有毒，俱不可食。中其毒，豉、蒜、东瓜②、黑豆、紫苏煎之，并可解。

爪：主宿血，止产后血闭，酒及醋汤煎服良。又破胞堕胎。

蝤蛑：壳匾③极大，两螯无毛。去小儿痞气。

蠘蟹：壳阔多黄，两螯最锐。食之，行风气。

蟛蜞：似蟛螖而大。食之多，令人吐利。

蟛螖音越：至小，膏，涂湿癣杀毒，亦不宜食。蔡谟渡江，

① 卵盐腌：干制、盐腌作为贮备。

② 东瓜：冬瓜之别名。

③ 匾：《康熙字典》："《韵会》：器之薄者曰匾。又不圆貌。通作扁。"

食蟛蜞而几死，叹曰：读《尔雅》不熟，为《劝学》者所误也①。

拥剑：大小两螯，大螯待斗，小螯供食，每缩。亦有毒蓄，不宜食。

蛤蚧

下品。味咸。有小毒，一云无毒。

主久肺劳咳嗽、传尸鬼疰、邪气，仍下淋沥，通经，利水。《衍义》云：补虚劳嗽有功。凡用，去头、足、鳞、鬣，雌雄并用，酥炙之。效全在尾，须尾全者方灵。头似虾蟆，背如蚕子，尾长身短，色土黄，雌雄自名，呼曰蛤蚧，最爱护尾，见人取，多自啮其尾。雄为蛤，皮粗口大，身小尾粗；雌为蚧，口尖，身大尾小。

石龙子

中品。味咸，寒。有小毒。

主五癃、邪热结气，破石淋，下血，利小便水道。状略似蛤蚧，在草泽者名蜥蜴，在屋壁者名守宫。用之惟取川泽者。五色者为雄而良；色不具者为雌，力劣。五月取，着石上干。

恶硫磺、斑蝥、芫荑。

鲮鲤甲

气微寒。有毒。俗呼穿山甲。

发明曰：鲮鲤甲能穿经络于荣分之剂②，故主蚁蝼及五邪

---

① 蔡谟……为《劝学》者所误也：蔡谟在渡江的时候看到江边有很多蟛蜞，他不认识，但想到《荀子·劝学》中“蟹有八足，加以二螯”一句，就理所当然地认为这些都是螃蟹，于是他就将这些“螃蟹”抓来蒸熟，当作美味来享用。但是吃完了这些“螃蟹”，他就上吐下泻，差点送了性命。后来，他将此事说给镇西大将军谢尚听。谢尚说蔡谟读《尔雅》不熟，所以差点就被《劝学》害死了！

② 剂：分齐，指界限。

惊啼悲伤。注云：疮癞痔漏，恶疮疥癣及诸疰，又治山瘴疟，治疮疡痈肿，亦能穿窍透顶之用。入药用甲，锉碎，少和蛤粉炒黄，研细，酒水调服。或烧灰，脂油拌敷，同木通、自然铜捣末酒调，治吹乳肿痛。同猬皮、豆蔻仁为末，汤调，止气痔来脓。居山陵深谷中，鳞如鲤，故名鲮鲤甲。

海马

性温，平。色黄褐，亦虾类，首类马，虾身，背有纹如竹节。此物雌雄相对不离。

主妇人难产，带之于身，神验。更兴阳道。

瓦垄子

下品。即蚶子壳，状如瓦屋，故名。

主消妇人血块、冷气癥瘕，逐男子痃癖及积聚。火煅，醋淬三度，研细末，方入药。

肉：主心腹冷气、腰脊冷风，利五脏，健胃消食，益血驻颜，起阳。凡啖，须饭压下，不尔，令人口干。

贝子

下品。味咸，平。有毒。

主目翳，鬼疰蛊毒，腹痛下血，五癃，利水道，除寒热、温疰，解肌，散结热。烧入药，《雷公》云：凡使，先用醋与蜜等分，和蒸取出，于清酒中淘净，研末用。贝子，贝类之极小者，一名贝齿。

紫贝：明目去热，功用不如贝子。形似贝，圆大紫斑骨白，可以砑纸物①。入药，烧灰存性。古以贝为宝，紫贝尤珍，但疗病不

---

① 砑纸物：此处指紫贝可用来碾压或摩擦皮革、布帛、纸张等，使其紧实而光亮。

如贝子。

田螺

下品。性冷。

主目热赤痛，止渴。夏秋间浊酒煮食，利大小便，消浮肿，去脏腑热，压丹石。治目黄，脚气上冲，小腹急硬及肝热上壅，两目赤疼。醒酒止渴，取黄连末内其中，良久汁出，取注目中，除目赤痛。碎其肉，傅热疮。

烂壳：多取烧末，汤调服，主反胃，塞涩遗精，卒心痛①。

蜗篱：一名螺蛳。味甘，性凉。主烛馆，明目下水。

淡菜

名壳菜。

温补五脏，理腰脚气，益阳事，能消食，除腹中冷气，消痃癖气。又云：止虚劳损，产后血结腹内，冷痛癥瘕，腰痛，崩中带下，丈夫久痢。虽形状不典，而多益人。亦可烧令汁沸出食。多食令人头闷目暗，可微利即止。

蛏

味甘，温。

补虚，止冷利，煮食之。主产后虚损，又主胸中邪热、烦闷气。丹石人相宜。天行病后，切忌食之。

白花蛇

下品，味甘、咸，温。有毒。产蕲州者良。一名褰鼻，以鼻向上生也。

发明曰：诸蛇皆主风疾，白花蛇专治风，止风痛、风毒，

---

① 卒心痛：原作“卒心心痛”，衍一“心”字，据医理删。

速于诸蛇，以其性窜也，故本草主中风，湿痹不仁，筋脉拘挛，口面㖞斜，半身不遂，骨节疼痛，脚软不能久立，大风癞。凡用，去头尾鳞①刺，渍酒饮之。项绕珍珠白点，背有方胜花纹，尾生指甲，头有小角者方真。善螫人，足致死。

乌蛇

味甘，平。有小毒。治功比白花蛇略缓。

主诸风瘙瘾疹，疥癣，皮肤不仁，顽痹诸风。用之炙去头尾皮骨，浸酒饮。若熬药，头尾都用。此蛇与白花蛇不啮生物，只嗅芦花气，居枝上。捕者多于枝上得之，致②死眼不陷。乌蛇黑如漆，背有三棱，如剑脊为良。尾细长，能穿百钱者妙。种生各处有，江东有黑梢蛇，能缠物至死，亦如其类。白花蛇死亦开眼如活。自祁连界上所获，眼则一闭一开，此可辨真伪矣。

蛇蜕

味咸、甘，平。无毒。

明目去翳膜，主小儿诸肿，惊痫瘈疭，癫疾，寒热肿痔，蛊毒蛇毒，小儿弄舌摇头，大人五邪，言语僻越，恶疮呕咳及喉痹。火熬之良。亦傅疮疹。

蚺蛇胆

味甘，寒。有小毒。

主心腹䘌痛、下部䘌疮、目肿痛，又疗小儿五疳。今人用之散损伤、恶血疼痛。妇人经后用此，少磨入阴户中，能绝产。男子一月忌与房，令阳痿。其胆难识，劏胆看内，细如粟米者、水浮走方真，沉水非也。

---

① 鳞：原字不清，据日本抄本补。
② 致：通“至”。《助字辨略》卷四：“致，与至通。”

鲫鱼

上品。味甘，温。无毒。

发明曰：诸鱼皆属火，惟此属土，故能入阳经而有调胃实肠之功。合莼菜作羹，理胃弱、食饮不下，和中补虚。煎同猪脂，治大肠痈。烧以酱汁，涂诸恶疮。拌曲作鲙，主肠澼、水谷不调，禁痢止泻。纳食盐，炒末，塞牙齿蛀疼。酿白矾，烧灰，涩肠风血痢。惟夏月痢宜之。头烧灰，末服，主小儿头疮、口疮、重舌、目翳，除咳逆。

骨灰：敷去䘌疮。

子：益肝调中。忌与猪肉同食。诸鱼动风、动痰火，此鱼性好土，伏土中，故补胃。若多食，亦动火。

过半斤者良，忌犯天门冬。同芥菜食成水肿，同沙糖食成疳虫。又忌雉肉、猪肝同食，二三月忌食头。

鲤鱼

上品。味甘，平。无毒。

发明曰：鲤鱼生深泽，系至阴之物，治疗多除湿下气，故本草主咳逆上气、黄疸，止渴。生者主水肿脚满，下气。又云：主大腹肿满及怀孕身肿，安胎，破冷气痃癖、气块、横关、伏梁。或云：止下痢、肠澼来红。或和米粉煮羹，或同蒜薤作脍，或烧灰末，或煮糜汤，随病应用。若天行病后，忌食之，再犯即死。有宿癥者勿食，忌犯天门冬。修治：去黑血及脊上两筋，有毒。误中毒，浮萍可解。

鱼子：食忌同猪肝。

鱼鲊：食忌同豆、藿。

骨：烧灰，主阴蚀。

脑：主诸痫。煮粥，除暴聋。

齿：主石淋。一方治十种水气，垂死鲤鱼、头重一斤者，和冬瓜、葱白，羹食之。

鲤胆：味苦寒。无毒。主目热赤痛、青盲，明目，久服强悍，益志气。又云：治耳聋，滴耳中。

血：涂身表丹毒。

肠：治腹内疮痍。

脂：理小儿惊。

皮：主瘾疹。

鳞：止产妇腹痛。

鲂鱼

上品。

调胃气，利五脏。和芥子酱食之，助肺气。主胃家风、消谷不化者。作绘食[①]，助脾气，令人能食。作羹臛食宜人，功与鲫同。疳痢者，不可食。

蠡鱼

上品。味甘，寒。无毒。

主湿痹、面目浮肿，下水，疗五痔。与小豆合煮，疗肿，甚效。有疮者，不可食，令人白瘢。今人谓之黑鲤鱼。肠：炙，取痔虫。

鳝鱼

味甘，大温。俗名黄鳝。

专补中益血，疗沉唇[②]。又云：去湿痹气，补虚损，妇人产后淋沥，血气不调，羸瘦，止血，除腹中冷气、肠鸣。多食，

---

① 作绘食：《证类本草》作"作鲙食"。

② 沉唇：即唇部瘤肿。

令人霍乱，亦动风气。凡中其毒，食蟹解之。血：涂口㖞。

鲟鱼

上品。味甘。无毒。

主益气补虚，令人肥健。鼻上肉作脯，补虚。《食疗》云：有毒。血淋，可煮汁饮之。味虽美而发诸药毒。

鲊虽世重，尤不益人，服丹石人不可食。发一切疥疮，动风气，与笋同食，发瘫痪风。小儿食结癥瘕，久服令人卒心痛。此与经旨不合。愚见常食无伤。或痼疾食者，相犯①，忌之。

鲭鱼

气平，味甘。无毒。一名青鱼。

主脚气湿痹，作鲊食之。忌葵、藿、葫、姜及与苍术同食。

胆汁：滴目中，止眼痛并涂恶疮。

津：咽，治喉痹。腊月收干。

头中枕：蒸取干，作器甚佳，可充琥珀。主心腹痛。

眼睛：主能夜视。

石首鱼

味甘。无毒。

头中石，主下石淋，磨服之，亦烧为灰，末服。和莼菜作羹，开胃益气。作鲞②炙食，主消爪成水。煮服，主卒腹胀、食不消、暴下痢。

鱼胶：烧七分，存性，研细，入麝香少许。治破伤风口噤强直者，酒二钱。

---

① 犯：原字不清，据日本抄本补。

② 鲞：剖开晾干的鱼。

鲈鱼

味平。

补五脏，益筋骨，和肠胃，治水气。多食宜人，作鲊良。又暴干，甚香美，虽有小毒，不至发病。又安胎补中。一云：多食发痃癖及疮肿。不可与乳酪同食。

鲻鱼

气平，味甘。无毒。

主开胃，通利五脏，久食令人肥健。此鱼食泥，与百药无忌。盖得土气，能益人也。

嘉鱼

乳①穴中小鱼，食乳水。

食之益人，令人肥健悦怿，久食力强。下乳，有似英鸡，功用同乳。尝②于崖石孔中吃乳石沫，味珍美，甚补。治肾虚消渴，补劳损。

鳗鲡鱼

中品。味甘。有毒。

主五痔疮瘘，杀诸虫。又云：疗一切风瘙痒如虫行者，逐腰背风湿浸淫，男子骨蒸痨瘵及脚气，妇人产户虫疮并崩漏不断，多食最效，能调五脏。置骨箱笼，可辟衣鱼，烧烟除诸虫，薰③蚊化为水，薰虱蚤绝踪，毡物熏之蛀虫死，竹木熏过不蛀。五色纹、一斤以下佳。水行昂头者，有毒。

---

① 乳：钟乳石。

② 尝：通“常”。《尔雅》“尝，祭也。”陆德明：“尝，字又作常。”

③ 薰：通“熏”。《诗·大雅·云汉》：“忧心如薰。”《诗经考文》：“古本熏作薰。”

河豚鱼

味甘，温。有毒。

理腰脚，去痔疾疳䘌，杀虫，补虚羸，去湿气消肿。其子与肝最毒，宜去之。水洗血净，烹煮。忌灰尘，能杀人。焚煮取荻草、橄榄木妙，勿用炱煤[①]。中毒初觉，急嚼芦根，或用橄榄水煎浓汤可解。

乌贼鱼骨

味咸，温。

主女子漏下赤白，经血闭，阴蚀肿痛，寒热癥瘕无子，惊气入腹，腹疼环脐，阴中寒肿。又止疮多、脓汁不干，又云：杀虫，止心痛。小儿痢下，细末，饭下之。丈夫阴痈，末粉，傅之。研细末，水飞，澄下，去水，日干，和蜜，点目翳。

肉：味酸。主益气强志。骨名海螵蛸，卤水煮三伏时，烧地，坎藏昼夜，作散用。

蜡

音槎。

主生气及妇人产劳损、血凝带下。治小儿风痰、火熛丹毒。又消酒积，作馔酒姜醋。俗云虾蜡。

虾

味甘，平。有小毒。

不宜多食，发疮动风。小儿及鸡犬勿食，误犯则脚屈难行。捣生者如泥，小儿患赤白游肿及五野鸡病[②]，以此傅之。又云：

---

① 炱煤：火烟凝积成的黑灰。

② 野鸡病：即痔疮病。汉代为避吕雉之讳，以野鸡代之。

口疳齿蜃，过宿尽消。

又种无须虾及煮色白、腹下通黑者，并有毒，作鲊能毒人。

校注后记

《本草发明》作者皇甫嵩、皇甫相。皇甫嵩号灵石山人，明代武林人。该书推本《内经》，参考诸家本草，结合自己的实践经验著成。现将该书及本次整理有关问题说明如下：

一、《本草发明》作者生平及成书概况

关于皇甫嵩生卒年及生平，据《本草发明》自序可以推知皇甫嵩生活在嘉靖至万历年间的可能性较大，且其曾跟随祖父、父亲学医，是为儒而兼医者。

《本草发明》成书于万历戊寅（1578），与此同时，明代另一位本草大家李时珍的《本草纲目》亦于此年著成。李时珍著《本草纲目》始于嘉靖壬子（1552），终于万历戊寅，前后历时二十七年。但本书成书后未能立刻刊刻，而是十五年之后，即于明万历二十一年（1593），由金陵胡承龙首次刊刻《本草纲目》，此为《本草纲目》最早版本。《本草纲目》卷一有“历代诸家本草”，对诸家本草内容作了简介及评价，但是著录的本草诸家截止到嘉靖年间，所以未提到《本草发明》一书。又二人书中未提到对方，所以二人在写书过程中当无交集。

关于皇甫氏著此书之原因，其自序中有所交待，其谓：“本草一经，药品性味具备，补注训义亦详，诚济世之书也。第诸家辏集，各附见闻，其中治病之说，类多繁衍，每一品药该疗诸病，多者十数症，少者三四症，漫无专治、监制之法，俾用药者，莫知取裁。是以近世方家务求简便，乃舍《本经》，专读《药性赋》等歌括，托为东垣捷径之法而不加察，狃于目前常用之药，与《本经》所载奇异药品，率莫之究，执此以疗病，未免略而弗详，局而弗备，往多谬误，殊戾经旨，至投剂无效。良由药性不明，制用未当也。”从中可以看出皇甫氏有如下观点：其一：推崇《神农本草经》，“诚济世之书也”。其二，每一品药该疗诸病，多者十数症，少者三四症，漫无专治、监制之法，用药者莫知取裁。其三，习医者为求方便，舍弃《神农本草经》，专读《药性赋》。并因此致投剂无效。从皇甫氏所言可以看出明代习本草之通病，当时习医背诵本草及方书歌诀是普遍现象，《神农本草经》反弃置不学。皇甫氏认为：以此疗病，终非医学之根源，习医者当研读《神农本草经》，这是其著书的原因。

二、《本草发明》版本考

关于《本草发明》的版本，《中国本草全书》曾收录影印明刊本，此影印本仅一至四卷，且无序言及目录等。本书提要对《本草发明》多有称赞，但遗憾地感叹：惜本书仅存残卷，但经笔者调查，本书还存二个足本，现分述如下。

1. 中国中医科学院图书馆藏明刊本

中研院藏《本草发明》明刊本仅有四卷，此为黄竹斋先生捐献给中国中医科学院图书馆的古籍。封面有两方印章，“善乙”“中医研究院图书馆藏”，首页有两方印章，分别为“黄竹斋印”“中医研究院善本书”，此本半页10行，行22字，四周双边，单鱼尾。版心有“吴县陈子春刻”。书中有红墨批注，文中有各种符号的圈点，天头地脚有批语，字体不一，至少有三种不同的字体，显示除黄氏研读的批语及感想外，还有至少二人研读过此书。此本有部分误字及通假字，许多字被研读者用笔改正或注明。此本被修补过，每页之间以白宣纸衬好，封面用蓝色硬纸，以白色双线缝，外表极其洁净。但修补者将原书的上下边叶剪裁了一部分，有部分天头地脚的批语被剪去。估计是因原书书边已破或是碎了一部分，所以剪去，以免破损部分继续扩大。

《中国本草全书》曾收录影印明刊本，但未说明影印所据的版本出自何处。笔者将影印本与中研院藏明刊本进行校勘，发现二本是同一版本。二本均为四卷，卷首缺失的内容相同。二本行款相同，版心均为“吴县陈子春刻”，影印本还有“黄竹斋印”的章。黄竹斋，名谦，又名维翰，字吉人，竹斋亦其字，陕西人。著名中医内科和针灸学家，在仲景学说、针灸学、文献医史方面颇有贡献。民国时期曾被聘为中央国医馆理事兼编审委员，参加了统一病名等审查工作。1955 年奉调赴京，受聘为卫生部中医研究院附属医院针灸科主任。他曾将自己的部分藏书捐献给中医研究院图书馆，《本草发明》当为其中的一本。

二本亦有不同之处，影印本利用技术优势，将部分“黄竹斋印”的章修掉；部分研读人在原书上修改的字，影印本做了技术处理，不仔细看，看不出是修过的字，如中研院本“解肌”之“肌”字，原刻作“饥”，后有研读者以红笔在原字上改为“肌”，影印本作“饥”，但可见线条明显增粗，有改动之迹象，明显是据中研院本加以修改而成；又如研读者于书所作的圈点及批注，也通过技术处理抹去，以确保页面看上去较为洁净。总之，《中国本草全书》影印明刊本所据的版本正是中研院所藏明刊本。

2. 上海图书馆藏明刊本

笔者去上海图书馆调研版本时，惊喜地发现，《本草发明》上海图书馆所藏明刊本为足本。

上海图书馆所藏明刊本半页 10 行，行 22 字，四周双边，单鱼尾。版心有“吴县陈子春刻”。有“明善堂览书画记”“安乐堂藏书记”藏书印。此本品相好，显示该书曾被精心地保存过。

详安乐堂，为清代怡亲王府藏书之所，又名明善堂，故二印章均为怡王府的藏书印。怡府藏书，以怡贤亲王弘晓时为最盛，弘晓与乾隆皇帝是堂兄弟，是康熙皇帝第十三子胤祥的儿子，酷爱藏书，收藏了许多孤本及善本图书。怡王府藏书流传百余年，咸丰末年，慈禧杀端华等人，怡王府的图书始散落于外，大部分被山东聊城杨绍和的“海源阁”、江苏吴县潘祖荫“滂喜斋”、浙江仁和朱学勤“结一庐”以及翁氏（翁同龢）藏书等收藏。滂喜斋、结一庐的大部分藏书都已捐赠给上海图书馆。2000 年，翁氏藏书也被上海图书馆收购，因而上海图书馆藏有大量的怡王府藏书。由此可知，此书由怡王府收藏，清末始流落在外，后为上海图书馆收藏。

笔者将上海图书馆藏明刊本与中国中医科学院图书馆藏明刊本校勘，发现二书行款相同，版心刻工姓名相同，一至四卷内容、行款亦同，显示二馆所藏当为同一版本。

二本亦有不同之处，皇甫嵩“明本草类辨”一文，中国中医科学院图书馆所存版本置于二卷之首，上海图书馆所藏明刊本则置于一卷之首。上海图书馆所藏明刊本将其调至一卷之首，但版心的页码仍为卷二，一页。可知其首刊当是在卷二之首。

3. 日本抄本

此本的得到应感谢郑金生老师，他得知我整理《本草发明》之后，将他从日本带回的《本草发明》日本抄本送给了我。此本亦为六卷本，为足本。日本抄本与明刊本有相同之处，其行格及字数与上海图书馆所藏明刊本行格相同，半页 10 行，行 22 字，字体清晰。此本与上海图书馆所藏明刊本略有不同，主要有以下几点：第一，此本删去了每卷首之药名目录。因卷一之首已罗列各卷药名目录，因此，日本抄本将明刊本每卷首的药名目录删去，直接抄录每卷之正文。第二，日本抄本自第三卷始，在每卷封面的反面抄写了每卷的药名目录。此当为方便使用，抄本完成后抄上去的。第三，“明本草类辨”的位置在卷一之末。第四，异文，数量较少，当为抄写过程形成。第五，底本卷三第四十三页，日本抄本无。其内容是莛草、金星草至蛇含草的前半部分，日本抄本在相应的位置上以一张空页替代。当是抄写时所据的底本少了一页所致。由于日本抄本中无抄写者有关的信息，因此无法断定此书抄成的年代，但此书无疑是据明刊本抄成的。

《中医古籍总目》虽著录此书有三个版本，但本书实际只刊刻过一次。关于三个本子“明《本草》类辨”位置不同的原因，笔者推测当为书商装订时所致。笔者也曾向郑金生老师请教，郑老亦认为与后期装订有关，并曰：可能是《本草发明》一书已刻了一卷之后，皇甫嵩想起自己还有一篇论文未放入书中去，所以将此篇论文放到了二卷之首。郑老称赞了皇甫嵩的这篇论文，认为反映了皇甫氏个人的学术观点，并说：这是一篇单独的论文，放在什么地方都不影响整书的内容，因此，装订时将此篇放在第一卷前、第一卷末及二卷之首均是可以的，并不影响他们是同一刊本的判断。

总之，《中国本草全书》影印明刊本所据的版本正是中研院所藏明刊本，上海图书馆藏明刊本与中国中医科学院图书馆藏明刊本为同一版，仅“明本草类辨”一文所在的位置不同，日本抄本当据明刊本抄成。因此，此次校勘选用上海图书馆所藏明刊本为底本。

三、《本草发明》明刊本疑难字考

本书明刊本多用俗字、异体字，校勘整理时困难较大。笔者不揣冒昧，对疑难字字义进行研究，敬请同道指正。

1. 叚

《本草发明》卷六象牙条下："象肉配十二辰，属易象，因此立名象。又云象一身具百兽肉，皆有分叚，惟鼻是其本肉。"

《本草发明》卷六醍醐条下："醍醐……主风邪痹气，通润骨髓，可为摩药，性冷利，功力大叚同前。"

古籍中，"段"字常写作"叚"。慧琳《一切经音义》卷十"间断"条："下音叚。"《说文》段玉裁注："后人…以段为分段字，读徒乱切。分段字自应作断，盖古今字之不同如此。"

从"锻""煅"与"煆"，"假"与"假"字的关系推测，亦可证"叚"为"段"之俗字。

中医古籍中"煆"字较为常见。如《本草发明》卷六轻粉条下："轻粉……升粉法，水银一两，皂矾七钱，白盐五钱，同研，微见星为度。放炊饼盆中按扁，以鸡翅扫圆饼子样，覆以乌盆。用炉灰罗过，水调，封盆缝盆底，离火三寸许，用熟炭火煆之。"

又《重楼玉钥》生肌散"赤石脂（一两，水飞数次再用）……龙骨（一两，火煆红淬入米醋内水飞）"。

又万应丹"建青黛（水飞，去渣晒干，五钱）……人中白（取经霜雪多年者，火煆三次，五钱）……青梅干（煆存性，五钱，临时加才妙）……制青梅法：大青梅一斤去核，略捣碎入白矾、食盐各五钱，拌和再加蜓蝣，不拘多少，层层间之，一日夜取梅晒干，收尽汁再晒干，煆灰存性，临用加入。”又制针法“制针须用马嚼环铁……其煆炼之法，以马衔铁琢作二寸长，或三寸，不拘长短。”

其中“煆”均为“煅”之义，“煆”当为“煅”的俗写字。

又《干禄字书》中载“假假，并上俗下正”。“假”为“假”的俗写字。

由此可见，叚与段由于字形相近，在古籍中常常混写。

《本草发明》卷六象牙条下“象一身具百兽肉，皆有分叚”，此义唐代陈藏器已有论述，《本草纲目》载：“陈藏器云：象具十二生肖肉，各有分叚。”此后许多本草著作沿袭这一说法，如《饮膳正要》谓：“象肉味淡，不堪食……身有百曽肉，皆有分叚，惟鼻是本肉。”《本草纲目》中有“各有分叚”一句，其中明代《本草纲目》万历金陵胡成龙本及崇祯13年武林钱蔚起氏重刊本皆作“各有分叚”，但《本草纲目》清光绪十一年合肥张绍棠味古斋刊本作“各有分段”。亦可见此处“叚”之义当为“段”，“叚”应是“段”之俗字。以上研究，可为《汉语大字典》的重新修订提供资料。

2. 商

《本草发明》卷五：“黄粱米味甘，平。主益气和中，止泄。出青冀州蜀汉商浙，穗大毛长，谷米俱粗于白粱，而收子少，不耐水旱。”

商，应为“商”之俗字。清乾隆五十四年（1789）在江苏句容县发现的南朝梁天监井栏，上有铭文是：“梁天监十五年太岁丙申，皇帝愍商□之渴乏，乃诏茅山道士□□永若作井□亭十五□”。其中，以“商”代“商”。《六朝别字记新编》称：

"以商代商，始兴忠武王萧憺碑。"南北朝时期"商"已为"商"之俗字。唐代颜元孙撰《干禄字书》明确指出商、商"上俗下正"。

《证类本草》卷第二十五黄粱米"唐本注云：黄粱，出蜀、汉，商、浙间亦种之。穗大毛长，谷米俱粗于白粱，而收子少，不耐水旱。"

由上可知，《本草发明》"商"当作地名。商，应为"商"之俗字。

3. 獨

《本草发明》卷二贝母："若獨颗不作两片者名丹龙精，误服令人筋脉不收，以黄精、小蓝汁合服之，立愈。"

獨，诸字书未载。考"丹龙睛"一词，见于《雷公炮炙论》。其外形与贝母相似。雷敩云：贝母"有独颗团不作两片无皱者，号曰'丹龙睛'，不入药中，若误服，令人筋血脉永不收。用黄精、小蓝汁合服立愈。"此文为后世许多本草著作引用。如《证类本草》载："苏颂曰：……有独颗团不作两片无皱者，号曰'丹龙睛'。"《炮炙大全》亦有类似的文字。《本草发明》中关于"丹龙睛"的文字，当是源于《雷公炮炙论》。又《本草发明》中独活写作"獨活"，以上皆可证"獨"当为"獨"之俗字。

《宋元以来俗字谱》载：獨，《列女传》《通俗小说》《目连记》《岭南逸事》作"独"。《三国志平话》作"彵"。由于犬旁与彳旁相近，在抄写之时，二旁极易相混，亦可证此为俗字"獨"产生的原因。

4. 搗

《本草发明》："麻根煮服，通石淋，除产难，带下崩中，逐踠折搗打瘀血。"

此字《说文解字》《康熙字典》《汉语大字典》《中华字海》《汉语俗字丛考》等字书均未收。但考诸本草书关于麻根的治疗功效中均谈及治疗折伤瘀血的功效，如：

《备急千金要方》卷二十五备急方"诸般伤损第三"："治腕折骨损，痛不可忍者方：以大麻根及叶捣取汁，饮一升。无生麻，煮干麻汁服，亦主坠堕撾打瘀血，心腹满短气。"

《证类本草》卷第二十四麻蕡："唐·韦宙《独行方》：主踠折骨痛不可忍。用大非时即煮干麻汁服亦同。亦主撾打瘀血，心腹满，气短，皆效。"

《本草纲目》谷部第二十二卷谷之一大麻："根及叶捣汁服，治撾打瘀血，心腹满气短，及踠折骨痛不可忍者，皆效。无则以麻煮汁代之（苏颂。出韦宙《独行方》）。"

《本经逢原》卷十二："麻根捣汁，治产难胞衣不下，煮服治崩中不止，生走而熟守也，并治热淋下血不止，根叶并治撾打瘀血，心腹满痛，捣汁服之，皆效。"

按：撾，《玉篇·手部》："撾，打鼓也。"《集韵·麻韵》："撾，击也。"有敲击之意。"搗"或为刻工刻书时少刻了一个"辶"，形成误刻字；或是写版者因"撾"字笔画较多，因而减省了"辶"，从而形成了误字。

本书还存在古字、今字及通假字、本字并存的情况，如书中既有正字"敷"，又有假借字"傅"，既有"内"，又有今字"纳"。对于病名，亦有多种写法，既有"豌痘疮"，也有"豌豆疮"等多种称呼，本书保留原貌，未作改动。这也显示作者写作时，用字较为随意。

四、《本草发明》学术特色

本书的学术特色为主张重新认识三品药物，对以人治人提出异议，对药物品种使用、治法等多所发明，现简述如下：

1. 主张重新认识三品药物

皇甫氏以三品及药物的自然属性分类药物，但主张重新认识三品药物的分类。三品分类法源于《神农本草经》，该书分列药为上、中、下三品，上品药一百二十种，为君，主养命以应天，无毒，势力和厚，遣疾不为仓卒之效，久服常服轻身延年命。中品药一百二十种，为臣，主养性以应人，无毒有毒，斟酌其宜，祛患当速，延龄为缓，可遏病而补虚。下品药一百二十五种，为佐使，主治病以应地，多有毒，专主攻击，倾损中和，可除邪气、破积聚，愈疾即止，不可常服。皇甫嵩认为“但三品内亦各有美恶不同。如防葵、芎䓖、赤箭、茵陈之类，虽云无毒，非直养命药也，乃列之上品，是果可久服、常服而益人者欤？下品药如仙茅，虽云有毒，制为丸剂，佐以补药，久服益气通神。如何首乌、胡芦巴之属，皆无毒也，以佐补剂，大有补益，俱列之下品，是岂专攻击而不可久服者乎？顾其制用何如耳。苟善用之，虽乌、附下品，可收回天之功；用之弗当，则上品如参、芪，亦能伤人。丹砂、玉屑，品极贵也，服之者多遇毒，又何必拘此三品为君、为臣、佐使之别哉？”这是多年医疗实践的结晶，是皇甫氏对《神农本草经》药物三品分类法的再认识。因此分类时，“以便用、习用药兼之，补助多而攻击少者列在上部，不必皆上品、中品药也；慎用、稀用之药，攻击多而补益少者列在下部，不必皆中品、下品药也。然二部中仍著三品，以明善恶之性，善用者，以意得之可也。”

2. 对以人治人提出异议

明代盛行以人补人之术，本草著作中也有用人尿、人中黄、秋石、人胞等治病者，对此，皇甫嵩持反对态度。他认为：第一，除发髲一药出自《神农本草经》外，其他均出后世医家禁术。第二，夫天地生物，惟人为贵，乃列于草木、禽兽、鱼虫之类例之，“为部已失等伦”。第三，其中用人尿、粪、妇女经裈污秽不典之物，甚用人血肉、人胆、天灵盖、胎骨等以疗病，非仁人之用心也。孙思邈大有功于世，以杀命活命尚有阴责，况于人乎？孝子仁人，刺血割股以疗亲，且非至孝，况伤人以济人，忍心害理，不可为训。第四，部分人部药疗效不好。如“今医方尝用人天灵盖治传尸痨为妙药，未有一效者，信《本经》不用，未为害也。”且“残忍伤神，又不取效，仁者宜裁。或云：非此不可。无已，用年深骨朽，尸气已绝，无伤也。愚谓：骨朽气灭，同于土砾而弗灵矣，用之何益？”因此皇甫嵩于草木、金石、禽兽、昆虫部内，非治疗良药且难识难得者，俱削之不载。

3. 对药物品种使用、治法等多所发明

皇甫嵩在药物品种使用、用法等多所发明，如白蒿，《本草图经》曰：“以白蒿为茵陈蒿，苗叶亦相似，然以入药，恐不可用也。”皇甫嵩认为此药可用，其曰：“春初最先诸草而生，似青蒿……白蒿者，方家亦不知用，惜哉。”《本草纲目》亦有类似的观点，其谓：“《本经》列白蒿于上品，有功无毒，而古今方家不知用，岂不得服之之诀与。”

又如对于人参的用法，俗医泥于作饱，不敢用，“不知多服则元气宣通，少服则补力不到，反以滋壅，补之正所以导之，所谓意也。”

本书总结药物配伍使用，如白术条下曰："佐以黄芩能安胎，佐以枳实能消痞，配二陈汤能健脾消食、化痰除湿。与归、芍、生地之类同用，能补脾家之血，再加枳实、姜炒黄连，除脾中湿热，加干姜逐脾家寒湿。与黄芪、芍药等同用，有汗即止。少入辛散之味，无汗则发也。"又如当归条下曰："入芍药、木香少许，生肝血而养心血；入牛膝、薏苡仁，平行足膝，治血不荣筋；同诸药入人参、川乌、乌药、薏苡仁之类，能荣一身之表，治一身筋寒湿毒；合鳖甲、柴胡，定寒热而除温疟；合陈皮、半夏，能止呕；合远志、枣仁，能养心定悸；与大黄、桃仁、牵牛同用，皆能破血。从附桂则热，从硝黄则寒。"为后世对药的使用打下基础。

总 书 目

伤寒论类方
伤寒论特解
伤寒论集注（徐赤）
伤寒论集注（熊寿试）
伤寒微旨论
伤寒溯源集
订正医圣全集
伤寒启蒙集稿
伤寒尚论辨似
伤寒兼证析义
张卿子伤寒论
金匮要略正义
金匮要略直解
高注金匮要略
伤寒论大方图解
伤寒论辨证广注
伤寒活人指掌图
张仲景金匮要略
伤寒六书纂要辨疑
伤寒六经辨证治法
伤寒类书活人总括
张仲景伤寒原文点精
伤寒活人指掌补注辨疑

诊　　法

脉微
玉函经
外诊法
舌鉴辨正
医学辑要
脉义简摩
脉诀汇辨
脉学辑要
脉经直指
脉理正义
脉理存真
脉理宗经
脉镜须知
察病指南
崔真人脉诀
四诊脉鉴大全
删注脉诀规正
图注脉诀辨真
脉诀刊误集解
重订诊家直诀
人元脉影归指图说
脉诀指掌病式图说
脉学注释汇参证治

针灸推拿

针灸节要
针灸全生
针灸逢源
备急灸法
神灸经纶
传悟灵济录
小儿推拿广意
小儿推拿秘诀
太乙神针心法
杨敬斋针灸全书

本　　草

药征
药鉴
药镜
本草汇
本草便
法古录
食品集
上医本草
山居本草
长沙药解
本经经释
本经疏证
本草分经
本草正义
本草汇笺
本草汇纂
本草发明
本草发挥
本草约言
本草求原
本草明览
本草详节
本草洞诠
本草真诠
本草通玄
本草集要
本草辑要
本草纂要
药性提要
药征续编
药性纂要
药品化义
药理近考
食物本草
食鉴本草
炮炙全书
分类草药性
本经序疏要
本经续疏
本草经解要
青囊药性赋
分部本草妙用
本草二十四品
本草经疏辑要
本草乘雅半偈
生草药性备要
芷园臆草题药
类经证治本草
神农本草经赞
神农本经会通
神农本经校注
药性分类主治
艺林汇考饮食篇
本草纲目易知录
汤液本草经雅正
新刊药性要略大全
淑景堂改订注释寒热温平药性赋
用药珍珠囊　珍珠囊补遗药性赋

方　　书

医便

卫生编

袖珍方

仁术便览

古方汇精

圣济总录

众妙仙方

李氏医鉴

医方丛话

医方约说

医方便览

乾坤生意

悬袖便方

救急易方

程氏释方

集古良方

摄生总论

摄生秘剖

辨症良方

活人心法（朱权）

卫生家宝方

见心斋药录

寿世简便集

医方大成论

医方考绳愆

鸡峰普济方

饲鹤亭集方

临症经验方

思济堂方书

济世碎金方

揣摩有得集

亟斋急应奇方

乾坤生意秘韫

简易普济良方

内外验方秘传

名方类证医书大全

新编南北经验医方大成

临证综合

医级

医悟

丹台玉案

玉机辨症

古今医诗

本草权度

弄丸心法

医林绳墨

医学碎金

医学粹精

医宗备要

医宗宝镜

医宗撮精

医经小学

医垒元戎

证治要义

松厓医径

扁鹊心书

素仙简要

慎斋遗书

折肱漫录

济众新编

丹溪心法附余

方氏脉症正宗

世医通变要法

医林绳墨大全

医林纂要探源

普济内外全书

医方一盘珠全集

医林口谱六治秘书

识病捷法

温　　病

伤暑论

温证指归

瘟疫发源

医寄伏阴论

温热论笺正

温热病指南集

寒瘟条辨摘要

内　　科

医镜

内科摘录

证因通考

解围元薮

燥气总论

医法征验录

医略十三篇

琅嬛青囊要

医林类证集要

林氏活人录汇编

罗太无口授三法

芷园素社痎疟论疏

女　　科

广生编

仁寿镜

树蕙编

女科指掌

女科撮要

广嗣全诀

广嗣要语

广嗣须知

孕育玄机

妇科玉尺

妇科百辨

妇科良方

妇科备考

妇科宝案

妇科指归

求嗣指源

坤元是保

坤中之要

祈嗣真诠

种子心法

济阴近编

济阴宝筏

秘传女科

秘珍济阴

黄氏女科

女科万金方

彤园妇人科

女科百效全书

叶氏女科证治

妇科秘兰全书

宋氏女科撮要

茅氏女科秘方

节斋公胎产医案

秘传内府经验女科

儿　科

婴儿论

幼科折衷

幼科指归

全幼心鉴

保婴全方

保婴撮要

活幼口议

活幼心书

小儿病源方论

幼科医学指南

痘疹活幼心法

新刻幼科百效全书

补要袖珍小儿方论

儿科推拿摘要辨症指南

外　科

大河外科

外科真诠

枕藏外科

外科明隐集

外科集验方

外证医案汇编

外科百效全书

外科活人定本

外科秘授著要

疮疡经验全书

外科心法真验指掌

片石居疡科治法辑要

伤　科

正骨范

接骨全书

跌打大全

全身骨图考正

伤科方书六种

眼　科

目经大成

目科捷径

眼科启明

眼科要旨

眼科阐微

眼科集成

眼科纂要

银海指南

明目神验方

银海精微补

医理折衷目科
证治准绳眼科
鸿飞集论眼科
眼科开光易简秘本
眼科正宗原机启微

咽喉口齿

咽喉论
咽喉秘集
喉科心法
喉科杓指
喉科枕秘
喉科秘钥
咽喉经验秘传

养　　生

易筋经
山居四要
寿世新编
厚生训纂
修龄要指
香奁润色
养生四要
养生类纂
神仙服饵
尊生要旨
黄庭内景五脏六腑补泻图

医案医话医论

纪恩录
胃气论
北行日记
李翁医记
两都医案
医案梦记
医源经旨
沈氏医案
易氏医按
高氏医案
温氏医案
鲁峰医案
赖氏脉案
瞻山医案
旧德堂医案
医论三十篇
医学穷源集
吴门治验录
沈芊绿医案
诊余举隅录
得心集医案
程原仲医案
心太平轩医案
东皋草堂医案
冰壑老人医案
芷园臆草存案
陆氏三世医验
罗谦甫治验案
临证医案笔记
丁授堂先生医案
张梦庐先生医案

养性轩临证医案

养新堂医论读本

祝茹穹先生医印

谦益斋外科医案

太医局诸科程文格

古今医家经论汇编

莲斋医意立斋案疏

医　史

医学读书志

医学读书附志

综　合

元汇医镜

平法寓言

寿芝医略

杏苑生春

医林正印

医法青篇

医学五则

医学汇函

医学集成

医学辨害

医经允中

医钞类编

证治合参

宝命真诠

活人心法（刘以仁）

家藏蒙筌

心印绀珠经

雪潭居医约

嵩厓尊生书

医书汇参辑成

罗氏会约医镜

罗浩医书二种

景岳全书发挥

新刊医学集成

寿身小补家藏

胡文焕医书三种

铁如意轩医书四种

脉药联珠药性食物考

汉阳叶氏丛刻医集二种